V. Bikas, N. Regnet (Hrsg.)

Prüfung Pflegefachperson schriftlich – Tag 2

Verena Bikas, Nadine Regnet (Hrsg.)

Prüfung Pflegefachperson schriftlich – Tag 2

Mit Beiträgen von: Verena Bikas, Fürth; Roland Böhmer-Breuer, Ilshofen; Markus Hanekamp, Papenburg; Erik Herrmann, Görlitz; Anke Knebel, Zittau; Christina Krebs, Regensburg; Agnes Müller, Veitsbronn; Nadine Regnet, Neumarkt; Susanne Reiff, Neukirchen; Claudia Träger, Fürth

ELSEVIER

Elsevier GmbH, Bernhard-Wicki-Str. 5, 80636 München, Deutschland
Wir freuen uns über Ihr Feedback und Ihre Anregungen an kundendienst@elsevier.com

ISBN 978-3-437-25035-4
eISBN 978-3-437-05475-4

1. Auflage 2024

Wichtiger Hinweis
Die medizinischen Wissenschaften unterliegen einem sehr schnellen Wissenszuwachs. Der stetige Wandel von Methoden, Wirkstoffen und Erkenntnissen ist allen an diesem Werk Beteiligten bewusst. Sowohl der Verlag als auch die Autorinnen und Autoren und alle, die an der Entstehung dieses Werkes beteiligt waren, haben große Sorgfalt darauf verwandt, dass die Angaben zu Methoden, Anweisungen, Produkten, Anwendungen oder Konzepten dem aktuellen Wissensstand zum Zeitpunkt der Fertigstellung des Werkes entsprechen.
Der Verlag kann jedoch keine Gewähr für Angaben zu Dosierung und Applikationsformen übernehmen. Es sollte stets eine unabhängige und sorgfältige Überprüfung von Diagnosen und Arzneimitteldosierungen sowie möglicher Kontraindikationen erfolgen. Jede Dosierung oder Applikation liegt in der Verantwortung der Anwenderin oder des Anwenders. Die Elsevier GmbH, die Autorinnen und Autoren und alle, die an der Entstehung des Werkes mitgewirkt haben, können keinerlei Haftung in Bezug auf jegliche Verletzung und/oder Schäden an Personen oder Eigentum, im Rahmen von Produkthaftung, Fahrlässigkeit oder anderweitig übernehmen.

Für die Vollständigkeit und Auswahl der aufgeführten Medikamente übernimmt der Verlag keine Gewähr.
Geschützte Warennamen (Warenzeichen) werden in der Regel besonders kenntlich gemacht (®). Aus dem Fehlen eines solchen Hinweises kann jedoch nicht automatisch geschlossen werden, dass es sich um einen freien Warennamen handelt.

Bibliografische Information der Deutschen Nationalbibliothek
Die Deutsche Nationalbibliothek verzeichnet diese Publikation in der Deutschen Nationalbibliografie; detaillierte bibliografische Daten sind im Internet über https://www.dnb.de abrufbar.

25 26 27 28 6 5 4 3

In ihren Veröffentlichungen verfolgt die Elsevier GmbH das Ziel, genderneutrale Formulierungen für Personengruppen zu verwenden. Um jedoch den Textfluss nicht zu stören sowie die gestalterische Freiheit nicht einzuschränken, wurden bisweilen Kompromisse eingegangen. Selbstverständlich sind **immer alle Geschlechter** gemeint.

Planung: Regina Pappers, München
Projektmanagement: Nicole Kopp, München
Redaktion: Ulrike Frühwald, Hamburg
Herstellung: Kadja Gericke, Dürnau
Satz: Thomson Digital, Noida/Indien;
Druck und Bindung; Drukarnia Dimograf Sp. z o. o., Bielsko-Biała/Polen
Zeichnungen: Heike Hübner, Berlin
Umschlaggestaltung: FAVORITBÜRO, München
Umschlagherstellung: SpieszDesign, Neu-Ulm
Titelillustrationen: © shutterstock

Aktuelle Informationen finden Sie im Internet unter **www.elsevier.de**

Vorwort

2020 kam es durch die Einführung des Pflegeberufegesetzes (PflBG) zu einigen Veränderungen für die Pflegeausbildung und die zukünftige Ausrichtung der Pflege. Inzwischen sind die ersten Jahrgänge mit ihrer Ausbildung in der Pflege fertig und arbeiten bereits als generalistische Pflegefachpersonen in verschiedenen Einrichtungen des Gesundheitswesens wie z.B. in Krankenhäusern, Pflegeeinrichtungen und bei ambulanten Pflegediensten.

Die Anforderungen an diesen Veränderungsprozess waren herausfordernd und konnten nur gelingen, weil alle Akteure der Pflegeausbildung ein gemeinsames Ziel hatten – eine qualitative Pflegeausbildung für zukünftige Pflegefachpersonen.

Für die Pflegeschulen und ihre Akteure bedeutete das Pflegeberufegesetz erhebliche Veränderungen in der Art des Unterrichts, der Themenwahl und der Vorbereitung auf Leistungsnachweise und Abschlussprüfungen. Die Rahmenpläne der Fachkommission nach § 53 PflBG zielen auf Kompetenzorientierung und lebenslanges Lernen ab. In der Ausbildung sollen die für ein professionelles Pflegehandeln in Pflegesituationen sowie für die eigene Weiterentwicklung erforderlichen Kompetenzen aufgebaut werden (§ 5 Abs. 1 PflBG).

Die im Ausbildungsziel nach § 5 PflBG festgelegten Kompetenzen werden in den Anlagen 1–5 der Ausbildungs- und Prüfungsverordnung für die Pflegeberufe (PflAPrV) weiter konkretisiert. Kompetenzen werden hier anforderungsorientiert formuliert und deutlich auf komplexe Pflege- und Berufssituationen ausgerichtet. So spiegeln diese sich in den curricularen Einheiten, entsprechenden Handlungsmustern, zentralen Situationsmerkmalen, Lern- und Arbeitsaufgaben sowie beispielhaften Lernsituationen der Rahmenpläne wider.

Für die Vorbereitung auf schriftliche Leistungsnachweise sowie Abschlussprüfungen bedeutet dies eine andere Art des Unterrichtens und Lernens. Denn die Fragestellungen sind komplexer geworden und werden zunehmend höher bepunktet. Gleichzeitig wird bei der Beantwortung von Prüfungsfragen von den Lernenden eine höhere Verknüpfungsfähigkeit erwartet, und das überwiegende Aufzählen und Nennen wird immer seltener gefordert. Vielmehr müssen sich die angehenden Pflegefachpersonen nun auch schriftlich symptomorientiert mit komplexen Pflegesituationen und den aus Krankheitsbildern resultierenden Pflegediagnosen sowie den Abläufen des Pflegeprozesses auseinandersetzen und diese anhand pflegetheoretischer und wissenschaftlicher Ansätze bewerten.

Die Idee dieses Buchs bzw. dieser Buchreihe ist, Ihnen als Lernenden konkrete Fallsituationen für die Vorbereitung auf die schriftlichen Abschlussprüfungen der generalistischen Pflegeausbildung zu liefern, damit Sie die Bearbeitung von Fallsituationen üben können. Dazu gibt es wertvolle Tipps, damit die Beantwortung der komplexen Fragestellungen bald zur Routine wird.

Wir wünschen allen angehenden Pflegefachpersonen viel Spaß beim Üben, viel Erfolg bei den Abschlussprüfungen und viel Freude im Beruf.

Im Januar 2024
Verena Bikas
Roland Böhmer-Breuer, Erik Herrmann,
Nadine Regnet

Benutzerhinweise

In diesem Buch finden Sie Prüfungsbeispiele, wie sie Ihnen in einer echten Prüfung begegnen können. Die Namen, Orte und Situationen sind alle realitätsnah, aber erfunden. Ähnlichkeiten mit echten Personen oder Begebenheiten sind rein zufällig.

Für das gezielte Lernen weisen die folgenden Symbole auf das Setting des Falls hin bzw. auf die Person, um die es geht:

Ⓚ Kind
Ⓔ Erwachsener Mensch
Ⓐ Älterer Mensch

Stationäre Langzeitpflege

Stationäre Akutpflege

Ambulante Pflege

Kapitel 17 enthält den Erwartungshorizont, also die „Lösungen" zu den Fällen in den Kapiteln 4–16. In der Randspalte finden Sie Hinweise zu den genutzten Operatoren und den Kompetenzschwerpunkt, der besprochen wird.

Fallsituation

Ein Fall, wie er Ihnen auch in einer echten Prüfung begegnen kann.

ACHTUNG

Weist auf wichtige Themen hin.

IMPULS

Hier finden Sie Anregungen zum Weiterdenken, zum Verknüpfen des Gelernten oder auch weiterführende Inhalte zum Thema.

LERNTIPP ODER TIPP

Tipps und Tricks zum besseren Lernen oder für die Praxis.

Fehler gefunden?

An unsere Inhalte haben wir sehr hohe Ansprüche. Trotz aller Sorgfalt kann es jedoch passieren, dass sich ein Fehler einschleicht oder fachlich-inhaltliche Aktualisierungen notwendig geworden sind.
Sobald ein relevanter Fehler entdeckt wird, stellen wir eine Korrektur zur Verfügung. Mit diesem QR-Code gelingt der schnelle Zugriff.

https://else4.de/978-3-437-25035-4

Wir sind dankbar für jeden Hinweis, der uns hilft, dieses Werk zu verbessern. Bitte richten Sie Ihre Anregungen, Lob und Kritik an folgende E-Mail-Adresse: kundendienst@elsevier.com

Abkürzungen

ALL	akute lymphatische Leukämie
AML	akute myeloische Leukämie
ASE	atemstimulierende Einreibungen
BMI	Body-Mass-Index
BRK	Behindertenrechtskonvention
BtM	Betäubungsmittel
BtMG	Betäubungsmittelgesetz
BtMVV	Betäubungsmittel-Verschreibungsverordnung
BZ	Blutzucker
BzGA	Bundeszentrale für gesundheitliche Aufklärung
CLL	chronische lymphatische Leukämie
CML	chronische myeloische Leukämie
COPD	Chronic Obstructive Pulmonary Disease (chronisch obstruktive Lungenerkrankung)
DGE	Deutsche Gesellschaft für Ernährung
EACH	European Association for Children in Hospital
FAST	Face, Arm, Speech, Time (Gesicht, Arm, Sprache, Zeit)
HbA1c	Hämoglobin A_{1c}
IVA	Integrative Validation
KB	Kompetenzbereich
KG	Körpergewicht
KHK	koronare Herzkrankheit
LDL	Low Density Lipoprotein (Lipoprotein niedriger Dichte)
mmHg	Millimeter Quecksilbersäule
MNA	Mini Nutritional Assessment
MPDG	Medizinprodukterecht-Durchführungsgesetz
MRE	multiresistenter Erreger
MRSA	Methicillin-resistenter Staphylococcus aureus
MUST	Malnutrition Universal Screening Tool
NaCl	Natriumchlorid (Kochsalz)
NRS	numerische Ratingskala; Nutritional Risk Screening
OP	Operation
OSH	Oberschenkelhals
P.	Punkt(e)
pAVK	periphere arterielle Verschlusskrankheit
PEG	perkutane endoskopische Gastrostomie
PEJ	perkutane endoskopische Jejunostomie
PEP	Positive Expiratory Pressure (positiver exspiratorischer Druck)
PflAPrV	Pflegeberufe-Ausbildungs- und -Prüfungsverordnung
SGA	Subjective Global Assessment
SGB	Sozialgesetzbuch
SIDS	Sudden Infant Death Syndrome
SIS	Strukturierte Informationssammlung
SMART	spezifisch, messbar, attraktiv, realistisch, terminiert
SMI	Sustained Maximal Inspiration (anhaltend maximale Einatmung)
SSW	Schwangerschaftswoche
StGB	Strafgesetzbuch
STIKO	Ständige Impfkommission
UN	United Nations (Vereinte Nationen)
WHO	World Health Organisation (Weltgesundheitsorganisation)

Inhaltsverzeichnis

I Wissenswertes für die Prüfungsvorbereitung zur Pflegefachperson 1

1 Prüfungstag 2 3
1.1 Abschlussprüfungen der Ausbildung zur Pflegefachfrau/zum Pflegefachmann 3
1.2 Kompetenzorientierte schriftliche Abschlussprüfung 3
1.3 Kompetenzschwerpunkte und Einzelkompetenzen des zweiten Prüfungstags 5
1.4 Gestaltung der Einzelprüfungen . . . 5

2 Bearbeiten von Fallsituationen 9
2.1 Charakteristik von Fallsituationen 9
2.2 Aufbau von Fallsituationen 10
2.3 Bearbeiten von Fallsituationen . . . 12
2.4 Erwartungshorizont 14
2.5 Simulieren einer Prüfungssituation 15

3 Effektives kompetenzorientiertes Lernen 17
3.1 Effektive Prüfungsvorbereitung . . . 17
3.1.1 Lernumfeld 17
3.1.2 Planung 18
3.1.3 Lernmethoden und -tipps 19
3.1.4 Vorgehen in der schriftlichen Prüfung 22
3.2 Inhalte an Prüfungstag 2 gemäß den zu prüfenden Kompetenzbereichen 23

II Jetzt geht´s los – Realitätscheck Prüfung üben. Situationen mit 50 Punkten in 2 x 60 Minuten 27

4 Erstes Prüfungsbeispiel 29
4.1 Ⓐ Fallsituation: stationäre Langzeitpflege (50 Punkte) 29
„Wie soll es nur weitergehen?"
4.2 Aufgaben 31
4.3 Ⓔ Fallsituation: ambulante Langzeitpflege (50 Punkte) 33
Zu Hause „eingesperrt"
4.4 Aufgaben 34

5 Zweites Prüfungsbeispiel 35
5.1 Ⓐ Fallsituation: stationäre Langzeitpflege (50 Punkte) 35
Atemtraining statt Urlaub
5.2 Aufgaben 37
5.3 Ⓔ Fallsituation: stationäre Akutpflege (50 Punkte) 38
Jetzt ist Zeit zum Kuscheln!
5.4 Aufgaben 39

6 Drittes Prüfungsbeispiel 41
6.1 Ⓚ Fallsituation: stationäre Akutpflege (50 Punkte) 41
„Ich habe Angst um mein Kind!"
6.2 Aufgaben 43
6.3 Ⓐ Fallsituation: ambulante Langzeitpflege (50 Punkte) 44
„Es ist nichts mehr, wie es war"
6.4 Aufgaben 46

7 Viertes Prüfungsbeispiel 47
7.1 Ⓐ Fallsituation: stationäre Langzeitpflege (50 Punkte) 47
Aus dem Tritt gekommen
7.2 Aufgaben 49

7.3 Ⓔ Fallsituation: ambulante Langzeitpflege (50 Punkte) 50
„Kann das wieder weg?"
7.4 Aufgaben 51

8 Fünftes Prüfungsbeispiel 53
8.1 Ⓔ Fallsituation: stationäre Akutpflege (50 Punkte) 53
„Auf einmal macht mein Herz schlapp!"
8.2 Aufgaben 55
8.3 Ⓚ Fallsituation: ambulante Langzeitpflege (50 Punkte) 56
„Hilfe, ich habe so große Angst um meinen kleinen Jungen!"
8.4 Aufgaben 58

9 Sechstes Prüfungsbeispiel 59
9.1 Ⓚ Fallsituation: stationäre Akutpflege (50 Punkte) 59
„Ich weiß nicht, wie lange ich diesen Job noch machen kann"
9.2 Aufgaben 60
9.3 Ⓔ Fallsituation: stationäre Langzeitpflege (50 Punkte) 61
Wenn alles zu viel wird …
9.4 Aufgaben 62

III Jetzt geht´s los – Realitätscheck Prüfung üben. Situationen mit 100 Punkten in 120 Minuten 63

10 Siebtes Prüfungsbeispiel 65
10.1 Ⓔ Fallsituation: stationäre Akutpflege (100 Punkte) 65
„Auf einmal bin ich chronisch krank"
10.2 Aufgaben 67

11 Achtes Prüfungsbeispiel 69
11.1 Ⓐ Fallsituation: ambulante Langzeitpflege (100 Punkte) 69
„Er ist nicht mehr derselbe wie früher"
11.2 Aufgaben 71

12 Neuntes Prüfungsbeispiel 73
12.1 Ⓐ Fallsituation: stationäre Langzeitpflege (100 Punkte) 73
„Ich hätte mit dem Rauchen aufhören sollen"
12.2 Aufgaben 75

13 Zehntes Prüfungsbeispiel 77
13.1 Ⓔ Fallsituation: ambulante Langzeitpflege (100 Punkte) 77
Wenn Helfen zum Verhängnis wird
13.2 Aufgaben 79

14 Elftes Prüfungsbeispiel 81
14.1 Ⓚ Fallsituation: stationäre Akutpflege (100 Punkte) 81
„Aufgeben wäre für mich einfacher"
14.2 Aufgaben 83

15 Zwölftes Prüfungsbeispiel 85
15.1 Ⓐ Fallsituation: stationäre Langzeitpflege (100 Punkte) 85
„Die neuen Tabletten sind toll"
15.2 Aufgaben 88

IV Trainingsfinale Powerpack, 360 Minuten 91

16 Prüfungsbeispiele für alle drei Prüfungstage – Kompetenzbereiche 93
16.1 Prüfungsbeispiel Tag 1 (100 Punkte) 93
„Das brauche ich aber noch!"
16.2 Aufgaben 95
16.3 Prüfungsbeispiel Tag 2 (100 Punkte) 97
„Schachmatt dem Übergewicht!"
16.4 Aufgaben 99
16.5 Prüfungsbeispiel Tag 3 (100 Punkte) 101
„Keine Luft!"
16.6 Aufgaben 103

V Zu guter Letzt – Erwartungshorizonte 105

17 Erwartungshorizonte 107
17.1 Erstes Prüfungsbeispiel 107
17.1.1 Fallsituation: stationäre Langzeitpflege (➢ Kap. 4.1) 107
17.1.2 Fallsituation: ambulante Langzeitpflege (➢ Kap. 4.3) 113
17.2 Zweites Prüfungsbeispiel 118
17.2.1 Fallsituation: stationäre Langzeitpflege (➢ Kap. 5.1) 118
17.2.2 Fallsituation: stationäre Akutpflege (➢ Kap. 5.3) 123
17.3 Drittes Prüfungsbeispiel 128
17.3.1 Fallsituation: stationäre Akutpflege (➢ Kap. 6.1) 128
17.3.2 Fallsituation: ambulante Langzeitpflege (➢ Kap. 6.3) 134
17.4 Viertes Prüfungsbeispiel......... 141
17.4.1 Fallsituation: stationäre Langzeitpflege (➢ Kap. 7.1) 141
17.4.2 Fallsituation: ambulante Langzeitpflege (➢ Kap. 7.3) 145
17.5 Fünftes Prüfungsbeispiel 150
17.5.1 Fallsituation: stationäre Akutpflege (➢ Kap. 8.1) 150
17.5.2 Fallsituation: ambulante Langzeitpflege (➢ Kap. 8.3) 154
17.6 Sechstes Prüfungsbeispiel 160
17.6.1 Fallsituation: stationäre Akutpflege (➢ Kap. 9.1) 160
17.6.2 Fallsituation: stationäre Langzeitpflege (➢ Kap. 9.3) 164
17.7 Siebtes Prüfungsbeispiel 168
17.7.1 Fallsituation: stationäre Akutpflege (➢ Kap. 10.1) 168
17.8 Achtes Prüfungsbeispiel......... 177
17.8.1 Fallsituation: ambulante Langzeitpflege (➢ Kap. 11.1) 177
17.9 Neuntes Prüfungsbeispiel........ 185
17.9.1 Fallsituation: stationäre Langzeitpflege (➢ Kap. 12.1) 185
17.10 Zehntes Prüfungsbeispiel........ 193
17.10.1 Fallsituation: ambulante Langzeitpflege (➢ Kap. 13.1) 193
17.11 Elftes Prüfungsbeispiel.......... 202
17.11.1 Fallsituation: stationäre Akutpflege (➢ Kap. 14.1) 202
17.12 Zwölftes Prüfungsbeispiel 212
17.12.1 Fallsituation: stationäre Langzeitpflege (➢ Kap. 15.1) 212
17.13 Trainingsfinale Powerpack Tag 1 (➢ Kap. 16.1) 219
17.14 Trainingsfinale Powerpack Tag 2 (➢ Kap. 16.3) 226
17.15 Trainingsfinale Powerpack Tag 3 (➢ Kap. 16.5) 237

Register 249

I

Wissenswertes für die Prüfungsvorbereitung zur Pflegefachperson

1 Prüfungstag 2 3

2 Bearbeiten von Fallsituationen 9

3 Effektives kompetenzorientiertes Lernen 17

KAPITEL

1

Roland Böhmer-Breuer, Erik Herrmann, Nadine Regnet

Prüfungstag 2

Nun sind Sie fast am Ziel Ihrer dreijährigen Ausbildung zur Pflegefachfrau/zum Pflegefachmann. Angetrieben durch Neugierde, Motivation, Problemstellungen, aber auch den einen oder anderen Fehler. Bei der Bewältigung des letzten Wegabschnitts – der Abschlussprüfung – will Sie die Buchreihe „Prüfung Pflegefachperson" unterstützen. Dieser Band bereitet Sie intensiv auf den **zweiten Prüfungstag der schriftlichen Prüfung** vor.

1.1 Abschlussprüfungen der Ausbildung zur Pflegefachfrau/zum Pflegefachmann

Die Ausbildung zur Pflegefachfrau/zum Pflegefachmann dauert drei Jahre, setzt sich aus praktischen, theoretischen und fachpraktischen Inhalten zusammen und schließt mit drei **Prüfungsteilen** ab:

- Einer schriftlichen Prüfung in drei Teilen (Aufsichtsarbeiten am ersten, zweiten und dritten Prüfungstag)
- Einer praktischen Prüfung
- Einer mündlichen Prüfung

Die Rahmenbedingungen für diese Prüfungen sind deutschlandweit durch die Ausbildungs- und Prüfungsverordnung für die Pflegeberufe (Abschnitt 2 [§§ 9–24] PflAPrV) geregelt. Die Ausgestaltung der Prüfung kann jedoch von Bundesland zu Bundesland variieren, da die Bundesländer über unterschiedliche Umsetzungsverordnungen verfügen.

1.2 Kompetenzorientierte schriftliche Abschlussprüfung

Kompetenzorientierung

Kompetenz zeigt sich in der **Bewältigung von Handlungsanforderungen** und spiegelt die **Verbindung von Wissen und Können** wider. Der Kompetenzbegriff verbindet also verschiedene Komponenten [2]:

- Wissen
- Fähigkeiten
- Erfahrungen

- Werte
- Realisierungswillen

Geprüft wird, ob die oder der Auszubildende über diese Komponenten verfügt und sie so miteinander verknüpfen kann, dass sie/er die Handlungsanforderung bewältigen, d. h. in einer bestimmten Situation kompetent handeln kann.

LERNTIPP

Kompetenzorientierung bedeutet, Kenntnisse, Fertigkeiten und Fähigkeiten zu eigenem, kreativem Handeln zu verknüpfen und bei Lernanlässen anzuwenden. Herausfordernde Aufgaben führen zu der Notwendigkeit, Gelerntes praktisch und effektiv umzusetzen.
Um die Prüfung bestehen zu können, ist es unerlässlich,
- entsprechende Kompetenzen aufgebaut zu haben,
- kognitiv aktiviert zu werden (z. B. durch herausfordernde Aufgabenstellungen), um die Kompetenzen abzurufen und mit den in der Fallsituation geschilderten Handlungsanlässen zu verknüpfen, und
- die Lösungen gemäß den vorgegebenen Operatoren (➤ 2.2) zu formulieren.

Rahmenbedingungen

Die prinzipielle Gestaltung der schriftlichen Abschlussprüfungen ist in § 14 PflAPrV festgelegt. Folgende Punkte werden darin konkret geregelt:
- In den drei schriftlichen Prüfungen zu prüfende Kompetenzen (➤ Tab. 1.1)
- Varianz in Altersstufe, sozialem und kulturellem Umfeld sowie Versorgungsbereichen
- Ablauf und Umfang der schriftlichen Prüfung
- Erarbeitung der Prüfungsaufgaben, Aufsicht, Kontrolle
- Notenbildung und Bestehenskriterium (25 % Vornote, 75 % Durchschnitt der Prüfungsnoten; jede Aufsichtsarbeit muss mit mindestens „ausreichend“ bestanden werden)

Die konkrete Formulierung der einzelnen Kompetenzen ist den Anlagen 2–5 PflAPrV zu entnehmen.

Tab. 1.1 Schriftlich zu prüfende Kompetenzen nach § 14 (1) PflAPrV

Prüfungstag 1	Prüfungstag 2	Prüfungstag 3
• Prozessgestaltung einschließlich Interaktion in akuten und dauerhaften Pflegesituationen (I.1, II.1) • Einbeziehung von lebensweltlichen Aspekten und pflegerischen Aufgaben im Zusammenhang mit der Lebensgestaltung sowie unter Berücksichtigung von Autonomieerhalt und Entwicklungsförderung der zu pflegenden Menschen (I.5, I.6) • Ausgewählte Kompetenzbedingungen des KB IV (= Das eigene Handeln auf der Grundlage von Gesetzen, Verordnungen und ethischen Leitlinien reflektieren und begründen)	• Pflegeprozessgestaltung bei Menschen mit gesundheitlichen Problemlagen unter besonderer Berücksichtigung von Gesundheitsförderung und Prävention in Verbindung mit verschiedenen Schwerpunkten und Gesichtspunkten von Beratung (I.2, II.2) • Pflegewissenschaftliche Begründung von Handlungsentscheidungen (V.1)	• Pflegeprozesssteuerung in kritischen und krisenhaften Pflegesituationen (I.3, I.4) • Pflegeprozessgestaltung in Verbindung mit der eigenständigen Durchführung ärztlicher Anordnungen (III.2) • Ethische Entscheidungsprozesse (II.3)

Tab. 1.2 Für die jeweilige Spezialisierung/Ausbildungsform geltende PflAPrV-Anlage

Spezialisierung im dritten Ausbildungsdrittel	Anlage
Keine bzw. Pflegefachfrau/-mann	Anlage 2
Gesundheits- und Kinderkrankenpflege	Anlage 3
Altenpflege	Anlage 4
Hochschulische Pflegeausbildung	Anlage 5

Welche Kompetenzen in den Prüfungen abgefragt werden, ist davon abhängig, ob in allen drei Ausbildungsdritteln generalistisch ausgebildet wurde oder im dritten Ausbildungsdrittel eine Spezialisierung mit der jeweiligen fachlichen Vertiefung erfolgte oder ob eine hochschulische Pflegeausbildung absolviert wurde (➤ Tab. 1.2).

Da sich die meisten Auszubildenden für den Abschluss Pflegefachfrau/Pflegefachmann entscheiden, wurde bei der Auswahl der Inhalte in diesem Buch bevorzugt auf Anlage 2 Bezug genommen. Die in den Spezialisierungen geforderten Kompetenzen sind vergleichbar, haben jedoch einen Bezug auf die entsprechenden Altersspezialisierungen (Anlage 3, 4 PflAPrV). Auch die Kompetenzübersicht (Anlage 5 PflAPrV) für die hochschulische Pflegeausbildung entspricht weitgehend der Anlage 2.

1.3 Kompetenzschwerpunkte und Einzelkompetenzen des zweiten Prüfungstags

Wie aus ➤ Tab. 1.1 hervorgeht, werden am zweiten Prüfungstag Fallsituationen mit gesundheitlichen Problemlagen unter der Berücksichtigung von **Gesundheitsförderung, Prävention, Beratung** und **pflegewissenschaftlichen Handlungsentscheidungen** bearbeitet. Die relevanten Kompetenzschwerpunkte mit den zugehörigen Einzelkompetenzen finden sich in ➤ Tab. 1.3. Sie geben dezidierte Hinweise auf mögliche Handlungszusammenhänge in den Fallsituationen sowie auf passende Aufgabenstellungen.

1.4 Gestaltung der Einzelprüfungen

Varianz in den Fallsituationen

In den einzelnen Fallsituationen der Prüfungen ist eine **Varianz bestimmter Parameter** festgelegt (§ 14 PflAPrV). Damit sollen eine Doppelung der Altersstufe, des Umfelds und des Versorgungsbereichs (beispielsweise zwei Fallsituationen mit Kindern in der stationären Akutpflege) vermieden und die Prüfungen möglichst breit angelegt werden.

Tab. 1.3 An Prüfungstag 2 schriftlich zu prüfende Kompetenzschwerpunkte und Einzelkompetenzen (Anlage 2 PflAPrV)

Nr.	Kompetenz
I.2	**Pflegeprozesse und Pflegediagnostik bei Menschen aller Altersstufen mit gesundheitlichen Problemlagen planen, organisieren, gestalten, durchführen, steuern und evaluieren unter dem besonderen Fokus von Gesundheitsförderung und Prävention.** Die Absolventinnen und Absolventen a) erheben, erklären und interpretieren pflegebezogene Daten von Menschen aller Altersstufen auch in komplexen gesundheitlichen Problemlagen anhand von pflege- und bezugswissenschaftlichen Erkenntnissen, b) unterstützen Menschen aller Altersstufen durch Mitwirkung an der Entwicklung von fachlich begründeten Pflegeinterventionen der Gesundheitsförderung, Prävention und Kuration, c) stärken die Kompetenzen von Angehörigen im Umgang mit pflegebedürftigen Menschen aller Altersstufen und unterstützen und fördern die Familiengesundheit, d) erkennen Hinweiszeichen auf eine mögliche Gewaltausübung in der Versorgung von Menschen aller Altersstufen und reflektieren ihre Beobachtungen im therapeutischen Team, e) verfügen über ein integratives Verständnis von physischen, psychischen und psychosomatischen Zusammenhängen in der Pflege von Menschen aller Altersstufen, f) erkennen Wissensdefizite und erschließen sich bei Bedarf selbständig neue Informationen zu den Wissensbereichen der Pflege, Gesundheitsförderung und Medizin zu ausgewählten Aspekten in der Versorgung von Menschen aller Altersstufen.
II.2	**Information, Schulung und Beratung bei Menschen aller Altersstufen verantwortlich organisieren, gestalten, steuern und evaluieren.** Die Absolventinnen und Absolventen a) informieren Menschen aller Altersstufen zu komplexen gesundheits- und pflegebezogenen Fragestellungen und weitergehenden Fragen der pflegerischen Versorgung, b) setzen Schulungen mit Einzelpersonen und kleineren Gruppen zu pflegender Menschen aller Altersstufen um, c) beraten zu pflegende Menschen aller Altersstufen und ihre Bezugspersonen im Umgang mit krankheits- sowie therapie- und pflegebedingten Anforderungen und befähigen sie, ihre Gesundheitsziele in größtmöglicher Selbständigkeit und Selbstbestimmung zu erreichen, d) reflektieren ihre Möglichkeiten und Begrenzungen zur Gestaltung von professionellen Informations-, Instruktions-, Schulungs- und Beratungsangeboten bei Menschen aller Altersstufen.
V.1	**Pflegehandeln an aktuellen wissenschaftlichen Erkenntnissen, insbesondere an pflegewissenschaftlichen Forschungsergebnissen, Theorien und Modellen ausrichten.** Die Absolventinnen und Absolventen a) vertreten die Notwendigkeit, die Wissensgrundlagen des eigenen Handelns kontinuierlich zu überprüfen und gegebenenfalls zu verändern, b) erschließen sich pflege- und bezugswissenschaftliche Forschungsergebnisse bezogen auf die Pflege von Menschen aller Altersstufen und bewerten sie hinsichtlich der Reichweite, des Nutzens, der Relevanz und des Umsetzungspotenzials, c) begründen und reflektieren das Pflegehandeln kontinuierlich auf der Basis von vielfältigen oder spezifischen pflegewissenschaftlichen und bezugswissenschaftlichen evidenzbasierten Studienergebnissen, Theorien, Konzepten und Modellen, d) leiten aus beruflichen Erfahrungen in der pflegerischen Versorgung und Unterstützung von Menschen aller Altersstufen und ihren Angehörigen mögliche Fragen an Pflegewissenschaft und -forschung ab.

Zur leichteren Orientierung sind daher in allen drei Bänden zur schriftlichen Prüfung der Reihe „Prüfung Pflegefachperson“ den jeweiligen Kapitelnummern dieselbe Altersstufe und derselbe Versorgungsbereich zugeordnet. Für eine komplette Prüfungssimulation (➤ 2.5) sind daher Kapitel unterschiedlicher Nummerierung zu bearbeiten, z. B. aus „Prüfungstag 1“ Kapitel 4, aus „Prüfungstag 2“ Kapitel 5 und aus „Prüfungstag 3“ Kapitel 6.

Bundeslandspezifische Besonderheiten

Die einzelnen Bundesländer haben die Möglichkeit, im Rahmen der Vorgaben der PflAPrV **unterschiedliche Einzelprüfungen** zu gestalten. Generell gilt dabei, dass bei einer schriftlichen Prüfung von 120 Minuten 20 Minuten für die Vor- und Nachbereitung der Prüfung genutzt werden (Durchlesen der Aufgabenstellung, Kontrolle des Erarbeiteten). Die meisten Bundesländer legen diesem Konstrukt eine Fallsituation mit maximal 100 zu erreichenden Punkten zugrunde, in einigen Bundesländern sind jedoch in 120 Minuten zwei Fälle, die mit je 50 Punkten bewertet werden, zu bearbeiten.

Zudem geben einige Bundesländer die Gewichtung der zu prüfenden Kompetenzbereiche vor. So ist z. B. in Baden-Württemberg folgende Verteilung vorgesehen [1]:

- 50 % der Prüfungszeit für das Lösen von Aufgaben aus dem Kompetenzbereich I
- 30 % der Prüfungszeit für das Lösen von Aufgaben aus dem Kompetenzbereich II
- 20 % der Prüfungszeit für das Lösen von Aufgaben aus den Kompetenzbereichen III, IV oder V

Um den unterschiedlichen Vorgaben der Bundesländer gerecht zu werden, enthalten die Kapitel 4–9 in allen drei Bänden zur schriftlichen Prüfung der Reihe „Prüfung Pflegefachperson" zwei Fallsituationen mit je 50 Punkten und einer Bearbeitungszeit von je 60 Minuten und die Kapitel 10–15 je eine Fallsituation mit 100 Punkten und einer Bearbeitungszeit von 120 Minuten.

LITERATUR

1. Becker S et al. Leitfaden zur Erstellung von Prüfungsaufgaben für die zentrale schriftliche Abschlussprüfung an Berufsfachschulen für Pflege nach der Pflegeberufe- Ausbildungs- und Prüfungsverordnung vom 2.10.2018. 2023. Aus: www.schule-bw.de/faecher-und-schularten/berufliche-schularten/berufsfachschule/sozialpflegerischer-bereich/dreijbfsaltenpflegehilfe/leitfaden-schriftliche-abschlusspruefung-berufsfeld-pflege_vers05.pdf/@@download/file/leitfaden-schriftliche-abschlusspruefung-berufsfeld-pflege_vers05.pdf (letzter Zugriff: 3.9.2023).
2. Bohrer A et al. Kompetenzorientierte schriftliche Prüfungen gestalten – eine Handreichung für Lehrerinnen und Lehrer an Pflegeschulen. 2021. Aus: www.pflege-ndz.de/files/content-asset/publikationen/BR_Neksa_2.pdf.pdf (letzter Zugriff: 14.9.2023).
3. Niedersächsisches Kultusministerium. Qualitätsmerkmal 2.1 Kompetenzorientierung 2023. Aus: www.mk.niedersachsen.de/startseite/schule/schulqualitat/orientierungsrahmen_schulqualitat_in_niedersachsen/lehren_und_lernen/kompetenzorientierung/kompetenzorientierung-129111.html (letzter Zugriff: 3.10.2023).

KAPITEL

2 Bearbeiten von Fallsituationen

Roland Böhmer-Breuer, Erik Herrmann, Nadine Regnet

Die schriftlichen Prüfungen sind als **Fallsituationen** mit darauf bezogenen Aufgabenstellungen konzipiert. Sie sollen die **berufliche Realität abbilden** und gleichzeitig Möglichkeiten schaffen, dass Auszubildende unterschiedliche **Kompetenzen** (analog zu den Kompetenzschwerpunkten und Einzelkompetenzen der PflAPrV) **zeigen** können. Damit haben die Fallsituationen nie nur Realcharakter, sondern sind auch pädagogisch-didaktisch aufbereitet.

Das Abprüfen anhand von Fallsituationen ist keine reine Wissensabfrage, und das Lernen anhand von Fallsituationen alles andere als das Pauken von Fakten. Bei dieser Prüfungsform bzw. Lernmethode wird viel mehr gefordert, denn hier wird professionelles pflegerisches Handeln geübt, für das sowohl die Anwendung des notwendigen Regelwissens als auch ein Fallverständnis erforderlich ist. Denn Fallverständnis (oder Falllogik) bedingt, die **pflegerischen Handlungsanlässe** aus der Fallsituation und gelerntes **Regelwissen** aufeinander zu beziehen und anzuwenden [3].

2.1 Charakteristik von Fallsituationen

Diese pädagogisch-didaktische Aufbereitung bedingt die spezielle Charakteristik der Fallsituationen, die sich durch folgende Aspekte auszeichnet:

Fallsituationen

- geben Informationen über Sachverhalte, Aktionen und Verhaltensweisen,
- stellen Situationen im lebendigen Zusammenhang dar und eröffnen den Blick auf das Erleben und individuelle Deutungsmuster,
- sind episodisch und nicht sachlogisch aufgebaut,
- sind möglicherweise lückenhaft und erfordern Analyse-, Interpretations- und Transferfähigkeiten,
- können vor dem Hintergrund von Modellen und Theorien erschlossen und gedeutet werden,
- sollen im Rahmen der schriftlichen Prüfungen geschlossen sein und alle relevanten Informationen für die Aufgabenbearbeitung bereitstellen,
- sollen so formuliert sein, dass einerseits das fachliche Niveau ausreichend abgebildet ist, andererseits die Aufgaben auch für Menschen mit Migrationshintergrund verständlich und lösbar sind,
- bilden den Ausgangspunkt für Aufgabenstellungen im Sinne der vorgegebenen Kompetenzschwerpunkte.

2.2 Aufbau von Fallsituationen

Jede Fallsituation in Teil II dieses Buchs ist wie folgt aufgebaut:

- Situationsbeschreibung mit den zu erreichenden Gesamtpunkten (50 oder 100 Punkte)
- Aufgaben mit Angabe der jeweils zu erreichenden Punkte

Situationsbeschreibung

Jede Fallsituation enthält **Informationen** zu den Akteuren, dem Setting, den Handlungsanlässen und den weiteren Umständen:

- **Akteure:** z. B. zu pflegender Mensch, für dessen Versorgung zuständige Pflegefachperson, Angehörige, Arzt, Therapeutin …
- **Setting:** z. B. Klinik (stationäre Akutversorgung), Pflegeeinrichtung (stationäre Langzeitversorgung), Häuslichkeit (ambulante Langzeitversorgung), Rehabilitationseinrichtung …
- **Handlungsanlässe:** z. B. Schmerz, Verwirrtheit, Sturz(risiko), Verbandwechsel, Beratungsbedarf …
- **Weitere Umstände:** Erleben der betroffenen Personen, besondere Herausforderungen (personeller Engpass, Notfallversorgung, Arztferne etc.) …

Aufgaben

Die zu bearbeitenden Aufgaben, die sich auf die Fallsituation beziehen, werden mittels bestimmter **Operatoren** formuliert. Zusätzlich wird die zu erreichende Punktzahl angegeben.

Operatoren

Operatoren sind Verben, die in Aufgabenstellungen eine Information zur erwarteten Lösung vermitteln, was Umfang und Darstellung angeht. Die in den Aufgaben zu Fallsituationen genutzten Operatoren variieren in den einzelnen Bundesländern und werden in den Pflegeschulen gemäß den jeweiligen länderspezifischen Besonderheiten bekannt gegeben. Meist werden die Operatoren unterschiedlichen Anforderungsbereichen zugeordnet, z. B. [5]:

- **Anforderungsbereich I:** Wiedergeben und Beschreiben von Inhalten und Materialien **(Reproduktionsleistungen)**
- **Anforderungsbereich II:** Erklären mit eigenen Worten, Bearbeiten und Ordnen bekannter Sachverhalte sowie angemessene Anwendung gelernter Inhalte und Methoden auf andere Sachverhalte **(Reorganisations- und Transferleistungen)**
- **Anforderungsbereich III:** Reflexiver Umgang mit neuen Problemstellungen, eingesetzten Methoden und gewonnenen Erkenntnissen, um zu Begründungen, Urteilen und Handlungsoptionen zu gelangen **(Reflexion und Problemlösung)**

➤ Tab. 2.1 gibt einen Überblick über häufig vorkommende Operatoren.

Tab. 2.1 Operatoren (angelehnt an [2])

Operator	Beschreibung	Beispiel
Anforderungsbereich I		
Beschreiben	Wiedergabe von wesentlichen Informationen/ Sachverhalten in eigenen Worten, strukturiert und fachsprachlich korrekt	Beschreiben Sie Frau M.s Pflegebedarf. Nutzen Sie dafür Monika Krohwinkels Modell der fördernden Prozesspflege am Beispiel der ABEDL „sich pflegen"
(Be-)Nennen, angeben, aufführen, aufzählen	Wiedergabe bzw. komprimierte Darstellung fachlicher und fachsprachlich korrekter Informationen oder Fakten ohne Kommentar	Nennen Sie drei Argumente für eine Diabetesschulung von Frau M.
Definieren	Erklärung eines Sachbegriffs unter Verwendung von Fachbegriffen	Definieren Sie den Begriff „Familiensystem"
Eingehen	Darstellung von Inhalten eines bestimmten Themas	Gehen Sie auf die Bedeutung des Blutzuckermessens beim Krankheitsbild Diabetes mellitus ein
Erfassen	Benennen bestimmter Inhalte ohne Begründung	Erfassen Sie in der Situation passende Maßnahmen der Ersten Hilfe
Ergänzen	Erweiterung einer Vorgabe	Ergänzen Sie die in der Fallsituation beschriebenen Pflegeassessments
Identifizieren	Erfassung von Sachverhalten oder Strukturen/ Merkmalen in Texten	Identifizieren Sie zwei kommunikationsfördernde Faktoren in der Fallsituation
Vervollständigen	Ergänzung einer Vorlage durch sachgerechte Angaben	Vervollständigen Sie die beigefügte Übersicht über die Kontinenzprofile
Anforderungsbereich II		
Ableiten	Entwicklung von eigenen Schlussfolgerungen auf der Grundlage vorhandener bzw. bekannter Ergebnisse	Leiten Sie aus den Vitalwerten in der Fallsituation zwei relevante Pflegeinterventionen ab
Begründen	Entwicklung und Darstellung komplexer Grundgedanken, argumentativ schlüssig und im Zusammenhang	Begründen Sie anhand von ethischen Leitlinien, weshalb die Autonomie von Kindern im Krankenhaus gefördert werden sollte
Darstellen	Strukturierte Wiedergabe eines Sachverhalts durch Text bzw. grafische Mittel, sodass Beziehungen bzw. Entwicklungen verdeutlicht werden	Stellen Sie fünf mögliche Folgen einer Hyperglykämie dar
Einbeziehen	In-Verbindung-Bringen und Nutzen eines fachlichen Hintergrunds	Beziehen Sie ein Auffindeschema in die Beschreibung der Erste-Hilfe-Maßnahmen mit ein
Empfehlen	Begründete Ausführung zu einer Fragestellung, die sich aus einer bestimmten Perspektive ergibt	Empfehlen Sie Frau M. passende pflegerische Maßnahmen für ihre derzeitige Situation
Erarbeiten, Herausarbeiten	Extraktion bestimmter Sachverhalte aus gegebenen Materialien, Herstellen von Zusammenhängen	Erarbeiten Sie alle relevanten Ressourcen, über die Finn verfügt, aus der Fallsituation
Erklären	Herstellen von Begründungszusammenhängen, kausalen Schlussfolgerungen Begründetes Herstellen von Zusammenhängen verschiedener Informationen durch eigenes Wissen und eigene Einsichten (z. B. Theorien, Modelle, Gesetze, Regeln)	Erklären Sie die Entstehung eines Dekubitus bei Frau M.
Erläutern	Verdeutlichung eines Sachverhalts durch zusätzliche Informationen oder Beispiele	Erläutern Sie anhand der Pflegetheorie von Orem Herrn M.s Pflegeabhängigkeit
Formulieren	Veranschaulichung eines Ergebnisses, eines Standpunkts oder einer Frage in eigenen Worten, knapp und präzise	Formulieren Sie drei Argumente für die Förderung des Rooming-ins bei Kleinkindern in Krankenhaus

Tab. 2.1 Operatoren (angelehnt an [2]) *(Forts.)*

Operator	Beschreibung	Beispiel
Vergleichen	Gegenüberstellen von Sachverhalten, um Gemeinsamkeiten, Ähnlichkeiten und Unterschiede herauszuarbeiten	Vergleichen Sie die Validation nach Feil mit der Integrativen Validation® nach Richard
Zuordnen	Herstellung von Ordnung aufgrund der Gemeinsamkeiten von Inhalten	Ordnen Sie die folgenden Begriffe [...] den drei Kategorien der Sturzrisikofaktoren [...] zu
Anforderungsbereich III		
Beurteilen	Prüfung von Aussagen, Behauptungen, Vorschläge oder Maßnahmen auf ihre Stichhaltigkeit bzw. Angemessenheit, dabei Nennung der angewandten Kriterien (keine persönliche Stellungnahme)	Beurteilen Sie die geplanten prophylaktischen Maßnahmen vor dem Hintergrund des Kriteriums der Intensität
Bewerten	Einschätzung von Aussagen, Behauptungen, Vorschlägen oder Maßnahmen in Bezug auf vorhandene Wertkategorien oder wissenschaftliche Beurteilungskriterien	Bewerten Sie das Verhalten des Betreuers in der Fallsituation auf dem Hintergrund geltender rechtlicher Bestimmungen
Diskutieren	Entwicklung einer (Pro-und-Kontra-)Argumentation zu einer Problemstellung, die zu einer begründeten Bewertung führt	Diskutieren Sie den sozialrechtlichen Grundsatz „Rehabilitation vor Pflege"
Entwickeln	Erstellung eines konkreten Lösungsmodells oder einer Gegenposition zu einem Sachverhalt oder einer Problemstellung	Entwickeln Sie ein Konzept zur Begleitung und Betreuung von demenzkranken Menschen im Krankenhaus
Reflektieren	Überdenken und Überprüfen von Behauptungen und Entwickeln eigener logischer Schlussfolgerungen	Reflektieren Sie, ob sich Frau M. in der Handlungssituation richtig verhalten hat

Punkte

Die maximal zu erreichende Gesamtpunktzahl ist der Marginalie (Randspalte) zu entnehmen. Bei zwei oder mehr Aufgabenteilen, die in der Regel auch mit zwei oder mehreren Operatoren eingeleitet werden, wird hinter dem jeweiligen Aufgabenteil die Teilpunktzahl angegeben.

2.3 Bearbeiten von Fallsituationen

Am Beispiel einer verkürzten Fallsituation wird im Folgenden aufgezeigt, welche Aspekte der Aufgabenstellung wichtig sind und wie sich die Anforderungen der Aufgabe in verschiedenen Aspekten erschließen lässt. Die gründliche Analyse der jeweiligen Aufgabenstellung ist entscheidend für eine passgenaue Lösung. Dabei spielen die Aspekte

- **Fachlichkeit** (Ist die Lösung fachlich/inhaltlich korrekt?)
- **Aufforderung** (Was genau wird verlangt?)
- **Ökonomie** (Wie viel Aufwand erfordert die Aufgabe im Zusammenhang mit der Punktzahl?)

- **Situationsbezug** (Welche Informationen aus der Fallsituation sind relevant?)

eine bedeutende Rolle. Lernende, die diese Aspekte berücksichtigen, schaffen sich eine gute Ausgangsbasis, um die Prüfung optimal anzugehen.

Beispiel

Fallsituation

Endlich Wochenende!?

Sie arbeiten als Pflegefachperson auf einer neurologischen Station im Erzgebirge. Im Bereich 1, den Sie heute betreuen, wurde gestern Abend die 23-jährige Anna Bach aufgenommen. Anna ist eine Kollegin, die auf der Nachbarstation arbeitet, und Sie erinnern sich, dass Sie vor wenigen Tagen ein paar Worte mit ihr im Umkleideraum gewechselt haben. Dabei erzählte Anna, dass sie in den letzten Nächten nur sehr wenig geschlafen habe, da sie viel auf ihrer Station eingesprungen und zum Schluss fünf Nächte im Dienst gewesen sei. Gleichzeitig sei ihre Wohnung renoviert worden, und sie habe sich von der anstrengenden Arbeit kaum erholen können. Aber sie freue sich aufs Wochenende, wo sie endlich Phillip treffen wolle, im MACH-1, einer In-Disco.

Als Sie das Zimmer betreten, sitzt Anna am Tisch und frühstückt. Sie fragen sie, wie es ihr gehe und was passiert sei. Anna verzieht das Gesicht: „Guten Morgen – ach, passt schon – es tut gut, dich zu sehen. Phillip kann ich jetzt vergessen! In der Disco bin ich zusammengebrochen. Meine Schwester hat erzählt, dass ich urplötzlich einen Schrei ausgestoßen hätte und zu Boden gefallen sei. Ich begann dann wohl, mit allen Extremitäten rhythmisch zu zucken, und hatte Schaum vor dem Mund. Super, oder? Das Schlimmste war aber, dass ich auch noch eingenässt habe. Alle dachten wohl, ich sterbe wie in einem Thriller, weil ich aus dem Mund geblutet habe.“ Anna lächelt jetzt: „Jetzt habe ich nur noch Rückenschmerzen. In der Notaufnahme war ich schon wieder voll da, und zum Glück sind die Befunde von Liquor, EEG und Kernspintomografie unauffällig. Ich finde es nur so komisch, weil in meiner Familie das noch keiner hatte, und du weißt ja, Neuro ist einfach nicht mein Fachgebiet. Ich weiß ja nicht mal mehr, was bei einer Epilepsie im Kopf passiert. Echt peinlich …“

Sie trösten Anna, setzen sich neben Sie und führen ein spontanes Beratungsgespräch.

AUFGABE 1
10 Punkte

Erklären Sie Anna Bach aus Sicht der Pathophysiologie die Entstehung der Epilepsie (4 P.) und begründen Sie deren Pathogenese (6 P.).

LERNTIPP

Diese Aufgabe bringt in zwei Aufgabenteilen insgesamt 10 Punkte und zielt auf die Kompetenz V.1 und II.2 aus der Anlage 2 PflAPrV ab. Der Operator „Erklären Sie" erfordert das Darstellen eines Sachverhalts auf der Basis von eigenen Kenntnissen. Der Operator „begründen Sie" verlangt, Argumente zu einem Sachverhalt schlüssig aufzuführen.

AUFGABE 2
6 Punkte

Analysieren Sie Annas epileptischen Anfall und begründen Sie, um welche Form es sich handelt.

LERNTIPP

Diese Aufgabe bringt maximal 6 Punkte und stammt aus dem Kompetenzbereich II.1 der Anlage 2 PflAPrV. Der Operator „Analysieren Sie" erfordert das Herausarbeiten von Sachverhalten, Hintergründen und Beziehungen und das Einordnen in systematische Zusammenhänge. Der Operator „begründen Sie" verlangt, Argumente zu einem Sachverhalt schlüssig aufzuführen.

AUFGABE 3
8 Punkte

Geben Sie Anna fünf hilfreiche Tipps für den Alltag im Umgang mit der Epilepsie (5 P.) und nennen Sie ihr drei Sofortmaßnahmen für den Fall eines erneuten Anfalls, die jede Person in ihrem sozialen Umfeld wissen muss (3 P.).

LERNTIPP

Diese Aufgabe besteht aus zwei Aufgabenteilen, die beide dem Kompetenzbereich I.2 und II.2 (Anlage 2 PflAPrV) zugeordnet werden können. Der erste Aufgabenteil bringt insgesamt 5 Punkte, der zweite Aufgabenteil weitere 3 Punkte. Der Operator „Geben Sie ... an" fordert eine Aufzählung von Sachverhalten. Der Operator „nennen Sie" verlangt das Zusammenstellen von Kenntnissen – Stichpunkte reichen hier aus.

2.4 Erwartungshorizont

Die Erwartungshorizonte in Teil III dieses Buchs dienen zum Abgleich der Lösungen zu den einzelnen Aufgaben und sind folgendermaßen aufgebaut:

- Wiederholung der **Aufgabe** mit Angabe der **Gesamtpunktzahl**
- **Kasten** in der Randspalte zu jeder Aufgabe
  - spiegelt bei mehrteiligen Aufgaben die Aufgabenteile wider,
  - nennt die Zuordnung des Kompetenzbereichs bzw. -schwerpunkts für die jeweilige Aufgabe,
  - beschreibt, was mit den jeweiligen Operatoren wie *nennen, analysieren, beschreiben, erklären* usw. gemeint ist.
- **Lösungen**

- **Impulskästen,** die ggf. unter den Lösungsvorschlägen zu finden sind. Sie geben/vermitteln:
  - **Hinweise** (Kasten „Achtung")
  - **Tipps, Lerntipps** (Kasten „Tipp", „Lerntipp")
  - **Transferwissen** (Kasten „Impuls")

Die jeweiligen Lösungen stellen Beispiele dar. Das bedeutet, dass andere Lösungen ebenfalls richtig sein können. In vielen Fällen sind daher mehr Lösungsvorschläge aufgelistet als verlangt wurden. Die erwartete Anzahl an Lösungen lässt sich teilweise aus der Aufgabenstellung, teilweise auch anhand der Punktzahl für diese Aufgabe ableiten.

2.5 Simulieren einer Prüfungssituation

ACHTUNG

Ein guter Zeitpunkt für die Bearbeitung von Fallsituationen und damit die Simulation einer Prüfungssituation ist die letzte Phase der Prüfungsvorbereitung (➤ Tab. 3.1), wenn das nötige Wissen zu einem Thema vorhanden ist und komplexe Zusammenhänge verstanden wurden.

- Wählen Sie vorab geeignete Fallsituationen zu allen drei Prüfungstagen aus.
- Nutzen Sie eine Uhr oder einen Wecker, um die Bearbeitungszeit zu begrenzen.
- Bearbeiten Sie die Fallsituation unter Prüfungsbedingungen, d. h., ohne in den Erwartungshorizont zu schauen.
- Erst wenn die Zeit abgelaufen ist oder Ihnen wirklich nichts mehr zu dieser Fallsituation einfällt, ziehen Sie den Erwartungshorizont zurate. Überprüfen Sie mit dessen Hilfe Ihre Lösungen und holen Sie sich dort ggf. weitere Anregungen. Großteils ist der Erwartungshorizont so verfasst, dass es Spielräume gibt.
- Notieren Sie sich die Themen, in welchen Sie noch Lücken haben, und erarbeiten Sie sich noch benötigtes Wissen nach der Lernmethode Ihrer Wahl (➤ Tab. 3.1).

LITERATUR

1. Arbeitshilfe: Lernsituationen entwickeln. Ein Vorschlag des Servicenetzwerks Altenpflegeausbildung. Arbeitshilfe 7.3(2). INBAS, Institut für Gerontologische Forschung. 2010. Aus: www.pflegeausbildung.net/fileadmin/de.altenpflegeausbildung/content.de/user_upload/Arbeitshilfe_7.3_2.pdf (letzter Zugriff: 13.9.2023).
2. Becker S, et al. Leitfaden zur Erstellung von Prüfungsaufgaben für die zentrale schriftliche Abschlussprüfung an Berufsfachschulen für Pflege nach der Pflegeberufe- Ausbildungs- und Prüfungsverordnung vom 2.10.2018. 2023. Aus: www.schule-bw.de/faecher-und-schularten/berufliche-schularten/berufsfachschule/sozialpflegerischer-bereich/dreijbfsaltenpflegehilfe/leitfaden-schriftliche-abschlusspruefung-berufsfeld-pflege_vers05.pdf/@@download/file/leitfaden-schriftliche-abschlusspruefung-berufsfeld-pflege_vers05.pdf (letzter Zugriff: 3.9.2023).

3. Bohrer A, et al. Kompetenzorientierte schriftliche Prüfungen gestalten – eine Handreichung für Lehrerinnen und Lehrer an Pflegeschulen. 2021. Aus: www.pflege-ndz.de/files/content-asset/publikationen/BR_Neksa_2.pdf.pdf (letzter Zugriff: 21.6.2023).
4. Hundenborn G. Fallorientierte Didaktik in der Pflege. Grundlagen und Beispiele für Ausbildung und Prüfung. PoD. München: Elsevier, 2006.
5. Ministerium für Kultus, Jugend und Sport Baden-Württemberg. Bildungspläne Baden-Württemberg. 4. Operatoren. 2016. Aus: www.bildungsplaene-bw.de/,Lde/LS/BP2016BW/ALLG/GYM/G/OP (letzter Zugriff: 3.9.2023).
6. Micucci S, Schmid N. PflegeHeute. Lernen mit Fällen. Pflegesituationen für die Ausbildung. 2. A. München: Elsevier, 2023.
7. Schewior-Popp S. Lernsituationen planen und gestalten. 2. A. Stuttgart: Thieme, 2014.
8. Stiehl J. Prüfungsvorbereitung in der Pflege: Mit Fallbeispielen praxisnah lernen. Strikt generalistisch und kompetenzorientiert vorbereiten (Pflege Praxis). Hannover: Schlütersche, 2022.

KAPITEL

3

Roland Böhmer-Breuer, Erik Herrmann, Nadine Regnet

Effektives kompetenzorientiertes Lernen

Kompetenzorientiertes Prüfungslernen bedeutet nicht nur, theoretisches Wissen zu verinnerlichen, sondern auch, dieses Wissen auf Fallsituationen aus der Praxis anzuwenden. Auszubildende müssen bei der kompetenzorientierten Prüfungsmethode beispielsweise zeigen, wie sie

- komplexe Probleme lösen,
- Prioritäten setzen,
- in Stresssituationen korrekt handeln.

Damit Sie diesen Anforderungen gerecht werden, bekommen Sie in diesem Kapitel Tipps zum effektiven Lernen auf kompetenzorientierte Prüfungen (➤ 3.1). Eine Übersicht über die Lerninhalte der schriftlichen Prüfung am zweiten Prüfungstag finden Sie in ➤ 3.2, wo die entsprechenden Kompetenzbereiche aufgegliedert und Schwerpunkte herausgearbeitet wurden.

3.1 Effektive Prüfungsvorbereitung

3.1.1 Lernumfeld

Schreibtisch

Ein aufgeräumter Schreibtisch bietet Platz zum Lernen und wirkt sich positiv auf die Lernmotivation aus, verhindert Ablenkung durch herumliegende Gegenstände wie Zeitschriften, Handys oder Spiele und spart Zeit.

Die zu erledigenden Aufgaben können auf der einen Seite des Schreibtischs abgelegt werden. Erledigte Lernaufgaben kommen auf die andere Seite. Im Verlauf des Lernens wandern die Unterlagen des Lernstapels. So erlebt man den Lernfortschritt unmittelbar.

Sitzgelegenheit

Bequemes Sitzen fördert das Lernen. Eine unbequeme Haltung lenkt unweigerlich ab. Die Sitzgelegenheit sollte weder wackeln noch knarren noch instabil sein. Verstellbare Stühle, Sitzkeile und -bälle erleichtern das Lernen, weil man darauf seine Sitzposition leicht auspendeln muss. Die körperliche Aktivität hält wach und fördert so die Aufmerksamkeit. Diese Art des Sitzens liegt allerdings nicht jedem.

Licht

Das Licht kommt im Idealfall von der der Schreibhand gegenüberliegenden Seite: bei Rechtshändern also von links – und umgekehrt. Sonst wird die Schreibfläche verschattet. Der Arbeitsplatz sollte hell und blendfrei ausgeleuchtet sein, andernfalls ermüdet man schneller.

Materialien

Alle Materialien (z. B. Stifte, Speichermedien, Getränke) sind sinnvollerweise griffbereit am Arbeitsplatz. Suchen wegen mangelnder Vorbereitung ist Zeitverschwendung.

Raum

Der Raum sollte so gestaltet sein, dass man sich beim Lernen und Arbeiten darin wohlfühlt. Hierbei sind persönliche Vorlieben zu berücksichtigen (z. B. Raumtemperatur, Pflanzen, Musik, Duft, Kerze). Alles, was ablenken könnte, sollte möglichst hinter dem Rücken des Lernenden stehen, während alles, was beim Lernen unterstützt, in der Blickrichtung untergebracht ist.

Wissensmanagement

Das eigene **Wissen** systematisch verfügbar zu machen und zu halten ist eine besonders wichtige Aufgabe. Hierzu zählen:
- Die übersichtliche und strukturierte Verwaltung von Unterrichtsunterlagen in Papier- oder elektronischer Form
- Die Zugänglichkeit von wesentlichem Wissen in Büchern (analog und/oder digital)
- Das schnelle Auffinden einschlägiger Seiten im Internet (z. B. mittels Lesezeichen)
- Die Unterscheidung der Zuverlässigkeit von Wissensquellen

3.1.2 Planung

Kurzfristiges panikartiges Lernen vor Prüfungen ist nicht optimal, da man weniger Erlerntes im Langzeitgedächtnis behält und Zeitdruck unnötigen Stress verursacht. Sehr viel wirksamer sind eine systematische Planung und Vorbereitung:
- **Langfristige Planung:** Einen Überblick über die Rahmenbedingungen (z. B. Verordnungen, Bestimmungen) der Prüfungen und die von der Schule gegebenen Informationen (z. B. Eingrenzung der Lerninhalte) gewinnen.
- **Mittelfristige Planung:** Relevante Inhalte ermitteln und die entsprechenden Unterlagen zusammenführen. Genau herausfinden, was man bereits kann und wo Defizite bestehen. Prüfungsinhalte so aufbereiten, dass optimales Lernen möglich wird (z. B. mit geeigneten Lernstrategien).

- **Kurzfristige Planung:** Inhalte mit Bedeutung versehen und sie mit eigenen Erfahrungen verknüpfen. Systematisch lernen und versuchen, den Lernstoff zu verstehen und zu durchdringen. Eigene Wissensdefizite erkennen und ausgleichen. Zeit für eine Gesamtwiederholung einplanen.

3.1.3 Lernmethoden und -tipps

Vereinfacht ausgedrückt bedeutet **Lernen für Prüfungen,** dass die Lerninhalte so weit gefestigt werden, dass sie auch in einer Stresssituation verfügbar sind. Inhalte werden also nicht einfach nur verinnerlicht, sie sollen auch durch unterschiedliche Mechanismen und Techniken bei unterschiedlichen Aufgabenstellungen abrufbar sein. Durch mehrkanaliges Lernen steigt auch der Lernerfolg. Das bedeutet, dass beim Lernen mehrere Sinne aktiv sein sollen, was z. B. durch eine Kombination von Anschauen, Lesen, Hören, Sprechen und Schreiben erzielt wird.

Zudem lernt jeder Mensch anders und muss die für sich geeignetsten Lernmethoden bzw. die günstigste Kombination mehrerer Methoden herausfinden, z. B.:

- Häufige Wiederholung (mehrere Male lesen, vorlesen lassen/hören)
- Logische Reihung der Inhalte
- Mnemotechniken (z. B. Loci-Technik)
- Vergegenwärtigung von Praxissituationen (z. B. Wie sieht die Krankheit bei meinem Bewohner aus?)
- Lernen in Lerngruppen
- Einhaltung von Denkrichtungen und Denkfiguren: deduktiv, induktiv, analog/assoziativ

LERNTIPP

Für die Prüfungsvorbereitung eignet sich z. B. die **Loci-Technik,** auch Technik der Orte oder Routen-Methode genannt. Mit dieser Technik verknüpft der Lernende die zu behaltenden Begriffe mit Stationen eines ihm bekannten Wegs (z. B. dem Weg zur Arbeit oder zur Schule) oder auch mit einem realen oder fiktiven Raum. Geht der Lernende dann den Weg in seiner Vorstellung ab, fällt ihm die Erinnerung an die Einzelbegriffe meist deutlich leichter. Der Grund dafür ist die innere Ordnung durch Bilder und Assoziationen, die das Abrufen von Wissen erleichtert.

Modell des kompetenzzentrierten Prüfungslernens

Das Modell des kompetenzzentrierten Prüfungslernens nimmt die Kompetenzorientierung der neuen Pflegeausbildung als Ausgangspunkt und ermöglicht das Filtern von erlernten Unterrichtsinhalten und erworbenen Kompetenzen zur Prüfungsvorbereitung.

Ausgangspunkt des Lernens sind die für die jeweilige Prüfung angegebenen Kompetenzen. Diese werden als **Lernfilter** genutzt. Folgende Vorgehensweise empfiehlt sich:

1. Kompetenzen des entsprechenden Prüfungstags auflisten
2. Schwerpunkte aus den Kompetenzen filtern

3. Lernsituationen aus der eigenen theoretischen Ausbildung nach den Kompetenzen für die vorzubereitende Prüfung filtern. Das bedeutet: Lernsituationen ohne Bezug zunächst übergehen, später mit passenden Kompetenzen näher betrachten, nachlesen, ggf. überarbeiten
4. Bei Bedarf Auflistung von Erkenntnissen aus den eigenen Lernsituationen
5. Zusätzlicher Abgleich mit Erfahrungen aus der berufspraktischen Ausbildung in den verschiedenen Praxiseinsätzen
6. Üben mit beispielhaften Prüfungssituationen → Anwendung der erworbenen Kompetenzen
7. Bei Bedarf Vertiefung des Wissens und der persönlichen Kompetenzen durch Erweiterung dieser, z. B. durch Nachlesen in den Expertenstandards o. Ä.

Lerntipps

In ➤ Tab. 3.1 sind einige gehirngerechte Lerntipps zusammengestellt.

Tab. 3.1 Lerntipps (in Anlehnung an [3], [8])

Lerntipp	Beschreibung
Lernplan erstellen/ Themenübersicht/ Global Picture	• Schaffen eines ersten Überblicks (Global Picture = das große Ganze) in Anlehnung an Inhalte und Anforderungen der Prüfung → *Was will ich wie und wann lernen?* – Kernthemen – Zusammenhänge – Kontext • Lernblöcke bilden und Lernplan erstellen
Warm-up	• Vor jeder Lernaktivität gedankliches Aufwärmen • Vorwissen aktivieren • 15 Minuten lang schriftlich Inhalte sammeln und in Beziehung zueinander setzen
Lernstoff aufbereiten = Lernstoff verarbeiten	• Strukturieren • Verbalisieren • Reduzieren
Lernstoff strukturieren	Das Gehirn liebt es übersichtlich: • Inhalte strukturieren, Kategorien bilden • Zusammenhänge herausstellen • Lernen mit Mindmaps
Lernstoff „kodieren", also lernen	• Die „Kodierung" (Lernen) erfolgt bereits während der Aufbereitung und Strukturierung → Inhalte werden verknüpft • Gehirngerechtes Lernen wird erreicht durch – Strukturierung (s. o.) – „Netzwerken": Zusammenhänge und Querverbindungen herstellen, z. B. durch Mindmaps • Auswendiglernen, wenn überhaupt, nur in „Miniportionen"

Tab. 3.1 Lerntipps (in Anlehnung an [3], [8]) *(Forts.)*

Lerntipp	Beschreibung
Lernmethoden wechseln	Gehirnaktivierende Lernmethoden: • 3-2-1-Methode (3 Themen bearbeiten, die man gut beherrscht, 2 Themen identifizieren, in denen man noch nicht so sicher ist, und 1 Prüfungsaufgabe bearbeiten. Diese Methode unter Einbeziehung anderer Methoden, mittels derer diese Themen visualisiert werden, anwenden) • Erstellen und Betrachten von Mindmaps (ggf. Lernlandkarten) • Lernen mit Karteikarten • Lernzettel in Form eines Spickzettels schreiben • Lernen in einer Gruppe mit Frage-Antwort-Spiel • Realistische Simulation einer Prüfungssituationen bezüglich – Thema, – zeitlichen Umfangs, – inhaltlichen Umfangs, – Räumlichkeit/Arbeitsatmosphäre
Lernstoff festigen, trainieren, wiederholen	• Lernstoff reduzieren (verdichten), z. B. mittels Anfertigung von Checklisten, Zusammenstellen von Schlag-/Schlüsselwörtern, Visual Codes (Zentralbegriffe mit Bildern verknüpfen) • Lernstoff regelmäßig wiederholen (Ca. sechs Wiederholungen sind nötig, bis der Stoff im Langzeitgedächtnis abgespeichert ist) • Wiederholungssequenzen z. B. nach – einer Minute – einer Stunde – einem Tag – einer Woche – einem Monat – einem halben Jahr
Prüfungssituation simulieren	Spezielle Vorbereitung: • **Schriftliche Prüfung** – Schriftliche Bearbeitung von Fallsituationen – Einhaltung des Zeitrahmens • Mündliche Prüfung – Mündliche Bearbeitung von Fallsituationen – Am besten mit einem Lernpartner als „Prüfer" • Praktische Prüfung – Gedankliche Vorbereitung – Schriftliche Ausarbeitung von Pflegetechniken, z. B. als Checkliste – Ggf. Simulieren der Prüfungssituation im Skillslab
Schöpferische Pausen	• Für die Abspeicherung des Gelernten ist die Phase **nach** der Lernphase entscheidend – die Pause Pausen haben Einprägungswirkung, deshalb Pause, Ruhe, Entspannung einplanen • Bei besonders schwierigem Stoff nach der **5–10–20-Minuten-Methode** verfahren: Nach jedem Lernblock von 5 Minuten Dauer wird eine Pause eingelegt: – 1. Pause = 5 Minuten – 2. Pause = 10 Minuten – 3. Pause = 20 Minuten Nach 60 Minuten ist die Lerneinheit abgeschlossen

3.1.4 Vorgehen in der schriftlichen Prüfung

Die **Zeit,** die für die schriftlichen Prüfungen veranschlagt ist, beinhaltet ausdrücklich auch eine Vor- und eine Kontrollphase. Demnach ist es sinnvoll, sich die Zeit für die Prüfung einzuteilen, was z. B. bei einer Fallsituation mit 120 Minuten Bearbeitungszeit folgendermaßen aussehen könnte:

- **Ca. 5–10 Minuten:** Gründliche Lektüre der Fallsituation und der Aufgabenstellungen. Dabei können bereits beim Lesen Anmerkungen oder spontane Einfälle kurz skizziert und die Reihenfolge der Aufgabenbearbeitung festgelegt werden.
- **Ca. 100 Minuten:** Hauptbearbeitungszeit (ggf. mit Konzept). Die Reihenfolge der zu bearbeitenden Aufgaben kann selbst entschieden werden. Wichtig sind hier die Aspekte:
  - Auswahl der Aufgaben, die am einfachsten und ohne großen Zeitaufwand zu lösen sind. Am besten mit diesen beginnen
  - Kennzeichnen, welche Lösung zu welcher Aufgabe gehört
  - Kennzeichnen, welche Aufgabe schon bearbeitet wurde
- **Ca. 10 Minuten:** Überprüfen der niedergeschriebenen Ergebnisse

Auch eine auf dem ersten Blick nicht lösbare Aufgabe ist kein Grund, sich aus der Ruhe bringen zu lassen. Folgende Tipps können bei einer **Blockade** helfen:

- **Konzept erstellen:** Ideen und Formulierungen können als Konzept kurz skizziert werden. Dies bringt häufig Klarheit in die Gedanken.
- **Mindmapping nutzen:** Mindmapping hilft bei der Systematisierung von Gedanken. Durch die Visualisierung kann scheinbar Vergessenes wieder zurückgeholt werden.
- **Spontane Einfälle auswerten:** Gedanken, die einem beim ersten Durchlesen der Aufgabe durch den Kopf gingen, können bei Blockaden ausgewertet werden.
- **Praxiserfahrungen:** Bei Blockaden hilft es häufig, wenn das in der Praxis erworbene Wissen ausgewertet wird. Praxiswissen ist meistens stärker im Gehirn verankert und kann auch bei Stress abgerufen werden.
- **Creative Writing:** Bei einer Blockade hilft es auch, ein leeres Blatt Papier zu nehmen und einfach drauflos zu schreiben. Notiert wird alles, was einem durch den Kopf geht. Ziel ist, wieder in einen Schreibfluss zu kommen.
- **Prüfungsaufgaben auswerten:** Oft werden in Fallsituationen oder Aufgabenstellungen Informationen ungewollt mitgeteilt. Diese können für die eigene Aufgabenbearbeitung genutzt werden.

3.2 Inhalte an Prüfungstag 2 gemäß den zu prüfenden Kompetenzbereichen

Um sich eine adäquate Lernstrategie zurechtzulegen, ist es nötig, sich einen Überblick über die relevanten Inhalte und Anforderungen der Prüfung zu machen (➤ Tab. 1.1). In ➤ Tab. 3.2, ➤ Tab. 3.3 und ➤ Tab. 3.4 sind mögliche Inhalte und Themen aus der Kompetenzvorgabe für den zweiten Prüfungstag aufgelistet.

Tab. 3.2 Aus dem Kompetenzschwerpunkt I.2 (Anlage 2 PflAPrV) abgeleitete mögliche Prüfungsinhalte

Pflegeprozessgestaltung in gesundheitlichen Problemlagen mit dem Fokus: Gesundheitsförderung und Prävention
• Pflegeprozessgestaltung • Pflegeplanung entsprechend der Fallsituation • Pflegeziel: Kuration • Komplexe gesundheits- und pflegebezogene Fragestellungen, z. B. – Angst, Depression, Burn-out, Cool-out – Apoplex – Beeinträchtigte Bindung, beeinträchtigte Elternkompetenz – COPD, Asthma bronchiale → Dyspnoe – Demenz, Delir – Diabetes mellitus (entgleist, Erstmanifestation) – Herzinsuffizienz, Herzinfarkt – Infektionen – Krebserkrankungen – Morbus Parkinson – Mukoviszidose – Multimorbidität – Multiple Sklerose – Nierenversagen, Niereninsuffizienz – Schmerzen (inkl. Schmerzmanagement, Skalen, BESD, Behandlung) • Kompetenzen von Angehörigen stärken • Familiengesundheit stärken – Theorie des systemischen Gleichgewichts nach Marie-Luise Friedemann • Pflegerische Anforderungen • Therapeutische Anforderungen • __________ • __________ • __________

Tab. 3.3 Aus dem Kompetenzschwerpunkt II.2 (Anlage 2 PflAPrV) abgeleitete mögliche Prüfungsinhalte

Gesundheitsförderung und Prävention in Verbindung mit Beratung
• **Gesundheitsförderung und Prävention** *Beispiele:* – Gesundheitskommunikation – Gesundheitsmodell (Salutogenese) nach Aaron Antonovsky – Konzept Familiengesundheit nach Marie-Luise Friedemann – Maßnahmen Gewaltprävention – Maßnahmen Stressreduktion – Maßnahmen zur Patientensicherheit (z. B. Umgebungsgestaltung) – Gegenüberstellung von Gesundheitsförderung und Prävention – Zuordnung Primär-, Sekundär- und Tertiärprävention – Präventionsrichtlinien • **Beratung** – Beratungsmodelle – Schulungskonzept – Schulen, Informieren, Beraten – Individuelle Schulung entsprechend der Fallsituation *Beispiele:* – Anleitung eines älteren Menschen mit Bewegungsarmut, eines Kinds mit Schulstress, eines Menschen nach Herzinfarkt – Häusliche Versorgung – Kompetenzen von Angehörigen – Postoperatives Verhalten – Prophylaxen (z. B. Aspiration, Dekubitus, Intertrigo, Kontraktur, Pneumonie …) – Schulung ausgewählter Pflegetechniken – Stillen, gesunde Kindsernährung – Sturzgefahr – Beratung zur Selbstversorgung – Beratung zu einem konkreten gesundheitsförderlichen, präventiven Anliegen, z. B. Maßnahmen zur Gewichtsreduktion, Maßnahmen bei bestimmter Erkrankung (z. B. Epilepsie), Infektionsrisiko • __________ • __________ • __________

Tab. 3.4 Aus dem Kompetenzschwerpunkt V.1 (Anlage 2 PflAPrV) abgeleitete mögliche Prüfungsinhalte

Pflegewissenschaftliche Begründung der Handlungsentscheidungen im Rahmen der Fallbearbeitung
• **Pflegewissenschaftliche Begründungen der Handlungsentscheidung** • Pflegewissenschaftliche Forschungsergebnisse – Ziele – Pflegewissenschaftliche Erkenntnisse – EBN (Evidence-based Nursing) – Leitlinien, z. B. zu freiheitsentziehenden Maßnahmen – Anwendung von Expertenstandards – Anwendung von S3-Leitlinien • Reflexion der persönlichen Wissensgrundlage • Bezugswissenschaftliche Forschungsergebnisse *Beispiele:* – Soziologie – Pädagogik – Psychologie • **Theorien, Modelle und Konzepte** – Pflegewissenschaftliche Theorien – Sozialwissenschaftliche Theorien – Psychologische Theorien – Medizinische Theorien – Pflegewissenschaftliche Modelle • __________ • __________ • __________

LITERATUR

1. Borgiel U. Altenpflege heute. 4. A. München: Elsevier, 2021.
2. Hardeland H. „Lernen, wie geht das?" – 40 Lernstrategiekarten zum eigenständigen Lernen. Weinheim: Beltz, 2022.
3. Krengel M. Bestnote. Lernerfolg verdoppeln, Prüfungsangst halbieren. 4. A. Berlin: Eazybookz, 2014.
4. Metzig W, Schuster M: Lernen zu lernen: Lernstrategien wirkungsvoll einsetzen. 10. A. Berlin: Springer, 2020.
5. Schneider K et al. Schriftliche Abschlussprüfung in der generalistischen Pflegeausbildung – Teil 3. Prüfungsbereich 2. Unterricht Pflege. 2023; 28(1).
6. Stickel-Wolf C, Wolf J. Wissenschaftliches Arbeiten und Lerntechniken: Erfolgreich studieren – gewusst wie! 10. A. Berlin: Springer, 2022.
7. Stiehl J. Prüfungsvorbereitung in der Pflege. Hannover: Schlütersche, 2022.
8. Wuttig B. Praktische Tipps für einfacheres Lernen. Die Bibliothek im Kopf. Praktische Tipps für einfacheres Lernen. Rettungs-Magazin. 2012; 3/4: 66–70. Aus: www.hanna-hardeland.de/wp-content/uploads/wuttigmedia_Rettungsmagazin_Bibliothek_im_Kopf_hardeland.pdf (letzter Zugriff: 22.6.2023).

II

Jetzt geht´s los – Realitätscheck Prüfung üben. Situationen mit 50 Punkten in 2 x 60 Minuten

4 Erstes Prüfungsbeispiel 29

5 Zweites Prüfungsbeispiel 35

6 Drittes Prüfungsbeispiel 41

7 Viertes Prüfungsbeispiel 47

8 Fünftes Prüfungsbeispiel 53

9 Sechstes Prüfungsbeispiel 59

KAPITEL

4 Erstes Prüfungsbeispiel

Claudia Träger (4.1), Verena Bikas (4.3)

4.1 Ⓐ Fallsituation: stationäre Langzeitpflege (50 Punkte)

Älterer Mensch

Fallsituation

„Wie soll es nur weitergehen?"

Sie sind in der Seniorenresidenz „Zur Sonne" im Raum Fürth als Pflegefachperson tätig. Seit letzter Woche betreuen Sie auch den 72-jährigen Bernhard Müller, der zu Ihnen aus einer neurologischen Rehaeinrichtung kam. Herr Müller erlitt vor wenigen Wochen einen Schlaganfall. Nach einer Lysetherapie im Krankenhaus und anschließender Überwachung auf der Stroke-Unit kam er auf die neurologische Reha, um dort, wie die Ärzte sagten, wiederhergestellt zu werden. Herr Müller lebte bislang zusammen mit seiner Ehefrau im Eigenheim. Er war gesund und fit trotz seines Diabetes mellitus Typ 2 und erhöhter Blutdruck- und Cholesterinwerte, die mit Tabletten behandelt wurden.

Aufgrund der körperlichen Einschränkungen nach dem Schlaganfall traut sich die Ehefrau die Versorgung zu Hause nicht zu; zudem hat sie Angst, ihr Mann könnte erneut einen Schlaganfall bekommen. Herr Müller kann seine rechte Körperhälfte bislang nur eingeschränkt aktivieren. Seinen rechten Arm kann er aus der Schulter heraus bewegen und bis etwa zur Hälfte anheben. Es fällt ihm jedoch schwer, Gegenstände wie eine Zahnbürste in die Hand zu nehmen und fest zu umgreifen. Auch seine Insulininjektionen kann er aufgrund fehlender Sensibilität in der rechten Hand kaum durchführen und ist auf Unterstützung angewiesen. Bei der Mobilisation kann Herr Müller das rechte Bein gut einsetzen. Es gelingt ihm, sein Körpergewicht weitgehend eigenständig zu übernehmen. Dabei kann er die Stabilität teilweise halten und Bewegungsübergänge mit Hilfsmitteln durchführen. Da er die Bewegungen aber immer sehr schnell ausführt, ist der Transfer meist wackelig, was ihn verunsichert. Deshalb ist eine Hilfestellung durch die Pflegefachpersonen notwendig.

4.1 FALLSITUATION: STATIONÄRE LANGZEITPFLEGE (50 PUNKTE)

Als Sie Herrn Müller heute Morgen bei der Vorbereitung seines Frühstücks unterstützten, wirkte er sehr niedergeschlagen: „Schauen Sie mich doch an, nichts ist wie früher. Jetzt sitze ich im Altenheim, und nicht einmal zum Rauchen kann ich allein gehen. Für was war ich denn auf dieser Stroke-Unit? Und was hat mir diese Reha gebracht? Nicht mal meine Frau will mich zu Hause haben … Ich will einfach so schnell wie möglich heim.“

4.2 Aufgaben

AUFGABE 1
10 Punkte

Verfassen Sie eine Pflegeplanung für Herrn Müller und berücksichtigen Sie dabei seine individuellen Pflegeprobleme (2 P.) und Ressourcen (2 P.). Formulieren Sie problemorientierte Pflegeziele (2 P.) und geeignete Pflegemaßnahmen (4 P.). Legen Sie Ihren Schwerpunkt dabei auf die Mobilisation und die Körperpflege.

AUFGABE 2
6 Punkte

Erklären Sie Herrn Müller die Notwendigkeit des Aufenthalts auf der Stroke-Unit. Nennen Sie ihm die wesentlichen Vitalparameter, die auf einer Stroke-Unit überwacht werden (3 P.) und begründen Sie, warum diese erhoben werden (3 P.).

AUFGABE 3
4 Punkte

Erklären Sie Frau Müller, anhand welcher Merkmale es ihr als Laiin möglich ist, einen weiteren Schlaganfall bei ihrem Mann zu erkennen.

AUFGABE 4
7 Punkte

Geben Sie die zwei Formen eines Schlaganfalls an und differenzieren Sie diese (4 P.). Begründen Sie, welche Form bei Herrn Müller (2 P.) vorliegt. Nennen Sie anschließen das diagnostische Verfahren, welches die Bestimmung des Krankheitsbilds ermöglicht (1 P.).

AUFGABE 5
5 Punkte

Herr Müller erhielt im Krankenhaus eine Lysetherapie. Beschreiben Sie das Verfahren einer Lysetherapie und geben Sie das Zeitfenster, das zu beachten ist, an (2 P.). Erläutern Sie, welche pflegerischen Maßnahmen nach einer Lyse indiziert sind (3 P.).

AUFGABE 6
6 Punkte

Sie wollen das Ehepaar über Herrn Müllers Risiken und präventive Maßnahmen informieren. Zeigen Sie zwei Risikofaktoren (2 P.) von Herrn Müller mit der jeweils geeigneten Präventionsmaßnahme auf (2 P.). Benennen Sie zudem die jeweilige Präventionsform (2 P.).

AUFGABE 7
9 Punkte

Herr Müller möchte bald wieder nach Hause. Nennen Sie ein therapeutisch aktivierendes Bewegungskonzept (1 P.), mit welchem Herr Müller seine Selbstständigkeit wiedererlangen kann. Skizzieren Sie die Ziele dieses Konzepts (3 P.) und leiten

Sie daraus konkrete Handlungen ab, die Sie bei der Pflege von Herrn Müller anwenden (3 P.). Analysieren Sie anschließend den Begriff 24-Stunden-Konzept (2 P.).

AUFGABE 8
3 Punkte

Herr Müller möchte gern wieder nach Hause, seine Frau bestärkt ihn darin. Formulieren Sie Unterstützungsmöglichkeiten, um die häusliche Versorgung zu gewährleisten.

Mögliche Lösungen zu diesen Aufgaben finden Sie im Erwartungshorizont ➤ 17.1.1.

4.3 Ⓔ Fallsituation: ambulante Langzeitpflege (50 Punkte)

Erwachsener

Fallsituation

Zu Hause „eingesperrt"

Sie arbeiten als Pflegefachperson bei „Pflege ohne Grenzen", einem ambulanten Pflegedienst in Neuendettelsau, und sind auf dem Weg zu dem 25-jährigen Stefan Wiesinger. Sie versorgen Herrn Wiesinger schon seit einigen Jahren und wissen daher Folgendes:

Stefan Wiesinger kam vor 6 Jahren bei einem Motorradausflug mit Freunden in einer Kurve von der Straße ab und schleuderte gegen einen Lastwagen. Er erlitt ein Schädel-Hirn-Trauma und zahlreiche Begleitverletzungen, sodass er bis heute schwerstbehindert ist. Er wohnt mit seiner Mutter und seinem Vater in einem Einfamilienhaus.

Herr Wiesinger kann sich sprachlich zwar verständlich machen, hat aber Schwierigkeiten, sich klar zu artikulieren. Seine Mutter versteht ihn am besten. Er hat spastische Lähmungen, vor allem der unteren Extremitäten. Er kann nicht gehen und sitzt tagsüber im Rollstuhl. Die Lähmungen betreffen auch seine Kau- und Schluckmotorik, sodass ihm nach einer perkutanen endoskopischen Gastrostomie (PEG) eine Sonde gelegt wurde. Schon mehrfach musste er wegen einer Aspirationspneumonie stationär behandelt werden.

Herrn Wiesingers Tagesablauf ist strukturiert durch feste Zeiten für die Körperpflege, die Physiotherapie und die Nahrungsaufnahme. Seine Mutter versucht, ihm zusätzlich selbst gekochte Gerichte einzugeben. Er sieht gern fern und spielt am Computer. Er entwickelt und programmiert auch selbst.

Für Herrn Wiesinger gibt es immer wieder Zeiten, in denen er sich ernsthaft die Frage stellt, ob sein Leben so überhaupt noch einen Sinn ergibt. Er hat Sie auch schon einmal gebeten, ihm etwas zu geben, damit er nicht mehr weiterleben muss.

Als Sie heute mit ihren Tätigkeiten bei Herrn Wiesinger fertig sind, unterhalten Sie sich noch ein wenig mit ihm. Es kommt, wie schon des Öfteren, die Möglichkeit eines Umzugs in ein betreutes Wohnen zur Sprache, da Herr Wiesinger nach Meinung einiger Ihrer Kollegen lernen sollte, mit anderen Menschen mit Behinderung selbstständig zu leben. „Das würde meine Mutter nie zulassen. Solange sie lebt, wird sie mich selbst versorgen und zu Hause einsperren!", reagiert Herr Wiesinger resigniert.

4.4 Aufgaben

AUFGABE 1
14 Punkte

Nennen Sie vier Prophylaxen, die Sie in die Durchführung der Körperpflege bei Herrn Wiesinger integrieren können, und wählen Sie zwei aus, für welche Sie im Rahmen einer Pflegeplanung ein Problem, eine Ressource, ein Ziel und je zwei Maßnahmen ermitteln.

AUFGABE 2
8 Punkte

Geben Sie Herrn Wiesingers Mutter fünf hilfreiche Tipps für den Umgang mit Herrn Wiesingers Schluckstörungen und nennen Sie ihr drei Sofortmaßnahmen im Falle eines Verschluckens.

AUFGABE 3
8 Punkte

Vergleichen Sie Herrn Wiesingers derzeitige Wohnsituation mit dem betreuten Wohnen hinsichtlich der Vor- und Nachteile.

AUFGABE 4
5 Punkte

Erläutern Sie Herrn Wiesinger den Begriff „assistierter Suizid" und dessen aktuelle rechtliche Grundlage in Deutschland.

AUFGABE 5
5 Punkte

Interpretieren Sie die Störung der Familiengesundheit von Familie Wiesinger anhand der Theorie der „familien- und umweltbezogenen Pflege" von Marie-Luise Friedemann.

AUFGABE 6
6 Punkte

Skizzieren Sie die UN-Behindertenrechtskonvention und deren Ziel.

AUFGABE 7
4 Punkte

Definieren Sie den European Accessibility Act (2 P.) und beurteilen Sie dessen Bedeutung für Herrn Wiesinger (2 P.).

Mögliche Lösungen zu diesen Aufgaben finden Sie im Erwartungshorizont ➤ 17.1.2.

KAPITEL

5

Nadine Regnet

Zweites Prüfungsbeispiel

5.1 Ⓐ Fallsituation: stationäre Langzeitpflege (50 Punkte)

Älterer Mensch

Fallsituation

Atemtraining statt Urlaub

Sie arbeiten als Pflegefachperson im Seniorenzentrum „Alpenhof“. Seit heute Vormittag wohnt der 92-jährige Karl-Heinz Wagner bei Ihnen im „gelben Bereich“. Der geistig fitte Bewohner kennt sich im Seniorenzentrum gut aus. Seit einigen Jahren durfte er hier im Sommer, wenn seine Tochter verreiste, „Urlaub machen“, wie er es selbst nannte. Dann spielte er am liebsten mit Herrn Bayer Schach. Zu Spaziergängen musste Herr Wagner dagegen stets überredet werden, wobei er mit seinem Rollator sicher mobil ist.

Um Herrn Wagners Pflege planen zu können, suchen Sie für das Aufnahmegespräch Herrn Wagner in seinem Zimmer auf. Seine Tochter hat bereits einen Sessel und eine Kommode von zu Hause gebracht. Auch ein paar Bilder, das Schachspiel und einige Gegenstände hat sie im Zimmer verteilt, sodass es wohnlich und gemütlich wirkt. Auf dem Tisch steht ein Atemtrainer.

Herr Wagner hat bislang allein in seiner Wohnung gelebt. Die Tochter wohnt im gleichen Haus und musste ihn im Alltag kaum unterstützen. Gelegentlich ging sie für ihren Vater einkaufen, übernahm die Wäsche und unterstützte ihn, wenn er baden wollte. Dann aber zog sich Herr Wagner eine Rippenfraktur beim Apfelpflücken zu. Er erzählt: „Meine Tochter hat sehr mit mir geschimpft. Und in der folgenden Nacht hatte ich solche Schmerzen, die wünscht man niemandem. Mein Hausarzt, Dr. Bär, hat mir dann Tabletten verschrieben, die haben mich umgehauen, sag‘ ich Ihnen. Da war ich im Niemandsland. Die waren einfach zu stark. Und als ich dann wieder bei Sinnen war, hatte ich so einen Husten, wissen Sie. Wenn ich richtig durchgeatmet habe, dann hatte ich wieder so starke Schmerzen, so als wenn einem jemand ein Messer in die Brust rammt. Die Charlotte, also meine Tochter, hat mich dann ins Krankenhaus gebracht. Das war auch gut so. Das mit der Luft ist einfach immer noch nicht gut!"

Sie nehmen eine Atembeobachtung vor und fordern Herrn Wagner aufgrund seiner Aussage auf, mit seinem Atemtrainer zu üben. Herr Wagner sieht Sie ungläubig an: „Das hat mir dort keiner gezeigt! Das Ding stand die 14 Tage nur rum. Da bewegt sich auch nichts." „Dann wird es aber allerhöchste Zeit, Vati, dass du zu trainieren anfängst", erwidert die Tochter beim Betreten des Zimmers. „Wie gefällt es dir in deinem Zimmer?", fragt sie weiter. Herr Wagner sieht sich von seinem Sessel aus um: „Für meine letzten Tage ist es perfekt", grinst er. „Und ich sitze ja in meinen Sessel so gut. Im Krankenhaus konnte ich in diesem Bett so schlecht sitzen. Ständig bin ich runtergerutscht und habe so eingeknickt und buckelig gesessen, aber ich musste das Kopfteil doch hochgestellt haben, weil ich keine Luft bekommen habe. Apropos, Schwester, ich habe eigentlich immer noch Atemnot."

„Tu doch nicht so! Du hast doch den Sauerstoff in der Nase, da bekommst du doch genügend Luft!", erwidert die Tochter.

5.2 Aufgaben

Geben Sie die Kriterien an, die Sie bei der Atembeobachtung von Herrn Wagner berücksichtigen.

AUFGABE 1
6 Punkte

Beschreiben Sie Herrn Wagner die Wirkweisen des MEDIFLO®-Duo-Atemtrainers (4 P.) und schildern Sie den Ablauf der Anwendung (8 P.).

AUFGABE 2
12 Punkte

Belegen Sie anhand der Fallsituation die Ursachen, die bei Herrn Wagner möglicherweise zu einer Pneumonie führten (3 P.). Geben Sie neben der Atemübung mit dem Atemtrainer drei weitere konkrete Pflegemaßnahmen an, die Sie bei Herrn Wagner aufgrund seiner Pneumonie durchführen (3 P.).

AUFGABE 3
6 Punkte

Skizzieren Sie, was unter dem Konzept des Strukturmodells zu verstehen ist.

AUFGABE 4
6 Punkte

Ermitteln Sie im Rahmen des Aufnahmegesprächs Herrn Wagners Pflegesituation anhand der Strukturierten Informationssammlung (SIS).

AUFGABE 5
10 Punkte

Erläutern Sie den dynamischen Gesundheitsbegriff von M. Krohwinkel auf der Grundlage der Fallsituation.

AUFGABE 6
6 Punkte

„Tu doch nicht so! Du hast doch den Sauerstoff in der Nase, da bekommst du doch genügend Luft!“ Nehmen Sie zu dieser Aussage der Tochter kritisch Stellung.

AUFGABE 7
4 Punkte

Mögliche Lösungen zu diesen Aufgaben finden Sie im Erwartungshorizont ➤ 17.2.1.

Erwachsener

5.3 Ⓔ Fallsituation: stationäre Akutpflege (50 Punkte)

Fallsituation

Jetzt ist Zeit zum Kuscheln!

Sie arbeiten als Pflegefachperson auf der Wöchnerinnenstation F1 des Klinikums Oldenburg. Seit heute betreuen Sie auch die 36-jährige Nina Rosenthal und ihre Tochter Eleni, die gestern Abend per Notsektio zur Welt kam.

Eleni musste in der 37.+1 SSW aufgrund der schlechten Blutwerte von Frau Rosenthal schnell geholt werden. In den letzten Tagen war es Frau Rosenthal immer übel gewesen, und sie hatte über Rücken- und Bauchschmerzen geklagt. Beim Gynäkologen war dann auch der Blutdruck sehr hoch, weshalb der Gynäkologe sie sofort in die Klinik überwies. Dort wurde Frau Rosenthal nochmals untersucht, und nachdem sie den Blutbefund gesehen hatte, zögerte die Ärztin nicht lange und leitete eine Notsektio ein.

Elenis Apgar-Score war 8–9–10, sie hatte ein Geburtsgewicht von 2955 g, eine Körperlänge von 49 cm und einen Kopfumfang von 34 cm. Da Frau Rosenthal nach der Notsektio in den Aufwachraum musste, übernahm ihr Mann Theo das Bonding mit Eleni im Kreißsaal. Frau Rosenthal kam etwa 2 Stunden später dazu und konnte ihre Tochter endlich zu sich nehmen und auch anlegen.

Als Sie am Morgen das Zimmer betreten, sitzt Frau Rosenthal weinerlich im Bett: „Mir geht es heute einfach nicht so gut! Ich weiß auch nicht … Ich habe solche Angst, dass ich was falsch mache – endlich hat es funktioniert mit der Schwangerschaft, nach drei Abgängen. Schauen Sie sich die kleine Maus nur an, wie hübsch sie da auf dem Bauch liegt und an ihren Fingern lutscht. Was, wenn ich nicht genug Milch habe? Ich glaube, da kommt einfach nicht genug.“ Sie hören Frau Rosenthal aufmerksam zu und nehmen die kleine Eleni mit einer Infant-Handling-gemäßen Drehbewegung auf. Anschließend unterstützen Sie Frau Rosenthal dabei, Eleni an die Brust anzulegen, was schon gut klappt.

Sie vereinbaren mit der frischgebackenen Mutter später am Tag ein Beratungsgespräch, um ihre Ängste zu minimieren. Bis dahin darf Frau Rosenthal mit ihrer Tochter nachbonden – jetzt ist Zeit zum Kuscheln!

5.4 Aufgaben

AUFGABE 1
8 Punkte

Erläutern Sie den Apgar-Wert, der für Eleni dokumentiert ist. Gehen Sie dabei auf die einzelnen Parameter (5 P.) ein und bewerten Sie Elenis Werte (3 P.).

AUFGABE 2
8 Punkte

Definieren Sie den Begriff Bonding (2 P.) und legen Sie Frau Rosenthal drei konkrete Maßnahmen dar, wie sie aus Sicht der Bindungstheorie zu ihrem neugeborenen Kind „Bindung" aufbauen kann (6 P.). Begründen Sie diese Maßnahmen.

AUFGABE 3
7 Punkte

Beschreiben Sie, was unter dem Begriff des Nachbondings zu verstehen ist (2 P.), und analysieren Sie die Fallsituation, also, weshalb dieses bei Frau Rosenthal indiziert ist (1 P.). Skizzieren Sie die Durchführung eines Nachbondings (4 P.).

AUFGABE 4
12 Punkte

Beschreiben Sie Frau Rosenthal die Anzeichen, an denen sie erkennen kann, dass Eleni hungrig ist (6 P.), und führen Sie Frau Rosenthal auf (6 P.), was sie selbst tun kann, damit das Stillen von Eleni gut gelingt.

AUFGABE 5
6 Punkte

Führen Sie sechs Vorteile des Stillens aus kindlicher (3 P.) und aus mütterlicher Sicht (3 P.) auf.

AUFGABE 6
7 Punkte

Analysieren Sie Elenis potenzielle SIDS-Gefahr (Sudden Infant Death Syndrome) (2 P.) und informieren Sie Frau Rosenthal anschließend über diese Gefahr (5 P.).

AUFGABE 7
2 Punkte

Erläutern Sie das Grundprinzip des Konzepts Kinästhetik Infant Handling.

Mögliche Lösungen zu diesen Aufgaben finden Sie im Erwartungshorizont ➤ 17.2.2.

KAPITEL

6

Nadine Regnet

Drittes Prüfungsbeispiel

6.1 Ⓚ Fallsituation: stationäre Akutpflege (50 Punkte)

Kind

Fallsituation

„Ich habe Angst um mein Kind!"

Sie arbeiten als Pflegefachperson auf der Kinderstation K1 und sind zum Spätdienst in dem Bereich eingeteilt, in dem auch Nils Pechinger liegt.

Bei der Übergabe erfahren Sie, dass der achtjährige Nils gestern während des Fußballtrainings einen akuten Asthmaanfall hatte, weshalb er in die Klinik eingeliefert wurde. Die Mutter wurde benachrichtigt und kam in der Notaufnahme dazu. Nils wurde anschließend zusammen mit seiner Mutter auf Station aufgenommen.

Pflegefachfrau Maria übergibt: „Im Moment inhaliert Nils alle 4 Stunden trocken mit Sultanol (Bronchospasmolytika, β2-Sympathomimetika), was so mittelmäßig gut funktioniert. Alleine schafft er es nicht, zu drücken und gleichzeitig einzuatmen. Heute Morgen habe ich ihm auf ärztliche Anordnung deshalb einen Spacer mit ins Zimmer gegeben. Für den akuten Anfall hat er ein bronchienerweiterndes Spray auf dem Nachttisch. Die Asthmatherapie soll mit dem Peak-Flow-Meter überwacht werden. Nils und seine Mutter müssen grundsätzlich den Umgang mit den Geräten und alles andere erst noch lernen. Frau Pechinger hat uns heute Morgen erzählt, dass Nils eine Katzenallergie hat. Und für heute ist noch ein ärztliches Aufklärungsgespräch mit Frau Dr. Löwe geplant."

Nach der Übergabe gehen Sie und der Pflege-Azubi Max Gleim zur Bestimmung des Peak Flow in Nils' Zimmer. Auch die Mutter ist anwesend. Frau Pechinger wirkt auf Sie aufgelöst und nervös. Nils sitzt verweint im Bett. Sie begrüßen die beiden und stellen sich kurz vor, und auf einmal sprudelt es aus Frau Pechninger nur so heraus: „Ich bin fix und fertig, ich wollte gerade schnell eine rauchen gehen. Wissen Sie, zuerst werde ich in die Notaufnahme gerufen und habe Todesangst um mein Kind, weil es keine Luft bekommt, und jetzt diese Informationsflut und die ganzen neuen Sachen hier. Ein Notfallmedikament haben sie uns heute Morgen ins Zimmer gebracht und noch so ein Teil. Gestern hat Frau Dr. Löwe gesagt, dass wir lernen müssen, wie wir uns bei einem Anfall richtig verhalten sollen, irgendwas von Atemübungen und Inhalieren und Überwachen … Und eigentlich weiß ich nicht einmal richtig, was Asthma ist. Bis jetzt war Nils kerngesund, okay, er hat immer wieder mal Erkältungen und Husten, aber doch nicht so was! Mein Mann und ich müssen heute noch mal mit Frau Dr. Löwe sprechen. Die hat auch noch gesagt, dass Nils, wenn er wieder zu Hause ist, zu einer Asthmaschulung gehen soll.“

Da fällt ihr Nils ins Wort: „Mama, sag jetzt endlich, ob ich noch kicken kann! Ich habe solche Angst, dass das wieder passiert“, schluchzt er. Erst als Max Nils auf seinen Lieblingsspieler anspricht und Nils' Spielerposition wissen will, beruhigt er sich.

6.2 Aufgaben

AUFGABE 1
6 Punkte

Erklären Sie Frau Pechinger die Pathogenetik des Krankheitsbilds ihres Sohns, Asthma bronchiale, (2 P.) und gehen Sie anschließend auf die Pathophysiologie ein (4 P.).

AUFGABE 2
10 Punkte

Informieren Sie Frau Pechinger und Nils über das korrekte Verhalten bei einem akuten Asthmaanfall (6 P.). Gehen Sie hier auch auf vier mögliche Hauptsymptome ein, an denen Nils und seine Mutter einen Asthmaanfall überhaupt erkennen können (4 P.).

AUFGABE 3
12 Punkte

Sie leiten Nils und seine Mutter zur eigenständigen Messung mit dem Peak-Flow-Meter an. Beschreiben Sie grundsätzlich den Zweck der Messung (2 P.) und die Handhabung des Geräts (6 P.). Erklären Sie Frau Pechinger und Nils zudem das Ampelschema des Peak-Flow-Meters, damit sie die Atemsituation auch einschätzen können (4 P.).

AUFGABE 4
4 Punkte

Am Morgen wurde Nils ein Spacer ins Zimmer gebracht. Erläutern Sie den möglichen Grund dafür (2 P.) und geben Sie zwei mögliche Vorteile für Nils an (2 P.).

AUFGABE 5
12 Punkte

Ein wichtiger Aspekt in der Pflege von chronisch Kranken wie Nils ist die Patientenedukation. Definieren Sie diesen Begriff (3 P.) und planen Sie eine an Nils' Bedarf angepasste Patientenedukation unter Berücksichtigung der drei Strategien (3 P.) mit zwei individuellen Maßnahmen je Strategie (6 P.)

AUFGABE 6
6 Punkte

„Mama, sag jetzt endlich, ob ich noch kicken kann! Ich habe solche Angst, dass das wieder passiert!" Nehmen Sie zu Nils' Befürchtung Stellung. Berücksichtigen Sie bei Ihrer Ausführung die Lebensgestaltung zu Hause (3 P.) und den Aspekt Asthma und Sport (3 P.).

Mögliche Lösungen zu diesen Aufgaben finden Sie im Erwartungshorizont ➤ 17.3.1.

Älterer Mensch

6.3 Ⓐ Fallsituation: ambulante Langzeitpflege (50 Punkte)

Fallsituation

„Es ist nichts mehr, wie es war"

Sie arbeiten im Rahmen ihrer Tätigkeit als Pflegefachperson im ambulanten Pflegedienst „Vital" im Raum Regensburg und pflegen dort vorwiegend ältere Menschen. Der Pflegebedarf ihrer Klienten ist sehr unterschiedlich, wobei die meisten multimorbid sind.

Einer Ihrer Klienten ist der 84-jährige Josef Kirsch, den Sie seit etwa 2 Jahren bei grundpflegerischen Tätigkeiten unterstützen. Bislang konnte er gut mithelfen, nahm zuverlässig seine Medikamente und bewältigte den Alltag ohne Probleme. Ab und an schien er leichte Gedächtnisstörungen zu haben und vergaß z. B., dass seine Tochter erst am Vortag zu Besuch gewesen war.

Herr Kirsch hat eine bekannte COPD, die 2 × täglich mit einem β_2-Sympathikomimetika-Spray behandelt wird. Außerdem hat er aufgrund einer Herzinsuffizienz Unterschenkelödeme, die mit Torem® 1–1/2–0 ausgeschwemmt werden. Zur Behandlung der Herzinsuffizienz nimmt Herr Kirsch Ramipril® 5 mg 1-0-0 und Aldactone® 50 mg 1-0-1. Gegen die anhaltenden Schmerzen in den Beinen und im Rücken wurde ihm 4 × täglich Ibuprofen® 600 mg verordnet.

Vor ein paar Wochen zog sich Herr Kirsch eine Schenkelhalsfraktur zu und wurde operiert. Nach dem Krankenhausaufenthalt lag er 3 Wochen auf der geriatrischen Reha. Seit er in seine Wohnung zurückgekehrt ist, wird er von seiner Tochter Anne Kirsch und den Pflegenden des Pflegediensts „Vital" versorgt.

Heute fahren Sie im Spätdienst zum ersten Mal nach seinem Krankenhausaufenthalt zu Herrn Kirsch. Die kleine Zwei-Zimmer-Wohnung liegt im dritten Stock eines Mehrfamilienhauses in der Regensburger Altstadt. Als Sie in der üppig eingerichteten Wohnung ankommen, empfängt Sie die Tochter und berichtet Ihnen sichtlich genervt: „Seit sich mein Vater das Bein gebrochen hat, ist nichts mehr, wie es war. Gerade habe ich ihm noch die Mittagstabletten gegeben, die hat er schon wieder vergessen. Er redet immer wieder vom Haus, dem Garten und den Hühnern, aber das haben wir doch alles schon 20 Jahre nicht mehr.

Als mein Vater gestürzt ist, wollte er nur schnell zur Toilette. Er ist dann an diesem Teppich hier hängen geblieben. Dabei liegt der schon immer hier. Erst gestern wäre er beinahe wieder gestürzt, weil er sich an diesem Beistelltisch gestoßen hat. Aber wissen Sie, es geht ihm seit der Operation so richtig schlecht. Danach wusste er nicht mal mehr, wo er war, und das Pflegepersonal musste ihn im Bett festhalten. Seitdem ist mein Vater nicht mehr derselbe. Einfach komisch, das werden Sie schon sehen. Ob das noch von der Narkose kommt? Na ja, und das Laufen … das macht ihm einfach noch große Probleme. Tagsüber kann er sich in der Wohnung schon einigermaßen sicher bewegen und hangelt sich von Gegenstand zu Gegenstand, aber nachts ist es besonders schlimm. Ich habe das zwei Nächte lang beobachtet. Er sieht dann auch nichts, weil er das Licht nicht anmacht. Und am Abend kommt er schon gar nicht zur Ruhe, läuft ständig zur Toilette, und gefühlt wirkt das Spray, das er für seine Atemnot hat, auch nicht, weil er ständig hustet. Ich könnte da auch nicht schlafen.“

Als die Tochter Sie zu Herrn Kirsch ins Wohnzimmer führt, sagt dieser: „Mutti, wer ist das? Holt sie Eier? Wenn du dann fertig bist, können wir frühstücken?“ Die Tochter sieht Sie hilfesuchend an: „Sehen Sie, so hat er mich vorgestern auch schon genannt –‚Mutti‘ hat er immer zu meiner Mama gesagt. Er meint, ich wäre sie. Vielleicht hat er ja Alzheimer? Puhhh … das schaffe ich alles nicht alleine, ich brauche echt Hilfe!“

6.4 Aufgaben

AUFGABE 1
3 Punkte

Erklären Sie den Begriff Multimorbidität am Beispiel von Herrn Kirsch.

AUFGABE 2
8 Punkte

Bestimmen Sie die verschiedenen Dimensionen der Orientierung (4 P.) und begründen Sie jeweils Herrn Kirschs Situation (4 P.).

AUFGABE 3
6 Punkte

Beschreiben Sie drei nicht medikamentöse pflegerische Interventionen, die Sie bei Herrn Kirsch anwenden können, damit dieser nachts besser zur Ruhe kommt.

AUFGABE 4
13 Punkte

Ermitteln Sie Herrn Kirschs Sturzrisiko unter Berücksichtigung der Risikoeinteilung im Expertenstandard „Sturzprophylaxe in der Pflege" und begründen Sie Ihre Einschätzung.

AUFGABE 5
18 Punkte

Der professionelle pflegerische Beratungsprozess erfolgt in mehreren Schritten. Bestimmen Sie die fünf Phasen des Beratungsprozesses und beschreiben Sie deren Inhalte in Bezug auf Herrn Kirsch und seine Tochter (5 P.). Ermitteln Sie den Beratungsbedarf anhand der Fallsituation und leiten Sie vier mögliche Ziele ab (5 P.). Beraten Sie Herrn Kirsch und seine Tochter zu zwei Punkten ausführlich (8 P.).

AUFGABE 6
2 Punkte

„Vielleicht hat er ja Alzheimer?" Interpretieren Sie diese Aussage.

Mögliche Lösungen zu diesen Aufgaben finden Sie im Erwartungshorizont ➤ 17.3.2.

KAPITEL

7

Agnes Müller

Viertes Prüfungsbeispiel

7.1 Ⓐ Fallsituation: stationäre Langzeitpflege (50 Punkte)

Älterer Mensch

Fallsituation

Aus dem Tritt gekommen

Sie arbeiten als Pflegefachperson in einem Alten- und Pflegeheim in Halle und sind heute im Frühdienst eingesetzt. Seit 3 Tagen wohnt Herr Matthias Reese bei Ihnen im Wohnbereich. Er ist 76 Jahre alt und leidet an Morbus Parkinson. Herr Reese ist vom betreuten Wohnen in den Wohnbereich gezogen, da sich seine Krankheitssituation so verschlechtert hat, dass er auf mehr Unterstützung im Alltag angewiesen ist. Sie sind heute das erste Mal für Herrn Reese zuständig.

Von Ihrer Kollegin haben Sie erfahren, dass Herr Reese nicht glücklich über seinen Umzug ist und bisher noch nicht länger aus seinem Zimmer herausgekommen ist. Die meiste Zeit sitzt er im Sessel und schaut aus dem Fenster. Von sich aus sucht er kaum das Gespräch und antwortet nur einsilbig.

Als Sie in Herrn Reeses Zimmer kommen, versucht dieser gerade aufzustehen. Er bemerkt Sie und fängt gleich an zu schimpfen: „Stehen Sie nicht so da rum, sondern helfen Sie mir. Sie sehen doch, dass ich nicht allein hochkomme. Alles fühlt sich so steif an, und ich komme mit meinen Füßen nicht an meine Schuhe heran."

Sie helfen Herrn Reese dabei, aufzustehen und sich seine Hausschuhe anzuziehen. Dabei fällt Ihnen auf, dass seine Hände beim Festhalten weniger zittern als beim Sitzen an der Bettkante. Auf die Frage, ob er gleich ins Bad zum Waschen gehen möchte, entgegnet Herr Reese: „Ich muss noch meine Medikamente nehmen. Der Nachtdienst wollte mir die schon geben, aber früh um sechs kann ja keiner was essen. Sie können mir wieder einen Joghurt hinstellen, der reicht mir als Frühstück und damit kann ich auch die Tabletten immer gut schlucken." Mit diesen Worten läuft Herr Reese langsam in Richtung Esstisch und schimpft dabei leise vor sich hin: „Bis ich da ankomme, kann ich ja schon Mittag essen ... Scheiß-Parkinson, vor einer Woche bin ich noch zügig bis in den Speisesaal gekommen."

Nach dem Frühstück kontrollieren Sie, ob Herr Reese seine Tabletten genommen hat. Auf dem Weg ins Bad stößt Herr Reese beim Umdrehen gegen den Tisch und fällt Ihnen direkt in die Arme. Sie sind überrascht, können aber durch beherztes Zupacken einen Sturz verhindern. Im Bad bemerken Sie während der Körperpflege, wie dünn Herr Reese ist. Als Sie ihn auf sein Gewicht ansprechen, antwortet er Ihnen, dass ihm fast nichts mehr schmecke und er vor allem Jogurt und Milchpudding esse.

Nach der Körperpflege möchte sich Herr Reese wieder in seinen Sessel setzen. Dort angekommen entschuldigt sich er sich für seine harschen Worte am Morgen und meint, dass er manchmal auch nicht wisse, was mit ihm los sei. Ständig sei er schlecht gelaunt und wisse nichts mehr mit seinem kaputten Körper anzufangen. Er wisse auch nicht, wie das weitergehen solle.

Sie ergänzen die Informationen, die Sie heute Morgen bei der Pflege über Herrn Reese gewonnen haben, in der Pflegedokumentation. Die Auszubildende Maria Pjurwit fragt Sie beim Schreiben des Pflegeberichts, was ein Relokationssyndrom sei und woran man sehe, dass Herr Reese ein Relokationssyndrom habe. Sie erklären Maria die Pflegediagnose.

7.2 Aufgaben

AUFGABE 1
9 Punkte

Herr Reese leidet an Morbus Parkinson. Definieren Sie die Erkrankung (3 P.), nennen Sie drei Kardinalsymptome (Fachbegriffe; 3 P.) dieser Erkrankung und erklären Sie diese anhand Ihrer Beobachtungen bei Herrn Reese (3 P.).

AUFGABE 2
12 Punkte

Morbus Parkinson ist eine chronische Erkrankung. Erklären Sie den phasenweisen Verlauf einer chronischen Erkrankung anhand des Trajekt-Modells nach Corbin und Strauss (10 P.) und belegen Sie anhand der Fallsituation, in welcher Phase sich Herr Reese im Moment befindet (2 P.).

AUFGABE 3
4 Punkte

Während der Körperpflege bemerken Sie, dass Herr Reese sehr dünn ist. Beschreiben Sie, wie Sie weiter vorgehen, um Ihre pflegerische Beobachtung zu sichern (2 P.) und Herrn Reeses Ernährungssituation festzustellen (2 P.).

AUFGABE 4
7 Punkte

Die Auszubildende Maria fragt Sie, was die Pflegediagnose Relokationssyndrom bedeutet. Erklären Sie ihr die Pflegediagnose (3 P.) und verdeutlichen Sie diese anhand von vier Symptomen, welche Herr Reese aufweist (4 P.).

AUFGABE 5
10 Punkte

Beim Medikamentenmanagement der Parkinson-Medikamente passieren zwei Pflegefehler. Erklären Sie die Fehler (4 P.), deren Auswirkungen auf die Erkrankung (4 P.) und welche Konsequenzen sich daraus für Herrn Reese ergeben haben (2 P.).

AUFGABE 6
8 Punkte

Patientenedukation gehört zu den Aufgaben einer Pflegefachperson. Verdeutlichen Sie anhand zweier von Ihnen gewählter Bereiche, welche Inhalte für Herrn Reese wichtig sind (4 P.), und erklären Sie begründet, welche Methode Sie für welchen Edukationsinhalt nutzen würden (4 P.).

Mögliche Lösungen zu diesen Aufgaben finden Sie im Erwartungshorizont ➢ 17.4.1.

Erwachsener

7.3 Ⓔ Fallsituation: ambulante Langzeitpflege (50 Punkte)

Fallsituation

„Kann das wieder weg?"

Sie arbeiten als Pflegefachperson in der ambulanten Langzeitpflege. Heute haben Sie auf Ihrer Tour eine neue Klientin zu versorgen. Ihr Name ist Daniela Bach, und sie ist 45 Jahre alt. Bei der gestrigen Übergabe haben Sie erfahren, dass Frau Bach ein Kolonkarzinom hat und Hilfe bei der Versorgung ihres Kolostomas sowie Wundverbandwechsel an der OP-Wunde am Bauch und am Port benötigt. In Frau Bachs Arztbrief stehen folgende Diagnosen:

- Anlage eines temporären Kolostomas
- Kolonkarzinom T3, N1, M0

Als Frau Bach auf Ihr Klingeln die Tür öffnet, begrüßt sie Sie mit dem Satz: „Gut, dass Sie da sind, ich glaube, ich bin wieder undicht." Sie stellen sich vor und begleiten Frau Bach ins Bad, wo sie schon alle Utensilien vorbereitet hat. Sie helfen Frau Bach dabei, die Versorgung ihres Kolostomas zu wechseln. Dabei fällt Ihnen auf, dass sie das Stoma nicht anschaut und zudem alle Fenster im Bad und in der restlichen Wohnung geöffnet oder gekippt sind. Die Wundnähte an Bauch und Port sind unauffällig. In den nächsten zwei Wochen ändert sich wenig an Frau Bachs Verhalten während des Wechsels der Stomaversorgung. Sie können jedoch ein gutes Verhältnis zu Frau Bach aufbauen, da sie ein gemeinsames Hobby, nämlich das Tanzen im Verein, haben.

Am Ende Ihres letzten Besuchs sprechen Sie Frau Bach auf ihr Verhalten an. Sie berichtet Ihnen, dass sie ständig den Geruch von Stuhlgang in der Nase habe und deswegen immer die Fenster offen seien. Darüber hinaus sagt Sie: „Ich kann mich gar nicht mehr ansehen. Dieses unförmige Teil, das da an meinem Bauch hängt … Ich will mich gar nicht damit beschäftigen, zum Glück kommt es irgendwann wieder weg. Jetzt fallen mir langsam auch noch die Haare wegen der Chemotherapie aus, so will mich doch kein Mann ansehen. Und zum Tanzen kann ich so ja auch nicht gehen, obwohl mir der Verein sehr fehlt. Ich bin immer so kaputt und kann dann doch nicht schlafen. Bei jeder kleinsten Anstrengung muss ich mich ausruhen, so ist an Tanzen ja nicht zu denken. Was soll ich auch machen, wenn das Ding ausläuft, wenn ich unterwegs bin? Ich versuche, die ganze Zeit zu Hause zu bleiben. Die Schwestern im Krankenhaus wollten mir schon mal zeigen, wie das mit dem Beutel geht. Könnten Sie mir das auch zeigen?"

7.4 Aufgaben

AUFGABE 1
3 Punkte

Frau Bach spricht davon, dass das Stoma irgendwann wieder wegkomme. Erklären Sie, was Frau Bach damit meint (2 P.), und woher Sie wissen können, ob diese Aussage stimmt (1 P.).

AUFGABE 2
6 Punkte

Frau Bach hat ein Kolonkarzinom T3, N1, M0. Erklären Sie stichpunktartig die Situation ihrer Erkrankung anhand dieser Beschreibung.

AUFGABE 3
5 Punkte

Im Rahmen Ihres Besuchs führen Sie bei Frau Bach die Stomaversorgung, den Portverbandwechsel und die Wundnahtversorgung am Bauch durch. Stellen Sie dar, in welcher Reihenfolge Sie die Versorgung planen und warum.

AUFGABE 4
4 Punkte

Frau Bach hat einen Port. Erklären Sie, was dies ist (2 P.) und warum eine Portanlage bei Frau Bach notwendig war (2 P.).

AUFGABE 5
2 Punkte

Bei der Durchführung des Portverbandwechsel halten Sie das „Non-Touch-Prinzip" ein. Beschreiben Sie, was darunter zu verstehen ist.

AUFGABE 6
12 Punkte

In der Pflegedokumentation halten Sie fest, dass Sie die Pflegediagnose Körperbildstörung bei Frau Bach vermuten. Erklären Sie, was eine Pflegediagnose ist (3 P.). Definieren Sie, was eine Körperbildstörung ist (3 P.), und erklären Sie, welche bestimmenden Merkmale der Pflegediagnose auf den Verdacht einer Körperbildstörung bei Frau Bach hinweisen (6 P.).

AUFGABE 7
6 Punkte

Sie vermuten ebenso, dass Frau Bach die Pflegediagnose Fatigue aufweist. Definieren Sie, was eine Fatigue ist (2 P.) und was unter dem „Teufelskreis Fatigue" zu verstehen ist (4 P.).

AUFGABE 8
6 Punkte

Sie möchten Frau Bach hinsichtlich ihrer Fatigue beraten. Nennen Sie sechs Maßnahmen, welche Frau Bach zum Umgang und zur Verhinderung einer Verschlechterung ihrer Fatigue ergreifen könnte.

AUFGABE 9
6 Punkte

Neben der Beratung ist auch die Schulung ein wesentlicher Bestandteil der Patientenedukation. Nennen Sie zuerst drei von Ihnen gewählte Schritte im Mikroschulungsprozess (3 P.). Führen Sie dann mögliche Inhalte bezüglich der Stomaversorgung in den von Ihnen gewählten Schritten auf, welche für die Planung einer Schulung von Frau Bach zielführend sind (3 P.).

Mögliche Lösungen zu diesen Aufgaben finden Sie im Erwartungshorizont ➤ 17.4.2.

KAPITEL

8

Susanne Reiff (8.1), Christina Krebs (8.3)

Fünftes Prüfungsbeispiel

8.1 Ⓔ Fallsituation: stationäre Akutpflege (50 Punkte)

Erwachsener

Fallsituation

„Auf einmal macht mein Herz schlapp!"

Sie arbeiten als Pflegefachperson auf der kardiologischen Wachstation des Uniklinikums. Kurz nach der Übergabe meldet sich das Herzkatheterlabor bei Ihnen und bittet Sie, Herrn Lück nach der Herzkatheteruntersuchung abzuholen.

Ihre Kollegin Martha im Herzkatheterlabor berichtet: „Herr Lück ist 57 Jahre alt und kommt über die Notaufnahme zu uns. Er hatte heute Mittag im Büro über starke Schmerzen im Brustbereich und über Dyspnoe geklagt. Im EKG war ein ST-Hebungsinfarkt zu erkennen, und bei der Laboruntersuchung fiel eine Erhöhung des Troponins auf. Herr Lück wurde als Notfall zu uns ins Herzkatheterlabor verlegt. Hier wurde über die Arteria femoralis ein Stent gesetzt. Herr Lück war jederzeit kreislaufstabil. Die Einstichstelle ist mit einem Druckverband versorgt. Er soll 24 Stunden monitorüberwacht werden und hat absolute Bettruhe für 12 Stunden."

Als Sie Herrn Lück auf die Station bringen, sagt er: „Mensch, auf einmal macht mein Herz schlapp! Eben war ich noch bei meinem Lieblingsitaliener zum Mittagessen, und kurz danach liege ich schon im Krankenhaus. Ich habe mir in letzter Zeit schon öfters gedacht, dass der ganze Stress im Büro nicht gut für mich ist. Als Chef einer kleinen Firma ist man eben für alles verantwortlich. Ich habe immer wieder das Gefühl, dass mir alles über den Kopf wächst, und manchmal glaube ich, dass ich als Chef einfach nicht geeignet bin. Zum Stressabbau esse ich dann gern Schokolade und Chips. In den letzten Jahren habe ich dadurch schon ein paar Pfund zu viel auf die Rippen bekommen. Rauchen ist ja auch nicht so gesund, aber meine zehn Zigaretten am Tag brauche ich einfach, um runterzukommen. Mein Hausarzt hat auch schon gesagt, dass ich abnehmen müsse, dann wäre auch mein Bluthochdruck besser in den Griff zu bekommen. Aber dass diese Sachen solche Auswirkungen haben können, kann ich gar nicht glauben."

Auf Station angekommen, versorgen Sie Herrn Lück. Im Anschluss führen Sie das Aufnahmegespräch mit ihm und erstellen eine Pflegeanamnese.

8.2 Aufgaben

AUFGABE 1
5 Punkte

Erläutern Sie, welche pflegerischen Maßnahmen Sie zur Nachsorge der Herzkatheteruntersuchung bei Herrn Lück einleiten.

AUFGABE 2
4 Punkte

Ermitteln Sie bei Herrn Lück die Risikofaktoren für eine koronare Herzkrankheit.

AUFGABE 3
3 Punkte

Beschreiben Sie Herrn Lück, wie es zu einem Herzinfarkt kommt.

AUFGABE 4
14 Punkte

Erklären Sie den Entstehungsprozess von Stress (9 P.). Bewerten Sie in diesem Zusammenhang Herrn Lücks Aussage: „Ich habe immer wieder das Gefühl, dass mir alles über den Kopf wächst, und manchmal glaube ich, dass ich als Chef einfach nicht geeignet bin" (5 P.).

AUFGABE 5
5 Punkte

Geben Sie Herrn Lück Tipps zur Stressreduktion.

AUFGABE 6
9 Punkte

Erläutern Sie die Stufen der Prävention (6 P.). Arbeiten Sie für jede Stufe ein Beispiel aus dem Bereich koronare Herzerkrankungen aus (3 P.).

AUFGABE 7
6 Punkte

Sie beraten Herrn Lück zur Prävention eines Reinfarkts. Zählen Sie geeignete Maßnahmen auf.

AUFGABE 8
4 Punkte

Geben Sie an, welche Informationsquellen Sie zur Erstellung der Pflegeanamnese nutzen.

Mögliche Lösungen zu diesen Aufgaben finden Sie im Erwartungshorizont ➤ 17.5.1.

Kind

8.3 Ⓚ Fallsituation: ambulante Langzeitpflege (50 Punkte)

Fallsituation

„Hilfe, ich habe so große Angst um meinen kleinen Jungen!"

Sie arbeiten als Pflegefachperson für den ambulanten Kinderlangzeitpflegedienst „Kopf – Herz – Hand" in Mainz und betreuen heute zum ersten Mal im Spätdienst den dreijährigen Linus. Vor rund 6 Wochen wurde bei dem Jungen nach langen Krankenhausaufenthalten in einer Münchner Spezialklinik die Erkrankung Mukoviszidose diagnostiziert. Seit 4 Tagen ist die Familie nun wieder zu Hause und wird seitdem 2 × täglich vom ambulanten Pflegedienst unterstützt.

Vor Ihrer Tour erhalten Sie im Stützpunkt des Pflegedienstes eine kleine Übergabe von Ihrer Kollegin Clara Schmitz, die heute Vormittag bei der Familie war. Sie erzählt Ihnen: „Linus ist recht stabil. Einmal musste ich ihn absaugen, da er vermehrt und stark hustete. Aber dann ging es ihm schnell besser. Auch die Inhalationen tun im sichtlich gut. Am Tag erhält Linus Sauerstoff über eine Sauerstoffbrille, nachts hat er ein unterstützendes Beatmungsgerät und einen Heimmonitor zur Überwachung. Alle 12 Stunden bekommt er das Medikament Orkambi®. Die Eltern sind in den Pflegetätigkeiten noch sehr unsicher. Du musst sie bei allen Tätigkeiten unterstützen und einbeziehen, damit sie es lernen. So wie ich es verstanden habe, arbeiten wohl beide und können nicht immer zu Hause bei Linus sein. Die Familie wohnt erst seit einem Jahr in einem Einfamilienhaus mit Garten etwas außerhalb von München. Die Großeltern leben 150 km entfernt, und es ist keine familiäre Unterstützung vorhanden."

Sie packen Ihre Sachen und machen sich auf den Weg zur Familie. Linus' Vater öffnet Ihnen die Tür. Ihr erster Eindruck macht Sie stutzig, denn der Vater sieht müde und k. o. aus. Beim Eintreten stellen Sie sich vor und fragen, ob alles in Ordnung sei. Er klagt: „Ich bin fix und fertig! Meine Frau ist heute den ersten Tag wieder auf Arbeit, und Linus ist sehr unruhig – er merkt das. Ich mache mir ständig Sorgen, dass er Atemnot hat. Ich weiß auch nicht … Er hustet einfach so oft. Und ich komme mit den ganzen Sachen nicht wirklich zurecht! Gerade ist er eingeschlafen, bestimmt weil er nachts so oft wach ist und hustet. Ich kann Ihnen gar nicht sagen, wie froh ich bin, dass Sie da sind!"

Sie stehen mittlerweile im Wohnzimmer und werfen nun einen Blick auf Linus. Er liegt schlafend mit einer Sauerstoffbrille in seinem Bettchen. Sie überprüfen Linus' Vitalzeichen, die im Normbereich liegen, seine Atmung ist regelrecht. Sie versuchen, den Vater zu beruhigen. Er wirkt trotzdem noch sehr unruhig und fragt: „Und was können wir tun, um ihn zu schützen? Die Ärzte im Klinikum meinten, wir müssten unbedingt aufpassen, damit er keinen bronchialen Infekt bekommt. Was sollen wir da tun?"

Um Linus' Eltern zu unterstützen, planen Sie für den Folgetag ein ausführliches Informationsgespräch zum Thema zystische Fibrose.

8.4 Aufgaben

AUFGABE 1
10 Punkte

Formulieren Sie zwei relevante Pflegeprobleme bei Linus (2 P.) und leiten Sie jeweils seine Ressourcen dazu ab (2 P.). Geben Sie zu jedem Pflegeproblem ein individuelles Pflegeziel und zwei geeignete Pflegemaßnahmen an (6 P.).

AUFGABE 2
4 Punkte

Erläutern Sie zwei Vorteile der Pflegeplanung für Linus und seine Eltern.

AUFGABE 3
13 Punkte

Entwickeln Sie einen Vorschlag für die Gestaltung einer förderlichen Gesprächssituation (5 P.) im Rahmen eines Informationsgesprächs zum Thema zystische Fibrose und geben Sie vier Themen an, die in der aktuellen Situation relevant sind (4 P.). Erläutern Sie zwei davon ausführlich (4 P.).

AUFGABE 4
8 Punkte

Erklären Sie den Begriff der Salutogenese (4 P.) und skizzieren Sie zwei konkrete Punkte, wie Sie Linus' Vater mithilfe des Modells unterstützen können (4 P.).

AUFGABE 5
9 Punkte

Informieren Sie Linus' Vater über die drei Arten der Prävention (6 P.) und zählen Sie drei konkrete Maßnahmen auf, wie er seinen Sohn vor einer Infektion bei Mukoviszidose schützen kann (3 P.).

AUFGABE 6
3 Punkte

Begründen Sie Linus' Vater, weshalb die Inhalation bei Mukoviszidose so wichtig ist.

AUFGABE 7
3 Punkte

Nennen Sie Linus' Vater drei Aspekte, die ihm bei der Beobachtung von Linus' Atmung einen Hinweis auf Dyspnoe geben können.

Mögliche Lösungen zu diesen Aufgaben finden Sie im Erwartungshorizont ➤ 17.5.2.

KAPITEL

9

Susanne Reiff (9.1), Verena Bikas (9.3)

Sechstes Prüfungsbeispiel

9.1 Ⓚ Fallsituation: stationäre Akutpflege (50 Punkte)

Kind

Fallsituation

„Ich weiß nicht, wie lange ich diesen Job noch machen kann"

Sie arbeiten als Pflegefachperson in einer Kinderklinik in München. Zusammen mit ihrer Kollegin Ingrid haben Sie heute Spätdienst. Bei der Übergabe informiert Sie der Frühdienst, dass ein Zugang angekündigt ist: „Ihr bekommt später noch Levin Kohl, 7 Jahre alt, mit akuter Appendizitis. Im Moment ist er im OP zur Appendektomie, der Aufwachraum meldet sich bei euch, wenn ihr ihn abholen könnt. Seine Mutter sitzt bereits im Warteraum und ist ziemlich aufgeregt."

Bei Ihrem Rundgang sehen Sie auch kurz bei Frau Kohl vorbei, sie berichtet Ihnen: „Das ging jetzt alles so schnell! Die ganze Nacht hatte Levin schon Bauchschmerzen und Übelkeit. Ich habe mir nicht so viel dabei gedacht, die Kinder haben ja oft Bauchweh. Den Tag über wurde es dann immer schlimmer, ein bisschen Temperatur hatte er auch, und dann hat uns der Kinderarzt direkt hierher geschickt." Sie bringen Frau Kohl eine Tasse Kaffee und versprechen ihr, sich sofort zu melden, wenn Levin abgeholt werden kann.

Im Stationszimmer sprechen Sie mit Ihrer Kollegin Ingrid. Diese ist frustriert: „So sehr ich meinen Job auch liebe, ich weiß echt nicht mehr, wie lange ich das noch machen kann. Die ganze Zeit muss ich einspringen, meine Familie kriegt schon die Krise, wenn das Telefon klingelt und die Klinik dran ist. Aber ich will euch Kollegen auch nicht hängen lassen. Und dann der ganze Stress hier auf Station, gestern konnte ich mal wieder keine Pause machen. Ich kann manchmal nach der Schicht gar nicht mehr abschalten. Die Klinik müsste da auch mal mehr für uns Mitarbeiter tun." Da klingelt das Telefon, und der Aufwachraum bittet Sie, Levin abzuholen.

Der Kollege dort macht eine Übergabe, dann nehmen Sie Levin mit auf Station. Levin wirkt noch ein bisschen müde, ansonsten hat er die Operation gut überstanden.

9.2 Aufgaben

AUFGABE 1
3 Punkte

Erläutern Sie kurz die Diagnose akute Appendizitis.

AUFGABE 2
6 Punkte

Ermitteln Sie die Symptome, die bei Levin aufgetreten sind (3 P.), und nennen Sie drei weitere (3 P.).

AUFGABE 3
4 Punkte

Zählen Sie auf, welche Informationen die Übergabe des Kollegen aus dem Aufwachraum enthalten muss.

AUFGABE 4
6 Punkte

Geben Sie Beobachtungskriterien für die postoperative Versorgung von Levin an.

AUFGABE 5
8 Punkte

Nehmen Sie Stellung zu der Aussage Ihrer Kollegin „So sehr ich meinen Job auch liebe, ich weiß echt nicht mehr, wie lange ich das noch machen kann" (5 P.) und zählen Sie weitere Belastungen des Pflegeberufs auf (3 P.).

AUFGABE 6
7 Punkte

Nennen Sie Möglichkeiten der betrieblichen Gesundheitsförderung, die der Kinderklink zur Stärkung der Gesundheit ihrer Mitarbeiter zur Verfügung stehen.

AUFGABE 7
10 Punkte

Erklären Sie, wie eine kollegiale Beratung zum Umgang mit belastenden Situationen abläuft.

AUFGABE 8
6 Punkte

Skizzieren Sie die Schritte des EBN-Prozesses zur Umsetzung von wissenschaftlichen Ergebnissen in die Pflegepraxis.

Mögliche Lösungen zu diesen Aufgaben finden Sie im Erwartungshorizont ➤ 17.6.1.

9.3 Ⓔ Fallsituation: stationäre Langzeitpflege (50 Punkte)

Erwachsener

Fallsituation

Wenn alles zu viel wird …

Sie arbeiten als Pflegefachperson in der psychiatrischen Rehaklinik „Elsbeth-Stift" in Stuttgart. Als Sie Ihren Frühdienst beginnen, werden Sie über Herrn Frei informiert, der gestern Nachmittag für 4 Wochen in die Einrichtung gekommen ist. Herr Frei ist ein 58-jähriger Geschäftsmann, der sich aufgrund von Burn-out in stationäre Behandlung begeben hat. Er ist seit 5 Jahren Chief Officer in einem großen Unternehmen mit 7000 Mitarbeitenden, verheiratet und hat eine Tochter. Diese ist von Geburt an geistig behindert und lebt in einer Einrichtung für Kinder mit Behinderung.

Seit einem Jahr fühlt sich Herr Frei permanent angespannt und überfordert. Die regelmäßigen Besuche bei seiner Tochter in der Pflegeeinrichtung wurden für ihn immer mehr zur Belastung, da er auch am Wochenende und im Urlaub an seinem Laptop saß und E-Mails bearbeitete. Seine Ehefrau warf ihm vor, sich nicht um seine Tochter zu kümmern und sie mit allen Problemen allein zu lassen. Langsam schlich sich bei Herrn Frei Erschöpfung ein, sowohl psychisch als auch körperlich.

Der Druck in der Arbeit stieg durch die Corona-Pandemie und den Konflikt zwischen der Ukraine und Russland zunehmend an, da der Fachkräftemangel und die Inflation auch das Unternehmen stark beeinträchtigt, für das er die Verantwortung trägt. Das ständige Kämpfen um die Liquidität führte dazu, dass ihm Zweifel an seiner Kompetenz kamen. Seine Arbeitsleistung fiel immer mehr ab. Der Konflikt mit seiner Ehefrau führte letztendlich dazu, dass er ihr zuliebe in die Behandlung einwilligte.

Als Sie am Morgen Herrn Freis Zimmer betreten, fällt Ihnen sofort auf, dass dessen Fingernägel und -kuppen abgekaut und blutig sind. Er sitzt gebeugt auf seinem Bett, hält sich sein rechtes Ohr zu und scheint starke Schmerzen zu haben. Sie wissen bereits, dass er unter einem Tinnitus leidet.

„Haben Sie wieder Ohrenschmerzen, Herr Frei?", sprechen Sie ihn an. Er entgegnet unwirsch: „Lassen Sie mich doch in Ruhe, Sie haben mich doch noch nie erlebt, wenn ich Schmerzen habe!"

9.4 Aufgaben

AUFGABE 1
10 Punkte

Ordnen Sie die Kommunikation zwischen sich als Pflegefachperson und Herrn Frei anhand der fünf Axiome von Paul Watzlawick ein.

AUFGABE 2
10 Punkte

Geben Sie Herrn Freis Anzeichen eines Burn-outs an (6 P.) und nennen Sie vier weitere (4 P.).

AUFGABE 3
3 Punkte

Erklären Sie den Unterschied zwischen einem Burn-out und einer Depression.

AUFGABE 4
6 Punkte

Analysieren Sie Herrn Freis Burn-out-Auslöser hinsichtlich seiner Lebenssituation und seines Arbeitsplatzes.

AUFGABE 5
5 Punkte

Nennen Sie Herrn Frei fünf Vorteile seines Aufenthalts in der psychiatrischen Rehaklinik.

AUFGABE 6
6 Punkte

Beraten Sie Herrn Frei zu möglichen Maßnahmen nach seinem Klinikaufenthalt in Bezug auf seine private sowie berufliche Situation.

AUFGABE 7
10 Punkte

Definieren Sie das biopsychosoziale Modell von Engel (1 P.) und erörtern Sie dessen drei Dimensionen (je 3 P.) anhand Herrn Freis Situation.

Mögliche Lösungen zu diesen Aufgaben finden Sie im Erwartungshorizont ➤ 17.6.2.

III Jetzt geht´s los – Realitätscheck Prüfung üben. Situationen mit 100 Punkten in 120 Minuten

10 Siebtes Prüfungsbeispiel 65

11 Achtes Prüfungsbeispiel 69

12 Neuntes Prüfungsbeispiel 73

13 Zehntes Prüfungsbeispiel........................ 77

14 Elftes Prüfungsbeispiel 81

15 Zwölftes Prüfungsbeispiel........................ 85

10.2 Aufgaben

AUFGABE 1
4 Punkte

Erklären Sie Frau Hassan das Krankheitsbild Diabetes mellitus Typ 1 (2 P.) und zeigen Sie ihr ihre Symptome (2 P.) auf.

AUFGABE 2
3 Punkte

Sie werden von Frau Hassan nach der Ursache des Diabetes mellitus Typ 1 gefragt: „Aber woher habe ich das denn nur?" Skizzieren Sie die Krankheitsentstehung.

AUFGABE 3
4 Punkte

Geben Sie Frau Hassan in Ihrem Informationsgespräch neben der Niereninsuffizienz vier weitere diabetische Folgeerkrankungen an.

AUFGABE 4
5 Punkte

Erklären Sie Frau Hassan den Zusammenhang zwischen ihrem Diabetes mellitus Typ 1 und der diabetischen Nephropathie.

AUFGABE 5
4 Punkte

Neben einem Informationsgespräch, wie Sie es bei Frau Hassan durchführen, gibt es in der Pflege die Möglichkeit der Beratung. Das Beratungsgespräch soll immer als Angebot wahrgenommen werden. Nehmen Sie zu diesem Grundsatz Stellung.

AUFGABE 6
10 Punkte

Das Beratungsgespräch wird in fünf Phasen eingeteilt. Zählen Sie diese auf (5 P.) und ermitteln Sie anschließend ein mögliches Beratungssignal von Frau Hassan (2 P.). Formulieren Sie zudem vier Rahmenbedingungen für ein förderliches Gespräch (3 P.).

AUFGABE 7
3 Punkte

Frau Hassan leidet an zwei chronischen Erkrankungen. Definieren Sie den Begriff chronische Erkrankung.

AUFGABE 8
16 Punkte

Das Modell „Bewältigung chronischer Krankheit" von Corbin und Strauss widmet sich der adäquaten Versorgung chronisch Erkrankter. Nennen (8 P.) und erklären (8 P.) Sie die acht Phasen des Trajekt-Modells.

AUFGABE 9
4 Punkte

Ordnen Sie Frau Hassan einer Phase im Trajekt-Modell zu (1 P.) und begründen Sie Ihre Entscheidung (3 P.).

AUFGABE 10
12 Punkte

Im Akuteinsatz findet zur Pflegeprozessgestaltung das bekannte Sechs-Schritt-Modell von Fiechter und Meier Anwendung. Nennen Sie die sechs Schritte (6 P.) und beschreiben Sie das Hauptmerkmal jedes einzelnen Schritts (6 P.).

AUFGABE 11
12 Punkte

Formulieren Sie drei Pflegeprobleme anhand des PÄS-Schemas inklusive Ressource am Beispiel von Frau Hassan. Ein Pflegeproblem davon soll präventiv ausgerichtet sein.

AUFGABE 12
6 Punkte

Die Pflegediagnosen lassen sich in verschiedene Typen einteilen. Nennen Sie neben der problemfokussierten Pflegediagnose die beiden weiteren Typen (2 P.) und erklären Sie die Zielbeschreibung (4 P.).

AUFGABE 13
8 Punkte

Die Einführung von Pflegediagnosen wird in Deutschland teils kontrovers diskutiert. Stellen Sie je drei Pro- und Contra-Argumente für die Einführung von Pflegediagnosen gegenüber (6 P.) und setzen Sie sich mit dieser Problemstellung auseinander (2 P.).

AUFGABE 14
6 Punkte

Sie führen mit Frau Hassan gegen Ende ihres Klinikaufenthalts ein Informationsgespräch bezüglich ihrer Niereninsuffizienz im Stadium 4. Informieren Sie Frau Hassan über drei Ernährungsgrundsätze in diesem Stadium.

AUFGABE 15
3 Punkte

Frau Hassan benötigt aufgrund einer anschließenden Rehabilitation Hilfestellungen bei der Versorgung ihrer Kinder. Zeigen Sie ihr drei Möglichkeiten zur Bewältigung der Alltagsherausforderungen auf.

Mögliche Lösungen zu diesen Aufgaben finden Sie im Erwartungshorizont ➤ 17.7.1.

KAPITEL

11

Susanne Reiff

Achtes Prüfungsbeispiel

11.1 Ⓐ Fallsituation: ambulante Langzeitpflege (100 Punkte)

Älterer Mensch

Fallsituation

„Er ist nicht mehr derselbe wie früher"

Sie arbeiten als Pflegefachperson beim ambulanten Pflegedienst „Stern" im Münchner Umland. Auf Ihrem Tourenplan steht heute ein Beratungsbesuch bei Familie Hesse. Die Familie wohnt in einem kleinen Haus mit Garten am Dorfrand.

Auf Ihr Klingeln öffnet Frau Hesse die Tür und bittet Sie in eine sehr aufgeräumte und gepflegte Wohnung. Im Wohnzimmer sitzt Herr Hesse auf dem Sofa. Er wirkt abwesend und reagiert kaum auf Ihre Begrüßung. Frau Hesse beginnt sofort das Gespräch: „Es ist ja so schön, dass Sie heute vorbeikommen. Wir bekommen nur noch selten Besuch. Und raus unter Leute komme ich auch kaum noch. Früher bin ich regelmäßig in die Kirche gegangen, aber das geht jetzt auch nicht mehr. Meinen Mann kann ich nicht mehr alleine lassen. Unsere Kinder wohnen in Berlin und Hamburg. Sie tun sich sehr schwer mit der Krankheit meines Manns. Er ist halt einfach nicht mehr derselbe wie früher."

Sie bitten Frau Hesse, den Krankheitsverlauf ihres Mannes kurz zu beschreiben. „Angefangen hat alles vor 3 Jahren. Zuerst hat er häufiger als normal seinen Autoschlüssel vergessen oder die Brille. Da denkt man sich noch nicht viel, kann ja jedem mal passieren. Aber dann wurde es immer schlimmer, er ging ohne Schuhe aus dem Haus, vergaß vereinbarte Termine, einmal stellte er das Auto ab und fand es nicht mehr. Auch seine Persönlichkeit veränderte sich, er war ein aufgeschlossener und lebenslustiger Mensch und wurde immer in sich gekehrter und misstrauischer. Als er im Urlaub völlig orientierungslos in unserem Hotel umherirrte, war mir klar, wir müssen zum Arzt. Der Neurologe stellte dann schnell Alzheimer fest. Das war ein harter Schlag für uns, mein Mann war damals 65 Jahre alt und gerade erst in Rente gegangen. Wir hatten eigentlich viel vor für unseren Ruhestand.

Danach wurde es immer schlechter, seit einem Jahr kommt er auch mit kleinen Dingen im Alltag nicht mehr zurecht – vom Brotschmieren bis zur Körperpflege. Ständig vergisst er, seine Medikamente einzunehmen, und reagiert ungehalten, wenn ich ihn darauf hinweise. Er weiß oft nicht, welcher Tag ist, und will die ganze Zeit nach Hause, obwohl wir doch zu Hause sind. An manchen Tagen habe ich das Gefühl, ich schaffe das alles nicht. Am schlimmsten ist, dass er mich seit ein paar Wochen nicht mehr erkennt. Da ist man 30 Jahre verheiratet, und alle gemeinsamen Erinnerungen sind weg. Damit komme ich einfach nicht zurecht. Und dann die Ungewissheit, wie das alles weitergehen soll. Aber wir haben uns geschworen, füreinander da zu sein – in guten wie in schlechten Zeiten. Der liebe Gott wird schon wissen, warum wir da durchmüssen."

Auf einmal wird Herr Hesse unruhig, er steht auf, läuft im Wohnzimmer auf und ab und schimpft unverständlich vor sich hin. Seine Frau versucht, ihn zu beruhigen, was nicht gelingt. Er wird immer ungehaltener und droht ihr mit der Faust. Da bricht es aus der bisher ruhigen Frau Hesse heraus: „Immer bist du so zu mir! Dabei mache ich hier alles für dich! Hör jetzt auf, sonst sperr' ich dich wieder in ein Zimmer ein!"

11.2 Aufgaben

Herr Hesse hat Demenz vom Typ Alzheimer. Nennen Sie drei weitere Demenzformen.

AUFGABE 1
3 Punkte

Ermitteln Sie Symptome einer Demenz bei Herrn Hesse.

AUFGABE 2
5 Punkte

Analysieren Sie die Belastungen, denen Frau Hesse als pflegende Angehörige ausgesetzt ist.

AUFGABE 3
5 Punkte

Stellen Sie dar, welche Möglichkeiten Frau Hesse hat, um besser mit den Belastungen umgehen zu können.

AUFGABE 4
4 Punkte

A. Antonovsky stellt in seinem Modell der Salutogenese das Kohärenzgefühl als wichtigen Faktor zur Bewältigung belastender Situationen dar. Erläutern Sie die Komponenten des Kohärenzgefühls (6 P.). Analysieren Sie die Situation von Frau Hesse bezogen auf das Kohärenzgefühl (3 P.) und entwerfen Sie Ideen zur Stärkung der Komponenten (3 P.).

AUFGABE 5
12 Punkte

Benennen Sie die Formen von Gewalt in der Pflege (5 P.) und geben Sie je zwei Beispiele an (10 P.).

AUFGABE 6
15 Punkte

Formulieren Sie Tipps zur Prävention von Gewalt für das Ehepaar Hesse.

AUFGABE 7
9 Punkte

Nennen Sie Beispiele für freiheitsentziehende Maßnahmen.

AUFGABE 8
8 Punkte

Bewerten Sie die Aussage von Frau Hesse „Hör jetzt auf, sonst sperr' ich dich wieder in ein Zimmer ein!".

AUFGABE 9
4 Punkte

Sie legen für Herrn Hesse eine strukturierte Informationssammlung (SIS) an. Führen Sie die Themenfelder (6 P.) auf und ermitteln Sie Pflegebedarfe bei Herrn Hesse (6 P.).

AUFGABE 10
12 Punkte

Beschreiben Sie Zugangswege zur Erlebniswelt von Menschen mit Demenz basierend auf dem psychobiografischen Pflegemodell von E. Böhm.

AUFGABE 11
7 Punkte

11.2 AUFGABEN

AUFGABE 12
4 Punkte

Erläutern Sie, wie eine validierende Begegnung im Sinne der Integrativen Validation (IVA) ablaufen kann.

AUFGABE 13
8 Punkte

Geben Sie Frau Hesse Handlungsempfehlungen zum Umgang mit ihrem Ehemann.

AUFGABE 14
4 Punkte

Zählen Sie auf, welche Möglichkeiten es zur Aktivierung von Menschen mit Demenz gibt.

Mögliche Lösungen zu diesen Aufgaben finden Sie im Erwartungshorizont ➤ 17.8.1.

KAPITEL

12 Neuntes Prüfungsbeispiel

Agnes Müller

12.1 Ⓐ Fallsituation: stationäre Langzeitpflege (100 Punkte)

Älterer Mensch

Fallsituation

„Ich hätte mit dem Rauchen aufhören sollen"

Sie arbeiten als Pflegefachperson im Seniorenheim „Abendsonne". Einer der Bewohner ist Horst Pfeiffer. Herr Pfeiffer lebt erst seit Kurzem im Seniorenheim. Er ist 70 Jahre alt und leidet unter Diabetes mellitus Typ 2 und einer pAVK. Bei einer Größe von 180 cm wiegt er 120 kg. Er hat damit einen BMI von 37. Nach einem Krankenhausaufenthalt und einer geriatrischen Rehabilitation ist er Anfang des Monats bei Ihnen eingezogen. Eigentlich hatte er gehofft, wieder nach Hause gehen zu können. Aber seine Wohnung ist leider wenig rollstuhlgerecht.

Als Sie zu Beginn des Frühdiensts Herrn Pfeiffer aufsuchen, um ihn zu wecken, liegt er nicht mehr im Bett. Er ist schon aufgestanden und anscheinend unterwegs. Sie vermuten ihn beim Rauchen auf dem Balkon und finden ihn dort auch. Da sie selbst etwas Zeit haben, stellen Sie sich zu Herrn Pfeiffer und rauchen ebenfalls eine Zigarette.

Herr Pfeiffer spricht Sie darauf lachend an und meint: „Endlich mal jemand, der nicht immer mit dem Zeigefinger mein Rauchen belehrend kommentiert. Mein Leben lang habe ich mir erst von meiner Frau, dann von meinen Kindern und jetzt von allen im Krankenhaus und in der Reha anhören müssen, wie schädlich das Rauchen für mich ist. Als ob ich das nicht wüsste. Gerade jetzt, nachdem die mir vor 7 Monaten das Bein unterhalb des Knies abnehmen mussten, ist mir doch eh bewusst, in was ich mich da reingeritten habe. Das war schon ein ganz schöner Schock, als der Arzt mir sagte, dass das Bein abgenommen werden muss. Ich bin zwar selbst schuld gewesen, aber da musste ich doch ziemlich lange mit mir kämpfen, bis ich der Operation zugestimmt habe. Seitdem ist ja auch nichts mehr, wie es war. Immer wenn ich mal eine gute Zeit nach der OP hatte, in der die blöden Schmerzen im abgeschnittenen Fuß wieder weg waren, dann ist nach kurzer Zeit wieder etwas anderes dazugekommen. Erst wollte der Stumpf nicht heilen, und dann waren da ständig Wassereinlagerungen im Stumpf. Dann ging es auf der Reha ganz gut, und es konnte sogar eine erste Prothese angepasst werden. Aber dann ist da am Stumpf eine kleine Wunde entstanden. Ich war wohl zu enthusiastisch beim Ausprobieren. Aber ich wollte endlich aus dem blöden Rollstuhl raus. Jetzt sitze ich da schon wieder drin und warte darauf, dass die Wunde am Stumpf heilt. So ein Mist. Ich kann Ihnen nur raten, dass mit dem Rauchen sein zu lassen. Ich hätte auch nicht gedacht, dass es mal so mit mir endet. Aber ich rauche halt so gern.“

Sie helfen Herrn Pfeiffer bei der morgendlichen Grundversorgung, Dabei fällt ihnen auf, dass Herr Pfeiffer seinen Stumpf mit einer Handbürste massiert. Darauf angesprochen meint er, dass er die Durchblutung im Stumpf anregen wolle, damit nicht noch eine Wunde entstehe und die bestehende Wunde dank der besseren Durchblutung besser heilen würde. Vor dem Frühstück messen sie noch den Blutzucker, spritzen ihm sein Insulin und verbinden die Wunde am Stumpf. Ansonsten hat Herr Pfeiffer keinen weiteren Hilfebedarf.

Gegen Ende Ihres Frühdiensts spricht Sie Herrn Peiffers Sohn auf dem Gang an: „Können Sie nicht mal mit meinem Vater reden wegen des Rauchens? Oder noch besser, ihm die Zigaretten wegnehmen oder den Weg zum Balkon und aus der Eingangstür so gestalten, dass er nicht mehr raus zum Rauchen kommt? Jetzt haben sie ihm das Bein abgenommen, und er hat immer noch nicht daraus gelernt. Seit Jahren sprechen wir mit ihm, dass seine Durchblutungsstörungen immer schlimmer werden. Am Anfang hat er ja gar nichts gemerkt. Dann hat er die Schmerzen beim Gehen verheimlicht und ist immer weniger gelaufen, bis er sogar im Sessel Schmerzen hatte. Und jetzt mussten sie ihm das Bein abnehmen. Jetzt wird er sein Leben lang auf Hilfe angewiesen sein. Obwohl er doch so gern wieder nach Hause möchte. Aber ich wüsste gar nicht, wie das zu Hause funktionieren könnte. Dabei würde ich ihm diesen Wunsch gern erfüllen.“

12.2 Aufgaben

AUFGABE 1
8 Punkte

Herr Pfeiffer leidet an einer chronischen Erkrankung. Nennen Sie vier Merkmale von chronischen Erkrankungen (4 P.) und belegen Sie diese anhand der Fallsituation (4 P.).

AUFGABE 2
14 Punkte

Der Verlauf von chronischen Erkrankungen kann anhand des Trajekt-Modells nach Corbin und Strauss beschrieben werden. Nennen und erklären Sie fünf Phasen des Modells (10 P.) und wenden Sie vier davon auf die Fallsituation in Bezug auf die Amputation an (4 P.).

AUFGABE 3
4 Punkte

Herr Pfeiffer leidet an der Erkrankung pAVK. Beschreiben Sie, was darunter verstanden wird (4 P.).

AUFGABE 4
8 Punkte

Die Erkrankung pAVK wird durch verschiedene Risikofaktoren begünstigt. Nennen Sie fünf Risikofaktoren und belegen Sie anhand der Fallsituation, welche davon auf Herrn Pfeiffer zutreffen (8 P.).

AUFGABE 5
5 Punkte

Bewerten Sie den Sachverhalt, dass Herr Pfeiffer seinen Stumpf mit einer Handbürste massiert, um die Wundheilung durch eine bessere Durchblutung zu fördern (5 P.).

AUFGABE 6
8 Punkte

Sie helfen Herrn Pfeiffer bei der morgendlichen Versorgung im Bad. Erklären Sie begründet, auf was Sie bei der Stumpfpflege achten müssen (8 P.).

AUFGABE 7
8 Punkte

Bewerten Sie die Aussage von Herrn Pfeiffers Sohn „[…] oder den Weg zum Balkon und aus der Eingangstür so gestalten, dass er nicht mehr raus zum Rauchen kommt?" aus rechtlicher (4 P.) und ethischer Perspektive (4 P.).

AUFGABE 8
16 Punkte

Herrn Pfeiffers Sohn würde es seinem Vater gern ermöglichen, wieder nach Hause zu ziehen. Er ist jedoch besorgt, „wie das zu Hause funktionieren könnte". Beraten Sie den Sohn zu den vier Möglichkeiten der ambulanten Versorgung/Unterstützung (8 P.). Gestalten Sie dabei das Beratungsgespräch dem Setting und der Situation entsprechend (8 P.).

12.2 AUFGABEN

AUFGABE 9
11 Punkte

Stellen Sie je zwei Vor- und zwei Nachteile (8 P.) der ambulanten und der stationären Versorgung von Herrn Pfeiffer gegenüber. Geben Sie danach eine begründete Empfehlung für das weitere Versorgungssetting von Herrn Pfeiffer (3 P.).

AUFGABE 10
14 Punkte

Verfassen Sie für Herrn Pfeiffer ein aktuelles Pflegeproblem nach dem PÄS-Format (3 P.). Zeigen Sie zwei Ressourcen von Herrn Pfeiffer auf (4 P.), beschreiben Sie ein angestrebtes Pflegeziel nach den SMART-Kriterien (5 P.) und dazu passend zwei Pflegemaßnahmen (2 P.).

AUFGABE 11
4 Punkte

Sie führen den Verbandwechsel an Herrn Pfeiffers Stumpf durch. Nennen Sie vier allgemeine Kriterien, auf welche Sie bei der Wundversorgung achten müssen.

Mögliche Lösungen zu diesen Aufgaben finden Sie im Erwartungshorizont ➢ 17.9.1.

KAPITEL

13 Zehntes Prüfungsbeispiel

Verena Bikas

13.1 Ⓔ Fallsituation: ambulante Langzeitpflege (100 Punkte)

Erwachsener

Fallsituation

Wenn Helfen zum Verhängnis wird

Sie arbeiten seit 2 Jahren als Pflegefachperson beim ambulanten Pflegedienst „Pflegeengel“ in Eisfeld. Seit Beginn Ihrer Tätigkeit betreuen Sie Herrn Wiedemann, einen 72-jährigen Witwer. Daher wissen Sie, dass Herr Wiedemann in einer kleinen Wohnung mitten in der Stadt lebt und von seiner Tochter, Frau Weiß, zu Hause gepflegt wird. Sie ist zu ihrem Vater gezogen, als er pflegebedürftig wurde, da sie ihn nicht in ein Pflegeheim verlegen lassen wollte. Aus diesem Grund hat sie ihre Arbeitszeit um die Hälfte reduziert.

Ein Blick in seine Akte verrät, dass bei Herrn Wiedemann vor mehr als 2 Jahren ein interkranielles Aneurysma festgestellt wurde. Er hatte damals plötzlich starke Kopfschmerzen und wurde sehr schnell in das nahe gelegene Universitätsklinikum eingeliefert, da er nicht mehr ansprechbar war. Dort stellte man eine Subarachnoidalblutung fest. Höchstwahrscheinlich eine Folge von Herrn Wiedemanns dauerhaft entgleistem Hypertonus. Das Aneurysma wurde damals umgehend im Rahmen eines operativen Eingriffs mit einem Metallklipp verschlossen. Seither hat Herr Wiedemann eine rechtsseitige Hemiparese einschließlich Fazialisparese und eine Aphasie.

Frau Weiß kann ihren Vater nicht gut verstehen und fragt sehr oft nach. Dies ärgert Herrn Wiedemann, sodass er ihr gegenüber aggressiv wird. Sie streiten deshalb sehr oft. Mitunter auch deshalb, weil Herr Wiedemann sich bei der täglichen Mobilisation in den Stuhl nicht helfen lassen will. Er hat zwar einen Rollator, allerdings nie gelernt, sich mit diesem adäquat fortzubewegen. Ebenso wenig hat er gelernt, sich selbst an den Bettrand zu setzen. Wegen seiner Ungeduld achtet er auch nicht auf mögliche Stolperfallen. Wenn ihm seine Tochter helfen will, resigniert Herr Wiedemann und bleibt im Bett. Dies führte in letzter Zeit dazu, dass er nicht mehr aus dem Bett zu bewegen war. Seine Gelenke beginnen langsam zu versteifen, und seine Haut weist deutliche Druckstellen auf. Eine weitere Folge ist, dass Herr Wiedemann das Blasentraining aufgrund seiner Dranginkontinenz aufgab und nun harninkontinent geworden ist.

Sie kennen auch Frau Weiß sehr gut, denn nahezu bei jedem Besuch sucht sie das Gespräch mit Ihnen. Sie wirkt überfordert und ausgelaugt. Frau Weiß möchte gern alles selbst für ihren Vater tun. Die tägliche Mobilisation, Bewegungsübungen und Sprechübungen führt sie mit ihrem Vater aus, obwohl Herr Wiedemann in Pflegegrad 4 eingestuft wurde und sie dadurch Anspruch auf unterschiedliche Unterstützungsangebote hätte.

Als Ihnen Frau Weiß heute die Tür öffnet, bemerken Sie, dass sie geweint hat. Als Sie sie ansprechen, sprudelt es nur so aus ihr heraus: „Gut, dass Sie da sind. Heute lässt mein Vater mich überhaupt nicht an sich ran. Ich weiß nicht, wie ich das noch schaffen soll. Mir wird hier zu Hause alles zu viel! Ich habe keine Kraft und auch keine Lust mehr! Aber er ist doch mein Vater …“

13.2 Aufgaben

AUFGABE 1
5 Punkte

Erklären Sie Frau Weiß die Entstehung der subarachnoidalen Blutung ihres Vaters.

AUFGABE 2
8 Punkte

Arbeiten Sie im Rahmen Ihrer Beratung von Frau Weiß die Unterschiede zwischen einer Aphasie und einer Dysarthrie heraus (4 P.) und ordnen Sie ein, um welche Art von Aphasie es sich bei Herrn Wiedemann handelt (4 P.).

AUFGABE 3
8 Punkte

Erläutern Sie Frau Weiß vier mögliche Verhaltensweisen im Umgang mit ihrem Vater bezüglich der Aphasie.

AUFGABE 4
8 Punkte

Analysieren Sie Herrn Wiedemanns potenzielles Problem der Sturzgefahr anhand einer Pflegeplanung, indem Sie ein Problem formulieren sowie eine Ressource, ein Ziel und fünf geeignete Maßnahmen erfassen.

AUFGABE 5
10 Punkte

Erörtern Sie Frau Weiß, weshalb es sinnvoll wäre, ihren Vater unter kinästhetischen Gesichtspunkten zu bewegen.

AUFGABE 6
8 Punkte

Ermitteln Sie mit Frau Weiß Verhaltensweisen im Umgang mit Herrn Wiedemanns derzeitiger Situation in Bezug auf seine Hemiparese, seine Demotivation und seine Non-Adhärenz.

AUFGABE 7
12 Punkte

Schildern Sie Frau Weiß die Art der Inkontinenz ihres Vaters (3 P.) und drei mögliche Maßnahmen (3 P.), dieser entgegenzuwirken, und erklären Sie ihr sechs Auswirkungen dieser Pflegediagnose auf Herrn Wiedemann (6 P.).

AUFGABE 8
12 Punkte

Begründen Sie Therapieangebote durch drei weitere Berufsgruppen des Gesundheitswesens, die Frau Weiß bei der Versorgung ihres Vaters entlasten können.

AUFGABE 9
4 Punkte

Nennen Sie Frau Weiß die Abdeckung der Kosten für die Inanspruchnahme von Therapien weiterer Berufsgruppen des Gesundheitswesens.

AUFGABE 10
9 Punkte

Setzen Sie Frau Weiß drei weitere Unterstützungsangebote auseinander, auf welche sie als pflegende Angehörige Anspruch hat.

AUFGABE 11
7 Punkte

Entwickeln Sie unter Bezugnahme der Unterstützungs- und Erholungsangebote für pflegende Angehörige mit Frau Weiß eine Strategie für ihre Gesundheitsprävention.

AUFGABE 12
9 Punkte

Beschreiben Sie Frau Weiß die Vorteile eines Kurses für pflegende Angehörige.

Mögliche Lösungen zu diesen Aufgaben finden Sie im Erwartungshorizont ➤ 17.10.1.

KAPITEL

14

Nadine Regnet

Elftes Prüfungsbeispiel

14.1 Ⓚ Fallsituation: stationäre Akutpflege (100 Punkte)

Kind

Fallsituation

„Aufgeben wäre für mich einfacher"

Sie arbeiten als Pflegefachperson in der „Kinderklinik am Schönberg" auf einer kinderonkologischen Station. Seit 2 Tagen ist der 13-jährige Timmi mit seiner Mutter, Frau Thurnwald, für den nächsten Chemozyklus wieder bei Ihnen auf Station. Sie kennen Timmi und seine Familie bereits von seinen letzten Krankenhausaufenthalten. Timmi wurde von seiner Kinderärztin zur weiteren Abklärung direkt in die Klinik überwiesen. Für die Familie war das ein Schock, da lediglich die vergrößerten Lymphknoten am Hals und in der Achselhöhle untersucht werden sollten. Das Blutbild zeigte eine Anämie, eine Leukopenie und eine Thrombozytopenie, woraufhin eine Knochenmarksbiopsie durchgeführt wurde, die den Verdacht einer ALL bestätigte.

Bereits ein paar Stunden nach der Diagnosestellung erhielt Timmi die erste Intensivchemotherapie, die über insgesamt 7 Monate geplant war. Doch Timmis Chemoplan wurde bereits mehrmals aufgrund der schweren und fast tödlichen Nebenwirkungen überdacht und abgeändert. Timmi hat seitdem eine PEJ-Sonde und wegen der vielen Infusionen einen Portkatheter. Zu kämpfen hat er im Moment besonders mit schlimmen Entzündungen der Mundhöhle – ohne einen Morphinperfusor könnte es Timmi nicht aushalten.

Sie kennen Timmi als einen lustigen, lebensfrohen Teenager, der sich nicht beklagt und vor allem nicht aufgibt. Einmal sagte er zu Ihnen: „Aufgeben wäre für mich zwar einfacher, aber für meine Eltern nicht. Deshalb kämpfe ich."

Die Mutter wird auch dieses Mal über Nacht bei Timmi bleiben. Besuche kann er während der Chemo kaum bekommen, wegen des

Infektionsrisikos von Kinderkrankheiten auch nicht von seinen zwei jüngeren Brüdern. Dafür dürfen seine Großeltern manchmal bei ihm sein.

Von seinem Patenonkel hat Timmi ein Tablet bekommen, das ihm während der Isolationsmaßnahmen helfen soll, sich die Zeit zu vertreiben. So kann er mit seinem besten Freund Max ein wenig zocken und per Video telefonieren. Max erzählt ihm dann, was in der Schule los war und wie nervig seine Schwestern wieder sind. Manchmal ist Timmi auf diese „Normalität" ein weinig eifersüchtig.

Bei der morgendlichen Visite bespricht Dr. Bogner mit Timmi und seiner Mutter das weitere Vorgehen: „Aufgrund der Blutwerte wurde der Chemoplan ein weiteres Mal angepasst. Es sind weitere Zyklen erforderlich, um die Zellen zu besiegen. Auch eine Knochenmarktransplantation müssen wir weiter in Betracht ziehen." „Aufschneiden lasse ich mich sowieso nicht!", schnaubt Timmi, der schlapp im Bett sitzt. „Du hast hier gar nichts zu entscheiden! Du bist ein Kind, und ein krankes noch dazu!", hält seine Mutter dagegen. Sie versprechen, gleich nach der Visite zurückzukommen und mit Timmi die derzeitige Situation zu besprechen und ihn zu beraten.

In der Stationsküche bereiten Sie noch schnell für Johanna, ein anderes zu pflegendes Kind, eine Tasse Ingwertee zu. Ihre Kollegin belächelt Sie. „So ein Blödsinn. Vor 30 Jahren hat es noch keinen Ingwertee gegeben. Woher willst du überhaupt wissen, ob der gegen Übelkeit hilft? Da kannst du dir die Arbeit sparen und einen Pfefferminztee kochen – das geht schneller!" Nachdem Sie Ihrer Kollegin eine kurze Begründung gegeben haben, liefern Sie den Tee bei Johanna ab.

Anschließend betreten Sie Timmis Zimmer. Sie bemerken sofort die Spannung zwischen Timmi und seiner Mutter. Timmi drückt an der Infusionspumpe herum. Er fährt seine Mutter an: „Das ständige Gepiepe nervt mich so!" Zudem jammert er: „Heute ist der Skate-Event, und ich sitze hier und mir ist kotzübel."

14.2 Aufgaben

Beschreiben Sie Timmis Krankheitsbild (4 P.). Stellen Sie anschließend die unterschiedlichen Leukämieformen (8 P.) gegenüber.

AUFGABE 1
12 Punkte

Begründen Sie, weshalb Timmi Symptome der Anämie, eine Blutungsneigung sowie eine Infektanfälligkeit zeigt.

AUFGABE 2
6 Punkte

Geben Sie an, aus welchem Grund Timmi isoliert werden muss (2 P.), und beschreiben Sie, um welche Isolation es sich handelt (2 P.). Nennen Sie die zu berücksichtigenden Prinzipien dieser Isolation (3 P.) und erschließen Sie je zwei konkrete Pflegemaßnahmen, die Sie bei Timmi durchführen (6 P.).

AUFGABE 3
13 Punkte

Erklären Sie die Wirkung von Zytostatika (2 P.) und geben Sie die Ziele (2 P.) einer Chemotherapie an.

AUFGABE 4
4 Punkte

Timmi hat durch die Zytostatikatherapie mit einigen Nebenwirkungen zu kämpfen. Geben Sie zwei pflegerelevante Nebenwirkungen von Timmi an (2 P.) und leiten Sie daraus je drei pflegerische Maßnahmen ab (6 P.).

AUFGABE 5
8 Punkte

Arbeiten Sie drei bei Timmi vorliegende Ressourcen heraus und begründen Sie deren Nutzen für die pflegerische Versorgung.

AUFGABE 6
6 Punkte

Erklären Sie Timmi vier Risiken, die sich durch seine Manipulation an der Spritzenpumpe ergeben können (4 P.), und begründen Sie ihm Ihre Handlungsanweisung auf der Grundlage von zwei rechtlichen Vorschriften des Medizinprodukterecht-Durchführungsgesetzes (MPDG) (2 P.).

AUFGABE 7
6 Punkte

Bei der Visite spricht Dr. Brunner über eine präventive Therapie nach Abschluss der Chemotherapie. Bestimmen (1 P.) und begründen (2 P.) Sie die Präventionsform und geben Sie in Bezug auf Timmi das Ziel an (1 P.).

AUFGABE 8
4 Punkte

Erläutern Sie Frau Thurnwald den Einfluss von zwei alterstypischen Entwicklungsmerkmalen auf das Verhalten von Timmi.

AUFGABE 9
4 Punkte

AUFGABE 10
8 Punkte

Beurteilen Sie die Aussage der Mutter: „Du hast hier gar nichts zu entscheiden! Du bist ein Kind, und ein krankes noch dazu!" (4 P.) Beziehen Sie sich dabei auch auf die European Association for Children in Hospital (EACH-Charta) (4 P.).

AUFGABE 11
4 Punkte

Kranke Kinder wie Timmi haben besondere Bedürfnisse, die im Krankenhausalltag zu berücksichtigen sind. Analysieren Sie vier Bedürfnisse.

AUFGABE 12
9 Punkte

Erläutern Sie Ihre Haltung als beratende Person auf der Grundlage des personenzentrierten Beratungsansatzes nach C. Rogers in Bezug auf das Gespräch mit Timmi und seiner Mutter.

AUFGABE 13
10 Punkte

Begründen Sie auf der Basis des Evidence-based Nursing (EBN) Ihr Handeln, Ingwertee zu kochen.

AUFGABE 14
6 Punkte

Nennen Sie die sechs Schritte des EBN-Prozesses.

Mögliche Lösungen zu diesen Aufgaben finden Sie im Erwartungshorizont ➤ 17.11.1.

KAPITEL

15 Zwölftes Prüfungsbeispiel

Agnes Müller

15.1 Ⓐ Fallsituation: stationäre Langzeitpflege (100 Punkte)

Älterer Mensch

Fallsituation

„Die neuen Tabletten sind toll"

Sie arbeiten als Pflegefachperson im Seniorenheim „Erlensteg" in Bremen und haben heute Ihren ersten Arbeitstag nach einem zweiwöchigen Urlaub. Bei der Übergabe haben Sie erfahren, dass heute die Bewohnerin Christa Ludwig aus dem Krankenhaus wieder zurück zu Ihnen verlegt wird. Dahin wurde Sie vor 10 Tagen vom Rettungsdienst gebracht, nachdem Sie sich nach einem Sturz den Oberschenkelhals gebrochen hatte.

Ihre Kollegin berichtet Ihnen Folgendes: „Da habe ich gleich den Rettungsdienst gerufen, als ich Frau Ludwig am Boden gefunden habe. Sie muss ja immer mit ihrem Rollator allein laufen und geht dabei sowieso schon stark nach vorn gebeugt. Ständig sage ich ihr, dass sie sich gerade hinstellen soll. Und dann hat sie an diesem Tag auch mal wieder vergessen, die Bremsen am Rollator festzustellen. Leider hat sie sich beim Sturz dann den rechten Oberschenkelhals gebrochen. Ist ja auch kein Wunder bei ihrer Osteoporose. Auf jeden Fall wurde sie operiert und musste dann noch im Krankenhaus bleiben. Du musst dir dann mal den Verlegungsbericht durchlesen, was alles im Krankenhaus mit ihr gemacht wurde. Gestern hatte die Station angerufen und schon mal die Schmerzmedikamente durchgegeben, damit wir rechtzeitig ein BtM-Rezept von der Hausärztin ausstellen lassen können. Die kommt heute Nachmittag vorbei. Jetzt hat die arme Frau Ludwig zu ihren alten Schmerzen auch noch die von der Fraktur dazubekommen."

Frau Ludwig wird gegen Mittag liegend vom Krankentransportdienst zu Ihnen ins Seniorenheim gebracht. Der Transfer von der Transportliege in ihr Bett kann nur unter Mithilfe der Rettungssanitäter bewerkstelligt werden. Beim Transfer verzieht Frau Ludwig das Gesicht und stöhnt leise vor sich hin. Als sie im Bett liegt und die Rettungssanitäter gegangen sind, setzen Sie sich zu Frau Ludwig.

Sie fragen Frau Ludwig als Erstes nach ihren Schmerzen, worauf sie antwortet: „Ach, ich weiß gar nicht mehr, was genau jetzt wie wehtut. Sind es die Schmerzen von der Osteoporose oder von dem blöden Bruch? Eigentlich ist es wie immer. Mir tut was weh. Am Anfang nach der OP war es noch nicht so schlimm. Aber im Lauf der Zeit und als ich dann aufstehen musste, wurde es immer schlimmer. Vor allem die alten Schmerzen im Rücken und die neuen Schmerzen am Oberschenkel. Am Ende habe ich mich geweigert aufzustehen. Da kam dann ein‚Schmerzdoktor‘ bei mir vorbei und hat mir die neuen Tabletten verschrieben. Die wirken echt klasse. Aber die haben gesagt, dass ich nicht so viele davon nehmen darf. Wissen Sie warum? Das mit dem Aufstehen und Gehen hat dann doch ganz gut geklappt, aber mühsam ist es trotzdem noch. Ich bin eigentlich ganz froh, wenn ich nur in meinem Sessel sitzen kann. Mir fehlt einfach die Kraft, und das Ausruhen hat mir früher auch immer gut geholfen. Ich will ja nicht immer klagen. Jeder hat so sein Päckchen zu tragen. Manchmal wird mir aber schon bang, wenn ich daran denke, dass ich immer mit den Schmerzen leben muss. Geben Sie mir mal meine Brille! Die verlege ich ständig, und dann kann ich Ihnen den Namen der Tabletten vorlesen.“ Frau Ludwig liest laut den Namen des BtM und fragt Sie nach den Besonderheiten. Darüber hinaus erzählt sie Ihnen von ihrem Krankenhausaufenthalt.

„Abgenommen habe ich da auch wieder. Jetzt habe ich nur noch einen BMI von 17. Das Essen im Krankenhaus hat mir nicht geschmeckt. Da habe ich dann am liebsten nur ein helles Brötchen mit Marmelade gegessen. Das hat auch gereicht. Aber ich esse ja sonst auch oft nur ein Hörnchen und trinke meinen Kaffee. Es ist aber auch ein Mist, dass mir das mit dem Hinfallen passieren musste. Das brauche ich wirklich nicht noch mal. Jetzt traue ich mich noch weniger in den Speisesaal oder zu Ausflügen mit. Ich treff' doch eh schon so wenig Menschen.“

Sie antworten Frau Ludwig in Bezug auf die Schmerzmittel und versichern ihr, dass heute Nachmittag Ihre Hausärztin vorbeikommt, mit der sie sprechen kann und mit der Sie dann die weitere Versorgung u. a. mit Schmerzmedikamenten planen. Darüber hinaus vereinbaren Sie mit Frau Ludwig, gemeinsam den Speiseplan durchzugehen, damit sie wieder mehr Sachen isst, die ihr schmecken und gut für sie sind.

Nach Ihrem Gespräch mit Frau Ludwig konnten Sie die zuständige Physiotherapeutin abfangen, die vor dem Sturz regelmäßig bei der Bewohnerin war. Sie kann es einrichten, beim Arzttermin dabei zu sein.

Bei der nächsten Runde nehmen Sie eine Schmerzskala zur Verlaufskontrolle mit zu Frau Ludwig und probieren aus, ob eine für Frau Ludwig angenehme Positionierung des Beins die Schmerzen auch reduziert.

15.2 Aufgaben

AUFGABE 1
7 Punkte

Frau Ludwig leidet an Osteoporose. Erklären Sie, was darunter verstanden wird (4 P.) und wie „die alten Schmerzen im Rücken" bei Frau Ludwig darauf zurückzuführen sind (3 P.).

AUFGABE 2
4 Punkte

Bewerten Sie begründet die Aussage Ihrer Kollegin „Ständig sage ich ihr, dass sie sich gerade hinstellen soll" in Bezug auf die Grunderkrankung von Frau Ludwig.

AUFGABE 3
6 Punkte

Frau Ludwig spricht von „alten" und „neuen" Schmerzen. Erklären Sie, was damit in Bezug auf die Typisierung von Schmerzen gemeint sein könnte.

AUFGABE 4
10 Punkte

Nennen und belegen Sie anhand der Fallsituation fünf Risikofaktoren für eine Osteoporose-Erkrankung.

AUFGABE 5
8 Punkte

Neben dem physiologischen Prozess der Schmerzwahrnehmung durch das Nervensystem spielen auch andere Faktoren eine Rolle bei der Schmerzempfindung. Nennen Sie vier beeinflussende Faktoren (4 P.) und belegen Sie diese am Beispiel von Frau Ludwig (4 P.).

AUFGABE 6
8 Punkte

Im Gespräch fragen Sie Frau Ludwig nach ihren Schmerzen. Sie antwortet: „Eigentlich ist es wie immer. Mir tut was weh." Bewerten Sie begründet diese Form der Schmerzerfassung (4 P.) und stellen Sie eine andere, für Frau Ludwig passende Form der Schmerzerfassung vor (4 P.).

AUFGABE 7
14 Punkte

Verfassen Sie für Frau Ludwig ein aktuelles Pflegeproblem nach dem PÄS-Format (Problem, Ätiologie, Symptome) (3 P.), zeigen Sie zwei Ressourcen von Frau Ludwig auf (2 P.), beschreiben Sie ein angestrebtes Pflegeziel nach den SMART-Kriterien (5 P.) und dazu zwei passende Pflegemaßnahmen (4 P.).

AUFGABE 8
12 Punkte

Im Expertenstandard „Schmerzmanagement in der Pflege" werden die Struktur, der Prozess und das Ergebnis des Schmerzmanagements beschrieben. Nennen Sie je zwei Punkte der Struktur- (2 P.), der Prozess- (2 P.) und der Ergebniskriterien (2 P.) und verdeutlichen Sie diese am Beispiel von Frau Ludwig (6 P.).

AUFGABE 9
9 Punkte

Frau Ludwig bekam im Krankenhaus Betäubungsmittel (BtM) verschrieben. Erklären Sie, was darunter verstanden wird (3 P.) und welche gesetzlichen Grundlagen den Umgang mit BtM regeln (2 P.), und nennen Sie vier Besonderheiten im Umgang mit BtM (4 P.).

AUFGABE 10
6 Punkte

Erklären Sie Frau Ludwig begründet, auf welche Besonderheiten in der Ernährung sie in Bezug auf ihre Grunderkrankung Osteoporose achten sollte.

AUFGABE 11
6 Punkte

Frau Ludwig ist bereits gestürzt. Beschreiben Sie, was unter dem Post-Fall-Syndrom verstanden wird und welche Auswirkungen dies auf Frau Ludwig haben kann.

AUFGABE 12
10 Punkte

Frau Ludwig ist bereits gestürzt. Nennen Sie fünf Maßnahmen der Sturzprophylaxe und begründen Sie, warum Sie diese bei Frau Ludwig anwenden.

Mögliche Lösungen zu diesen Aufgaben finden Sie im Erwartungshorizont ➤ 17.12.1.

IV Trainingsfinale Powerpack, 360 Minuten

KAPITEL

16 Prüfungsbeispiele für alle drei Prüfungstage – Kompetenzbereiche

16.1 Prüfungsbeispiel Tag 1 (100 Punkte)

Anke Knebel

Diese Aufgabe finden Sie auch im Band Bikas/Böhmer-Breuer: Prüfung Pflegefachperson schriftlich – Tag 1 (ISBN 978-3-437-25039-7)

Fallsituation

„Das brauche ich aber noch!"

Sie arbeiten als Pflegefachperson im ambulanten Pflegedienst „Herbst" in der Oberlausitz. Zu Ihren Klienten zählt die 50-jährige Annelies Peters. Sie wohnt allein in einer kleinen Dreizimmerwohnung im vierten Obergeschoss ohne Aufzug. Aufgrund von Diabetes mellitus Typ 1 ist jeden Morgen eine Blutzuckermessung nüchtern angeordnet. Danach bekommt Frau Peters täglich morgens und abends Insulin nach Plan injiziert. Die täglichen bezugspflegerischen Aufgaben gestalten sich oft recht schwierig. Frau Peters redet wenig und wirkt sehr verschlossen. Neuen Mitarbeitern des Pflegedienstes tritt sie sehr ängstlich gegenüber. Männliche Pfleger lehnt Frau Peters regelrecht ab, diese dürfen die Wohnung nicht betreten. Die Wohnung der Klientin ist mit Unmengen von Dingen vollgestellt. So finden sich bereits im Eingangsbereich viele Kartons aufgestapelt. In der Küche liegen zahlreiche Verpackungen von Nahrungsmitteln, sortiert nach Farben und Größen. In den Wohnbereich führt ein schmaler Weg Richtung Sitzecke vor dem Balkon. Rechts und links des Weges türmen sich ebenfalls Kisten, Kartons und Zeitschriften auf. Ihnen fällt beim heutigen Besuch der unangenehme Geruch im Wohnzimmer auf. Sie fragen Frau Peters danach. „Ach, das wird wohl das Katzenfutter sein. Irgendwann werde ich mir eine Katze halten und das Futter war gerade im Angebot." Frau Peters bestellt alle ihre Dinge online. Sie mag es überhaupt nicht, unter Menschen zu gehen. Einkaufen in einem Geschäft bereitet ihr so viel Unbehagen, dass sie dies seit Jahren vermeidet. Unter Menschen bekommt Frau Peters regelmäßig Panikattacken. Daraufhin wurde bei ihr eine soziale Phobie diagnostiziert. Auf Ihre Frage hin, ob Sie jemanden zur Unterstützung beim Aufräumen schicken sollen, entgegnet Frau Peters: „Ach nein! Das brauche ich aber noch alles. So viel ist es doch gar nicht. Das ist mein Leben. Ich habe doch sonst nichts weiter."

In der nächsten Fallberatung wird die Klientin Frau Peters besprochen. „Ich mag da überhaupt nicht hingehen! Es ekelt mich regelrecht an", sagt Pflegefachfrau Bettina. „Es ist doch aber alles ordentlich gestapelt. Ja, und wenn Sie es noch braucht. Es gehört eben zu ihr, das sollten wir akzeptieren", entgegnet die Altenpflegerin Hannelore. Sie bekommt Unterstützung von Sigrid, einer weiteren Altenpflegerin. Diese bemerkt: „Ich finde es viel problematischer, dass Frau Peters überhaupt nicht mehr vor die Tür geht." Sie selbst sehen das Problem in der fehlenden ausgewogenen Ernährung von Frau Peters und dass sie ihre Angelegenheiten nur teilweise selbst besorgen kann. Unter den Kolleginnen können Sie sich nicht einigen, wie Sie Frau Peters unterstützen wollen.

16.2 Aufgaben

AUFGABE 1
10 Punkte

Frau Peters befindet sich in einer besonderen Lebenssituation. Analysieren Sie ihre Lage hinsichtlich ihrer Ressourcen (5 P.) und Probleme (5 P.).

AUFGABE 2
10 Punkte

Erklären Sie das Krankheitsbild soziale Phobie (5 P.) und dessen Zusammenhang mit dem Messie-Syndrom (5 P.).

AUFGABE 3
10 Punkte

Entwickeln Sie Ziele für die Versorgung von Frau Peters; diese sollen aber für alle Beteiligten passen. Beachten Sie dabei die SMART-Regel.

AUFGABE 4
10 Punkte

Für Frau Peters sollten Interventionen geplant werden, die sie in ihrem Alltag unterstützen. Beschreiben Sie mögliche und akzeptable Maßnahmen, die Sie als Pflegefachperson ergreifen können.

AUFGABE 5
10 Punkte

Nennen Sie die vier kommunikativen Grundhaltungen, die Sie anwenden, um die Autonomie der Klientin zu wahren (4 P.). Beschreiben Sie davon eine ausführlich vor dem Hintergrund der Fallsituation (6 P.).

AUFGABE 6
10 Punkte

Frau Peters wohnt zurzeit in nicht unbedingt gesundheitsförderlichen Verhältnissen. Erläutern Sie fünf drohende Gefahren, wenn sich an ihrer momentanen Situation nichts ändert (je 2 P.).

AUFGABE 7
10 Punkte

Um den Konflikt im Team zu lösen, wenden Sie die kollegiale Beratung an. Beschreiben Sie den Ansatz (2 P.) und erstellen Sie dazu ein entsprechendes Konzept im Überblick (8 P.).

AUFGABE 8
20 Punkte

Entscheiden Sie sich für eine fachliche kommunikative Möglichkeit, um Frau Peters zu helfen (5 P.). Entwickeln Sie dazu ein entsprechendes adressatengerechtes Angebot (15 P.).

AUFGABE 9
10 Punkte

Frau Peters kann ihre Angelegenheiten teilweise nicht selbst besorgen. Beschreiben Sie, welche rechtliche Lösung (mit Rechtsquelle) hier greift (2 P.). Stellen Sie die wichtigsten Regelungen im Überblick dar (8 P.).

Mögliche Lösungen zu diesen Aufgaben finden Sie im Erwartungshorizont ➤ 17.13

16.3 Prüfungsbeispiel Tag 2 (100 Punkte)

Nadine Regnet

Fallsituation

„Schachmatt dem Übergewicht!"

Sie arbeiten als Pflegefachperson in der Kinderklinik „Die Kinderarche" am Bodensee auf einer orthopädischen Station. Heute ist ihr neunter Arbeitstag im Frühdienst. Auf Ihrer Station sind in den letzten Monaten drei Kolleginnen in den Mutterschutz gegangen und nur eine der Stellen konnte neu besetzt werden. Seitdem müssen Sie noch öfter einspringen, um die Versorgung der Kinder zu gewährleisten – wie auch heute. Trotzdem ist es Ihr absoluter Traumjob, auch wenn Sie nun merken, dass Sie müde und etwas ungeduldig sind und Ihre Energie langsam zur Neige geht.

Konstantin Brandt ist einer Ihrer Patienten. Sie haben mit dem 12-jährigen Jungen und der Mutter das Aufnahmegespräch geführt. Konstantin leidet an einer infantilen Zerebralparese und hat in der rechten Hand und im rechten Bein Spastiken. Daher wurde bei ihm gestern am rechten Bein eine operative Sehnenverlängerung durchgeführt. Konstantin ist 153 cm groß und wiegt 73 kg. Ihnen ist aufgefallen, dass auf dem Nachtkästchen nur Softgetränke stehen. Zum Thema Ernährung berichtete die Mutter: „Konstantin isst allein und nur ein- oder zweimal am Tag. Dafür dann eine ordentliche Portion. Daher ist zu Hause immer eine Pizza oder so was im Gefrierschrank. Wissen Sie, aufgrund der vielen Therapien ist jeder Tag anders, und es gibt was zu essen, wenn wir auf dem Nachhauseweg sind, oder zu Hause schnell eine Kleinigkeit." Zudem wurde im Aufnahmegespräch deutlich, dass die Mutter viel Hoffnung in die OP setzt, denn Konstantin würde sich aufgrund der Spastik im Bein kaum bewegen, auch wenn dies mit etwas Mühe wohl ganz gut ginge. Homeschooling fand er super, da konnte er auf dem Sofa liegen bleiben.

Sie sind gespannt, wie Konstantin die OP weggesteckt hat, und betreten das Zimmer. „Guten Morgen, Konstantin, wie geht es dir? Hast du gut geschlafen?", fragen Sie freundlich. „Nein, das habe ich nicht", schnaubt Konstantin zurück. „Wie kann man da schlafen, wenn man jede Stunde geweckt wird und an einem gezupft wird …? Ständig hat mich der Pfleger aufgedeckt, weil er mir an die Zehen fassen und Fieber und den Blutdruck messen wollte. Mama, gibst du mir mal die Cola?" Die Mutter folgt der Aufforderung und sagt: „Ich habe dir auch noch

Donuts zum Frühstück besorgt, mein Schatz, die magst du doch so gern …“ Sie legt eine Packung mit sechs Donuts auf das Nachtkästchen.

„Es tut mir leid, dass du heute Nacht nicht gut geschlafen hast“, erwidern Sie. „Doch diese Kontrollen müssen zur Überwachung nach der OP sein.“ „Das ist mir egal, davon habe ich doch nichts!“, schmatzt Konstantin mit vollem Mund. Nun ertönt der Patientenruf aus Zimmer 24. Sie atmen tief durch, verlassen Konstantins Zimmer und nehmen sich vor, beim Zurückkommen das Thema Adipositas anzusprechen. Unbedingt.

Als Sie wieder bei Konstantin sind, nehmen Sie die postoperative Kontrolle am betroffenen Bein vor. „Die Physiotherapie kommt heute Nachmittag auch zu dir“, informieren Sie Konstantin, der auf seinem Tablet Schach spielt. „Mit ihr wirst du bestimmt schon Gehübungen machen, damit du bald zu Fuß zur Schule gehen kannst.“ „Hm …, aber ich werde doch in die Schule gefahren!“, antwortet Konstantin.

„Ach, wissen Sie, wäre die Diagnose doch gleich nach der Geburt gestellt worden … Das hätten die Ärzte doch wissen müssen, dass die Nabelschnur bei der Geburt abgedrückt wurde … Erst als Konsti ungefähr ein Jahr alt war und ich gemerkt hatte, dass er in der Entwicklung langsamer war als Gleichaltrige, haben die Ärzte mit den Untersuchungen begonnen. Wäre das früher passiert, dann hätte Konsti jetzt bestimmt keine Einschränkungen und wäre ein ganz normaler Junge und könnte Sport machen und all die Sachen, die andere in dem Alter auch machen. Aber mein Konsti kann da nun mal nicht mithalten. Dafür spielt er Schach mit anderen – am Computer! Ich bin sehr froh, dass mit Konstantins Schwester Clara, sie ist ein Jahr alt, alles in Ordnung ist!“, meint Frau Brandt. „Konstantin hat Glück gehabt. Oft haben diese Kinder neben Bewegungseinschränkungen noch viele weitere und auch schlimmere Symptome. Aber es ist dringend notwendig, dass wir zusammen an Konstantins Gewichtsreduktion arbeiten. Dies ist nicht nur wichtig, damit er sich jetzt gut bewegen kann, sondern Konstantins Übergewicht kann auch auf lange Sicht seine Gesundheit beeinträchtigen“, erwidern Sie mit Nachdruck. Konstantin, der inzwischen sein Tablet weggelegt hat, grinst: „Jetzt geht es mir an den Kragen, oder?“ „Nein, an die Cola und die Donuts“, antworten Sie lachend.

Sie verlassen das Zimmer und machen sich Notizen, um morgen nach der Pflegevisite mit Konstantin und seiner Mutter die Pflegeplanung zu erarbeiten.

16.4 Aufgaben

AUFGABE 1
4 Punkte

Konstantin ist an einer infantilen Zerebralparese erkrankt. Definieren Sie das Krankheitsbild (1 P.) und beschreiben Sie die Pathogenese (2 P.). Geben Sie anschließend die Entstehungsursache (1 P.) bei Konstantin an.

AUFGABE 2
4 Punkte

Nennen Sie neben dem perinatalen Faktor zwei weitere Faktoren, die zu einer infantilen Zerebralparese führen können (2 P.), und verdeutlichen Sie diese jeweils mit einer Ursache (2 P.).

AUFGABE 3
4 Punkte

Begründen Sie Frau Brandt, aus welchem Grund bei Konstantin die infantile Zerebralparese erst nach seinem ersten Geburtstag diagnostiziert wurde.

AUFGABE 4
6 Punkte

Beschreiben Sie drei pflegerische Kontrollen, die Sie bei Konstantin postoperativ an der betroffenen Extremität durchführen.

AUFGABE 5
4 Punkte

Erläutern Sie den Sinn eines Pflegestandards für die alltägliche Arbeit in der Pflegepraxis (zwei Argumente).

AUFGABE 6
4 Punkte

Erläutern Sie die Parameter Body-Mass-Index (BMI) und Perzentile und beziehen Sie sich dabei auf Konstantin.

AUFGABE 7
4 Punkte

Informieren Sie Konstantins Mutter über mögliche Spätfolgen, die durch Adipositas entstehen können.

AUFGABE 8
8 Punkte

Ermitteln Sie zwei Gesichtspunkte von Konstantins Beratungsbedarf bezüglich der Adipositas und belegen Sie diese anhand der Fallsituation (4 P.). Skizzieren Sie auch die Inhalte der jeweiligen Informationen (4 P.).

AUFGABE 9
6 Punkte

Informieren Sie Frau Brandt über sechs Maßnahmen zur Adipositasprävention bei Konstantins kleiner Schwester Clara.

AUFGABE 10
6 Punkte

Erläutern Sie die Bedeutung der Pflegequalität in der Beratung.

AUFGABE 11
12 Punkte

Nennen (4 P.) und erläutern Sie (8 P.) die vier Handlungsphasen der Motivation (nach Gollwitzer und Heckhausen), die Konstantin das Erreichen eines Ziels ermöglichen. Beziehen Sie sich dabei auf Konstantins Situation.

AUFGABE 12
8 Punkte

Definieren Sie das Stressmodell nach Lazarus (2 P.). Analysieren Sie anschließend mithilfe dieses Modells Ihr Stressempfinden als Pflegefachperson in dieser Fallsituation (6 P.).

AUFGABE 13
6 Punkte

Führen Sie für sich als Pflegefachperson in dieser Fallsituation drei konkrete Copingansätze auf, um Ihren Stress zu bewältigen.

AUFGABE 14
6 Punkte

Arbeiten Sie drei Punkte aus, die Sie bei der Erstellung eines Schulungskonzepts für Konstantin berücksichtigen, damit dieses zielführend ist.

AUFGABE 15
12 Punkte

Nennen (4 P.) und erklären Sie (4 P.) die Elemente der Patienten- und Familienedukation und führen Sie diese jeweils mittels eines Beispiels in Bezug auf Konstantin aus (4 P.).

AUFGABE 16
6 Punkte

Definieren Sie den Begriff Pflegevisite (2 P.) und ermitteln Sie zwei Vorteile einer Pflegevisite für Konstantin (4 P.).

Mögliche Lösungen zu diesen Aufgaben finden Sie im Erwartungshorizont ➤ 17.14

16.5 Prüfungsbeispiel Tag 3 (100 Punkte)

Erik Herrmann

Diese Aufgabe finden Sie auch im Band Bikas/Herrmann: Prüfung Pflegefachperson schriftlich – Tag 3 (ISBN 978-3-437-25037-8)

Fallsituation

„Keine Luft!"

Sie sind als Pflegefachperson in einem Berliner Pflegeheim angestellt und betreuen u. a. Aishe Özdemir. Sie ist eine 78-jährige aus der Türkei stammende Pflegebedürftige, die in Deutschland gut integriert ist. Neben ihr gibt es in Ihrer Einrichtung noch weitere aus anderen Ländern stammende zu pflegende Menschen, mit denen sich Frau Özdemir gut versteht und mit denen sie ggf. auch auf Türkisch kommuniziert.

Frau Özdemir lebte über viele Jahre mit ihrem Mann in einer kleinen Wohnung. Nachdem dieser über Jahrzehnte viel geraucht hatte, starb er vor etwa zwei Jahren an einem Lungentumor. Auch Frau Özdemir leidet unter einer Lungenerkrankung und ist dadurch in ihrem Alltag stark eingeschränkt, weshalb sie seit einem Jahr im Pflegeheim lebt. Sie leidet an einer chronisch-obstruktiven Lungenerkrankung (COPD) und benötigt beinahe durchgängig Sauerstoff, den sie über eine Nasensonde aufnimmt. Angefangen hatte es vor etwa 3 Jahren mit immer wieder auftretendem Husten und Schnupfen, und erst nach ein paar Monaten und immer stärker ausgeprägter Atemnot erhielt Frau Özdemir die Diagnose durch einen Lungenspezialisten. Seit einigen Wochen kann sie sich selbst in ihrem Zimmer kaum noch ohne Sauerstoffgerät bewegen. Ins Bad wagt sie sich manchmal ohne Sauerstoff, um dort etwas mehr Bewegungsfreiheit zu haben. Durch die Abhängigkeit von der Sauerstoffzufuhr ist sie in ihrem Alltag und vor allem in der Möglichkeit, sich aus ihrem Zimmer herauszumobilisieren, stark eingeschränkt, was sie oft sehr traurig macht. Gern würde sie mehr Zeit außerhalb des Pflegeheims verbringen und sich die vielen Sehenswürdigkeiten Berlins noch mal ansehen. Auch das Abhusten von zähflüssigem Sekret empfindet Frau Özdemir als sehr unangenehm. 3 × täglich inhaliert sie mit Mucosolvan, um besser abhusten zu können.

Frau Özdemir hat drei Kinder – einen Sohn und zwei Töchter. Diese würden ihre Mutter gern bei ihrem Wunsch, das Heim öfter zu verlassen, unterstützen und haben bereits mit Ihnen darüber gesprochen, dass sie sich Sorgen um ihre Mutter machen. Sie haben bemerkt, wie sie immer unglücklicher mit ihrer Situation und immer dünner wird.

Im heutigen Frühdienst sind Sie eigentlich gar nicht für Frau Özdemir verantwortlich, werden aber durch den Notruf, der aus ihrem Badezimmer abgesetzt wurde, zu ihr gerufen. Sie finden Frau Özdemir auf dem Boden ohne Sauerstoffversorgung vor. Sie liegt gekrümmt neben der Pflegehilfskraft Magda Kolowski und atmet sehr flach und hektisch. Immer wieder keucht sie: „Keine Luft! Keine Luft!“ Sie leiten unverzüglich Notfallmaßnahmen ein.

16.6 Aufgaben

AUFGABE 1
20 Punkte

Analysieren Sie fünf Pflegeprobleme von Frau Özdemir aufgrund ihres Krankheitsbilds (5 P.) und ordnen Sie jedem Problem jeweils ein Pflegeziel (5 P.) und zwei Pflegemaßnahmen zu (10 P.).

AUFGABE 2
10 Punkte

Arbeiten Sie fünf typische Symptome der COPD heraus (5 P.) und ordnen Sie diesen therapeutische Maßnahmen zu (5 P.).

AUFGABE 3
10 Punkte

Beschreiben Sie Ihr Handeln in der Notfallsituation von Frau Özdemir von Ihrem Eintreffen im Bad bis zum Eintreffen des Rettungsdienstes.

AUFGABE 4
12 Punkte

Erklären Sie den ethischen Konflikt, der aufgrund von Frau Özdemirs Wunsch, das Pflegeheim zu verlassen, um mehr von der Außenwelt zu sehen, für die beteiligten Personen besteht (2 P.). Arbeiten Sie im Rahmen einer ethischen Reflexion Lösungsideen aus verschiedenen Perspektiven aus und bewerten Sie diese (10 P.).

AUFGABE 5
12 Punkte

Geben Sie mögliche Schwierigkeiten an, die aufgrund der Sprachbarriere bei Frau Özdemir auftreten können (4 P.), und ordnen Sie jeweils Lösungsideen zu (8 P.).

AUFGABE 6
8 Punkte

Erläutern Sie, warum das Einbeziehen von kulturellen Besonderheiten in die Pflege aus ethischer Sicht wichtig ist.

AUFGABE 7
10 Punkte

Entwerfen Sie eine Liste mit zehn wichtigen Hinweisen zur Sauerstofftherapie und deren Umsetzung.

AUFGABE 8
8 Punkte

Beschreiben Sie die Umsetzung der Mucosolvan-Inhalation mit einem elektrischen Inhalationsgerät als behandlungspflegerische Maßnahme bei Frau Özdemir.

AUFGABE 9
10 Punkte

Schätzen Sie die Bedeutung von Familiensystemen im Fall der Familie Özdemir ein (4 P.) und erstellen Sie konkrete Unterstützungsmöglichkeiten für Frau Özdemir in der aktuellen Situation (6 P.).

Mögliche Lösungen zu diesen Aufgaben finden Sie im Erwartungshorizont ➤ 17.15

V Zu guter Letzt – Erwartungshorizonte

KAPITEL

17 Erwartungshorizonte

17.1 Erstes Prüfungsbeispiel

Claudia Träger (17.1.1), Verena Bikas (17.1.2)

17.1.1 Fallsituation: stationäre Langzeitpflege (➢ Kap. 4.1)

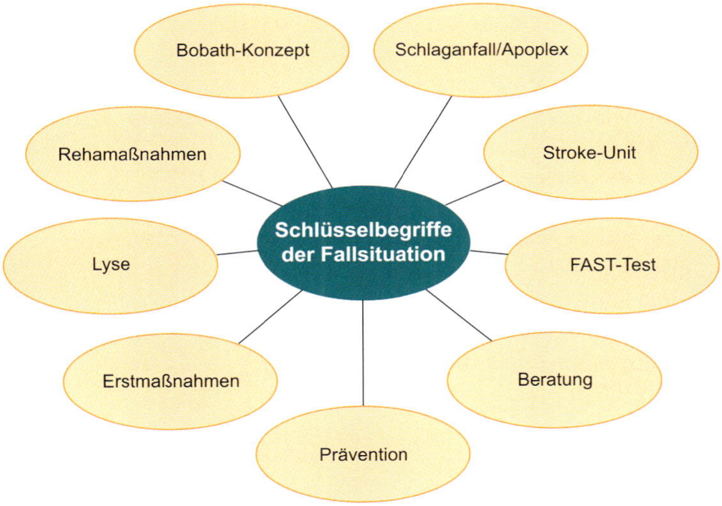

1. Verfassen Sie eine Pflegeplanung für Herrn Müller und berücksichtigen Sie dabei seine individuellen Pflegeprobleme (2 P.) und Ressourcen (2 P.). Formulieren Sie problemorientierte Pflegeziele (2 P.) und geeignete Pflegemaßnahmen (4 P.). Legen Sie Ihren Schwerpunkt dabei auf die Mobilisation und die Körperpflege. 10 Punkte

Mobilisation

- **Pflegeproblem:** Herr Müller hat eine Hemiparese der rechten Körperhälfte. Die Lähmung betrifft sowohl den Arm als auch das rechte Bein, deshalb braucht Herr Müller Unterstützung beim Transfer.
- **Ressource:** Herr Müller kann den Muskeltonus im rechten Bein gut regulieren und für eine kurze Zeit sein Gewicht auf dieses Bein verlagern.

Kompetenzen und Operatoren

Diese Aufgabe besteht aus vier Aufgabenteilen, die den Kompetenzschwerpunkten I.1. und I.3. (Anlage 2 PflAPrV) zugeordnet werden können. Der Operator „Verfassen Sie" erfordert, einen konkreten Sachverhalt im individuellen Zusammenhang zu beschreiben und eine Problemstellung unter methodischen Entscheidungen darzustellen. Der Operator „Formulieren Sie" verlangt die kurze und knappe Darstellung in eigenen Worten.

- **Pflegeziel:**
  - **Nahziel:** Herr Müller wird in der Früh- und in der Spätschicht in den Rollstuhl mobilisiert.
  - **Fernziel:** Herr Müller kann bis zum XX.XX.XXXX allein den Transfer in den Rollstuhl durchführen.
- **Pflegemaßnahmen:**
  - Herr Müller wird mit Unterstützung der Pflegefachperson und den geeigneten Hilfsmitteln (z. B. einem Hocker) am Morgen in den Rollstuhl transferiert.
  - Der Transfer erfolgt langsam und in Ruhe, um die Unsicherheit zu minimieren.

Körperpflege

- **Pflegeproblem:** Herr Müller hat eine Hemiparese der rechten Körperhälfte. Die Lähmung betrifft sowohl den Arm als auch das rechte Bein, weshalb Herr Müller Unterstützung bei der Körperpflege braucht.
- **Ressource:** Herr Müller kann seinen rechten Arm bis zur Hälfte anheben und somit seinen Oberkörper großteils selbst waschen.
- **Pflegeziel:**
  - **Nahziel:** Herr Müller fühlt sich sauber und wohl nach der Grundpflege.
  - **Fernziel:** Herr Müller kann bis zum XX.XX.XXXX seinen Oberkörper selbstständig waschen.
- **Pflegemaßnahmen:**
  - Herr Müller wäscht seinen Oberkörper, soweit er kann, selbstständig. Zum Waschen des restlichen Oberkörpers führt die Pflegefachperson den Arm von Herrn Müller, um die Körperpflege durch Herrn Müller fortzuführen.
  - Es werden angeraute Waschlappen und Handtücher verwendet, um die Wahrnehmung zu fördern.

TIPP

Pflegeproblem: Pflegeprobleme sollten nach dem PÄS-Schema (Problem, Ätiologie, Symptom) beschrieben werden.
Pflegemaßnahmen: Pflegemaßnahmen sollten immer nach den 4 Ws (Wer macht wann, was und wie?) formuliert sein.

Kompetenzen und Operatoren

Diese Aufgabe besteht aus zwei Aufgabenteilen, die den Kompetenzschwerpunkten I.2, I 3. und I.4. (Anlage 2 PflAPrV) zugeordnet werden können. Der Operator „Nennen Sie" fordert ein Wiedergeben von bestimmten Fakten eines Sachverhalts. Der Operator „Begründen Sie" fordert eine zusammenhängende Darstellung schlüssiger und folgerichtiger Aspekte.

2. Erklären Sie Herrn Müller die Notwendigkeit des Aufenthalts auf der Stroke-Unit. Nennen Sie ihm die wesentlichen Vitalparameter, die auf einer Stroke-Unit überwacht werden (3 P.) und begründen Sie, warum diese erhoben werden (3 P.). 6 Punkte

Stroke-Unit

Die Stroke-Unit ist eine auf Schlaganfall spezialisierte Abteilung. Herr Müller musste auf der Stroke-Unit (Schlaganfallstation) aufgrund des Schlaganfalls überwacht werden.

Überwachungsmaßnahmen auf einer Stroke-Unit (Monitoring)

- **Blutdruck:** Bis zu 70 % der Schlaganfallpatienten haben in der Akutphase hypertensive Blutdruckwerte.
- **Herzfrequenz:** Ausschluss von Rhythmusstörungen.

- **Körpertemperatur:** Bereits ein Anstieg der Körpertemperatur von 1 °C erhöht das Risiko für weitere zerebrale Schäden.
- **Neurologischer Status:** Verschlechterungen frühzeitig erkennen.

IMPULS

Es gibt verschiedene Assessments zur Bestimmung des Neurostatus, z. B. den NIH-Bogen (National Institutes of Health) oder den NIHSS-Bogen (National Institutes of Health Stroke Scale).

3. Erklären Sie Frau Müller, anhand welcher Merkmale es ihr als Laiin möglich ist, einen weiteren Schlaganfall bei ihrem Mann zu erkennen. 4 Punkte

Laien können durch den sogenannten FAST-Test auf einen Schlaganfall schließen.

- **F** wie *face:* Ein hängender Mundwinkel oder ein nicht mehr ganz zu schließendes Auge kann auf eine Lähmung im Gesichtsbereich hinweisen.
- **A** wie *arm:* Der Arm kann nicht mehr angehoben werden oder sinkt immer wieder unkontrolliert ab.
- **S** wie *speech:* Die Sprache kann verwaschen sein, oder es können keine klaren Sätze mehr gebildet werden.
- **T** wie *time:* Zeit ist ein wichtiger Faktor in der Behandlung – diese muss so schnell wie möglich erfolgen.

Kompetenzen und Operatoren

Diese Aufgabe kann dem Kompetenzschwerpunkt II.2 (Anlage 2 PflAPrV) zugeordnet werden.
Der Operator „Erklären Sie" fordert eine Darstellung des Lerngegenstands in seinem Zusammenhang.

TIPP

Penumbra (lat. Halbschatten): Bereich, der bei einem Hirninfarkt unmittelbar an die zentrale Ischämiezone angrenzt und noch überlebensfähige Zellen enthält.
Time is brain: Wird nach Auftreten der ersten Symptome eines Schlaganfalls schnell gehandelt, kann die Penumbra erhalten bleiben. Wenn nicht, dehnt sich die Schädigung im Gehirn aus und es kommt zu weiteren Schäden.

4. Geben Sie die zwei Formen eines Schlaganfalls an und differenzieren Sie diese (4 P.). Begründen Sie, welche Form auf Herrn Müller (2 P.) zutrifft. Nennen Sie anschließen das diagnostische Verfahren, welches die Bestimmung des Krankheitsbilds ermöglicht (1 P.). 7 Punkte

Formen eines Schlaganfalls

- **Hirninfarkt:**
  - Bei etwa 85 % aller Schlaganfälle.
  - Entsteht durch einen Verschluss oder Verengung *(Stenose)* einer Hirnarterie bzw. einer das Gehirn versorgenden Arterie, z. B. Arteria carotis communis, mit der Folge einer Minderdurchblutung (Sauerstoffunterversorgung) des betroffenen Gehirnareals.
- **Hirnblutung (hämorrhagischer Schlaganfall):** Entsteht durch ein ruptiertes Blutgefäß. Im angrenzenden Gebiet kommt es dadurch zu einer Sauerstoffunterversorgung.

Folge beider Formen des Schlaganfalls sind aufgrund der Minderversorgung der Hirnareale Zellschäden/Zelluntergänge der betroffenen Gebiete. Die Symptome sind je nach betroffenem Areal unterschiedlich.

Kompetenzen und Operatoren

Diese Aufgabe besteht aus drei Aufgabenteilen, die den Kompetenzschwerpunkten I.3. und III.2 (Anlage 2 PflAPrV) zugeordnet werden können.
Der Operator „Geben Sie… an" verlangt, Inhalte fachsprachlich richtig darzustellen. Der Operator „Differenzieren Sie" fordert eine Unterscheidung der geforderten Begrifflichkeiten, und der Operator „Nennen Sie" das Wiedergeben von bestimmten Fakten eines Sachverhalts.

Fallbezug
Herr Müller hatte einen Hirninfarkt. Dies ist an der Lysetherapie festzumachen.
Diagnostisches Verfahren
Kranielle Computertomografie (CCT): Wird als Erstdiagnostik durchgeführt, um eine Differenzierung zwischen einer Blutung oder einem Infarkt zu ermöglichen.

TIPP
Eine Blutung ist im CCT an einem weißen Schatten erkennbar.

Kompetenzen und Operatoren
Diese Aufgabe besteht aus drei Aufgabenteilen, die den Kompetenzschwerpunkten III.2. und IV.1. (Anlage 2 PflAPrV) zugeordnet werden können. Der Operator „Beschreiben Sie" fordert, Sachverhalte strukturiert und fachsprachlich richtig darzustellen. Der Operator „Geben Sie … an" verlangt, die Darstellung des Lerngegenstands in seinem Zusammenhang aufgrund von gelerntem Wissen unkommentiert aufzuführen.

5. Herr Müller erhielt im Krankenhaus eine Lysetherapie. Beschreiben Sie das Verfahren einer Lysetherapie und geben Sie das Zeitfenster, das zu beachten ist, an (2 P.). Geben Sie die pflegerischen Maßnahmen, die nach der Lyse indiziert sind, an (3 P.). 5 Punkte

Lysetherapie
Bei der (Thrombo-)Lysetherapie soll der Thrombus, der den Gefäßverschluss verursacht, beseitigt werden. Das Zeitfenster für eine Lyse ist auf 4,5 Stunden festgelegt.
Pflegerische Maßnahmen
- Auf Blutungszeichen achten.
- Vitalzeichen kontrollieren.
- Keine Maßnahmen ergreifen, die eine Verletzung nach sich ziehen könnten (z. B. Nägel schneiden usw.).
- Aufgrund der Bewegungseinschränkung sind verschiedene Prophylaxen durchzuführen.

TIPP
Bei einer **systemischen Lyse** werden gerinnungshemmende Medikamente über die Vene verabreicht. Damit wirkt die Lyse im gesamten Organismus.
Bei der **lokalen Lyse** wird mittels eines Katheters das gerinnungshemmende Medikament direkt in das verschlossene Gefäß indiziert.

Kompetenzen und Operatoren
Diese Aufgabe besteht aus zwei Aufgabenteilen, die den Kompetenzschwerpunkten I.2. und II.2 (Anlage 2 PflAPrV) zugeordnet werden können. Der Operator „Zeigen Sie … auf" fordert, Sachverhalte in einem logischen Kontext ohne Begründungszusammenhänge darzustellen. Der Operator „Benennen Sie" fordert ein Wiedergeben von bestimmtem Faktenwissen eines Sachverhalts.

6. Sie wollen das Ehepaar über Herrn Müllers Risiken und präventive Maßnahmen informieren. Zeigen Sie zwei Risikofaktoren (2 P.) von Herrn Müller mit einer jeweils geeigneten Präventionsmaßnahme auf (2 P.). Benennen Sie zudem die jeweilige Präventionsform (2 P.). 6 Punkte

Risikofaktor	Präventionsmaßnahme	Präventionsform
Bluthochdruck	• Salzarme Kost • Steigerung der Bewegung • Regelmäßige Blutdruckkontrollen	Sekundäre Prävention (Maßnahmen zum Senken des Risikofaktors)
Diabetes mellitus Typ 2	• Patientenschulung • Ernährungsberatung • Konsequente Therapie	Tertiäre Prävention
	• Kontrolle des HbA1c-Werts alle 3 Monate	Sekundäre Prävention (Maßnahmen zum Senken des Risikofaktors)

Risikofaktor	Präventionsmaßnahme	Präventionsform
Hypercholeste-rinämie	• Fettarme Kost • Regelmäßige Kontrolle des Cholesterinwerts (LDL)	Sekundäre Prävention (Maßnahmen zum Senken des Risikofaktors)
	• Ernährungsberatung	Tertiäre Prävention
Rauchen	• Rauchverbot/Raucherentwöh-nung	Sekundäre Prävention (Maßnahme zum Senken des Risikofaktors)

TIPP

Primärprävention zielt darauf ab, Krankheitsentstehungen zu verhindern.
Sekundärprävention richtet sich auf die Früherkennung von Krankheiten.
Tertiärprävention hat das Ziel, die Folgen einer Krankheit zu vermeiden bzw. so gering wie möglich zu halten. Sie ist identisch mit der medizinischen Rehabilitation.

7. Herr Müller möchte bald wieder nach Hause. Nennen Sie ein therapeutisch aktivierendes Bewegungskonzept (1 P.), mit welchem Herr Müller seine Selbstständigkeit wiedererlangen kann. Skizzieren Sie die Ziele dieses Konzepts (3 P.) und leiten Sie daraus konkrete Handlungen ab, die Sie bei der Pflege von Herrn Müller anwenden (3 P.). Analysieren Sie anschließend den Begriff 24-Stunden-Konzept (2 P.). 9 Punkte

Kompetenzen und Operatoren

Diese Aufgabe besteht aus vier Aufgabenteilen, die den Kompetenzschwerpunkten I.2. und V.1. (Anlage 2 PflAPrV) zugeordnet werden können. Der Operator „Nennen Sie" fordert ein Wiedergeben von bestimmten Fakten eines Sachverhalts, der Operator „Skizzieren Sie … " verlangt, in groben Zügen das Wichtigste wiederzugeben, und der Operator „Leiten Sie … ab" fordert, einen sachgerechten Schluss zu ziehen. Der Operator „Analysieren Sie" fordert, einen Sachverhalt und dessen Merkmale und Beziehungen zueinander zu erfassen.

Bewegungskonzept

Bei der Diagnose Schlaganfall wird häufig das Bobath-Konzept angewendet. Die zu pflegende Person wird in den Aktivitäten des täglichen Lebens unterstützt mit dem Ziel, ihre Selbstständigkeit zu fördern.

Ziele und Pflegehandlungen

- Anbahnung von normalen Bewegungsabläufen für Alltagshandlungen: Erkennen und gezieltes Einsetzen von Ressourcen des Patienten, z. B. Üben des Transfers, da Herr Müller auf dem rechten Bein stehen kann. Ihn dabei motivieren und anhalten, die Bewegung so langsam wie nötig auszuführen, damit er das Gleichgewicht gut halten kann.
- Normalisierung des Muskeltonus: Auf Herrn Müller eingehen, d. h., ihm die Zeit geben, die er für die Ausführung der Bewegung braucht, und ihm ein Angebot an physiologischen Bewegungsabläufen machen.
- Förderung der Körperwahrnehmung: z. B. Mitführen des linken Arms beim An- und Auskleiden, der Körperpflege etc., Unterstützung des linken Beins beim Transfer, Einsatz von rauen Waschlappen und Handtüchern bei der Körperpflege, Durchführen von basal stimulierender Waschung, belebender Ganzkörperwaschung.

24-Stunden-Konzept

Die Behandlung des zu pflegenden Menschen nach diesem Konzept erfolgt berufsübergreifend. Absprachen und ein einheitliches Vorgehen aller beteiligten Berufsgruppen sind notwendig, um einen möglichst großen Behandlungserfolg zu erzielen. Dabei arbeiten alle Akteure 24 Stunden lang auf ein gemeinsam festgelegtes Ziel hin.

TIPP

Bobath-Konzept: Aktivierendes Bewegungskonzept, das durch angepasste Bewegungsübergänge eine Verbesserung der Bewegung ermöglicht.

Kompetenzen und Operatoren
Diese Aufgabe kann dem Kompetenzschwerpunkt II.2 (Anlage 2 PflAPrV) zugeordnet werden.
Der Operator „Formulieren Sie" fordert, einen Sachverhalt strukturiert und fachsprachlich zutreffend darzustellen.

8. Herr Müller möchte gern wieder nach Hause, seine Frau bestärkt ihn darin. Formulieren Sie Unterstützungsmöglichkeiten, um die häusliche Versorgung zu gewährleisten. 3 Punkte

- Versorgungskonzepte wie Tagespflege, Kurzzeitpflege oder ambulanter Pflegedienst
- Ambulante Ergo- und Physiotherapie
- Schulung (für pflegende Angehörige) von Frau Müller
- Information über Hilfsmittel (Rollator, Rollstuhl, Badewannenlifter, Haltestangen usw.)
- Umgestaltung des Wohnraums:
  - Rutschfester Bodenbelag
  - Handläufe
  - Ggf. Umbaumaßnahmen z. B. Badezimmer
- Selbsthilfegruppen auch für Angehörige

TIPP

Pflegeversicherung (SGB XI): Finanzierung benötigter Unterstützung, z. B. durch Pflegesachleistungen (§ 36 SGB XI) und Pflegegeld (§ 37 SGB XI) oder eine Kombinationsleistung aus Geld- und Sachleistungen (§ 38 SGB XI).

LITERATUR

1. Bundesministerium für Gesundheit. Prävention. 2019. Aus: www.bundesgesundheitsministerium.de/service/begriffe-von-a-z/p/praevention.html (letzter Zugriff: 22.6.2023).
2. Dammshäuser B. Bobath-Konzept in der Pflege. Grundlagen, Problemerkennung und Praxis. 2. A. München: Elsevier, 2012.
3. Fachredaktion Thieme et al. Pflege von Menschen mit Erkrankungen des Nervensystems. In: I care. Pflege. 2. A. Stuttgart: Thieme, 2020. S. 1226–1279.
4. Fiedler C, Körmann M, Kollmar R (Hrsg.). Pflegewissen Stroke Unit. Für die Fortbildung in der Praxis. 2. A. Berlin: Springer, 2017.
5. Kamitsuru S, Herdman T, Lopes C (Hrsg.). NANDA-I-Pflegediagnosen. Definitionen und Klassifikation 2021–2023. 3. A. Kassel: Recom, 2022.
6. Kohl R, Menche N, Keller C. Pflege bei neurologischen und neurochirurgischen Erkrankungen. In: Menche N, Keller C, Teigeler B (Hrsg.). PflegeHeute. 8. A. München: Elsevier, 2023. S. 1088–1147.

17.1.2 Fallsituation: ambulante Langzeitpflege (➢ Kap. 4.3)

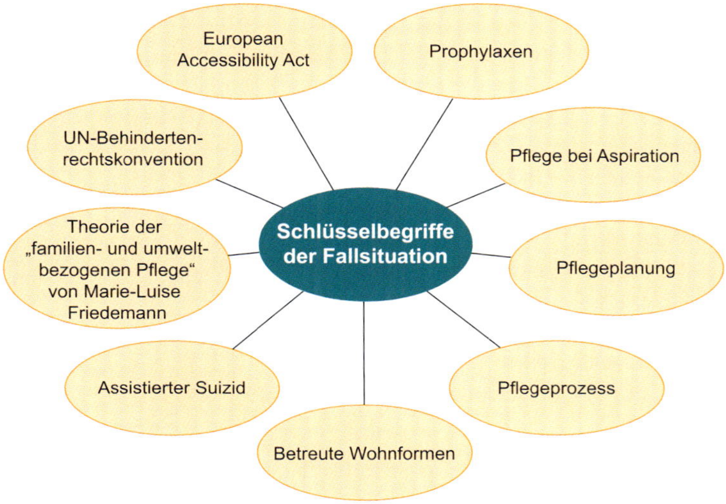

1. Nennen Sie vier Prophylaxen, die Sie in die Durchführung der Körperpflege bei Herrn Wiesinger integrieren können (4 P.), und wählen Sie zwei aus, für welche Sie im Rahmen einer Pflegeplanung ein Problem, eine Ressource, ein Ziel und je zwei Maßnahmen ermitteln (10 P.). 14 Punkte

Kompetenzen und Operatoren

Diese Aufgabe besteht aus zwei Aufgabenteilen, die dem Kompetenzschwerpunkt I.2 (Anlage 2 PflAPrV) zugeordnet werden können.

Der Operator „Nennen Sie" erfordert das Zusammentragen von Kenntnissen. Der Operator „ermitteln Sie" verlangt, dass bestimmte Sachverhalte herausgefunden werden, auch wenn sie nicht explizit genannt werden.

Mögliche Prophylaxen

- Kontrakturenprophylaxe
- Thromboseprophylaxe
- Intertrigoprophylaxe
- Obstipationsprophylaxe

Pflegeplanung 1

- **Problem:** Herr Wiesinger hat aufgrund von Spastiken eine erhöhte Gefahr der Kontrakturentstehung.
- **Ressource:** Herr Wiesinger ist geistig orientiert und kann Aufforderungen folgen.
- **Ziel:** Herrn Wiesingers Gelenke sind frei beweglich.
- **Maßnahmen:**
  - Täglich bei der Körperpflege und bei jeder Positionierung alle großen Gelenke mehrfach gezielt passiv durchbewegen.
  - Extremitäten kontinuierlich so positionieren und unterstützen, dass eine entspannte Mittelstellung der Gelenke erreicht ist.
  - Schonend und mit unterstützendem Griff die Extremitäten anfassen, um keine Spastik auszulösen.

Pflegeplanung 2

- **Problem:** Durch Bewegungseinschränkungen besteht bei Herrn Wiesinger ein verminderter venöser Rückstrom und die Gefahr der Thromboseentstehung in den unteren Extremitäten.

- **Ziel:** Der venöse Rückstrom ist gefördert und die Muskelpumpe angeregt.
- **Maßnahmen:**
  - Täglich bei der Körperpflege und jeder Positionierung passive Bewegungen zur Anregung der Muskelpumpe durchführen.
  - Stützstrümpfe jeden Morgen anziehen.
  - Tägliche Anleitung der aktiven Bewegung im Sprunggelenk.

Pflegeplanung 3

- **Problem:** Aufgrund eingeschränkter freier Beweglichkeit besteht bei Herrn Wiesinger die Gefahr der Intertrigo-Entstehung in Hautfalten, vornehmlich in den Leistenbeugen.
- **Ziel:** Haut zwischen den Hautfalten ist trocken und intakt.
- **Maßnahmen:**
  - Sorgfältiges Waschen und Trocknen der Haut in den Hautfalten, mehrfache Kontrolle pro Tag.
  - Kleidung aus schweißaufnehmenden oder atmungsaktiven Materialien (Baumwolle, Sportbekleidung) anziehen.
  - Eventuell Baumwollkompressen in die Hautfalten einlegen.

Kompetenzen und Operatoren

Diese Aufgabe besteht aus zwei Aufgabenteilen, die dem Kompetenzschwerpunkt II.2 (Anlage 2 PflAPrV) zugeordnet werden können. Beide Operatoren – „Geben Sie … an" und „nennen Sie" – verlangen eine stichpunktartige Aufzählung von Kenntnissen.

2. Geben Sie Herrn Wiesingers Mutter fünf hilfreiche Tipps für den Umgang mit Herrn Wiesingers Schluckstörungen (5 P.) und nennen Sie ihr drei Sofortmaßnahmen im Falle eines Verschluckens (3 P.). 8 Punkte

Umgang mit Schluckstörungen

- Grundsätzlich aufrechte Sitzposition einnehmen lassen
- Ausreichend Zeit zum Schlucken der angebotenen Speisen geben
- Nur weiche, gut passierte Kost anreichen
- Keine krümeligen oder trockenen Speisen anreichen
- Getränke andicken
- Mit Strohhalm trinken lassen

Sofortmaßnahmen bei Verschlucken

- Sofort Oberkörper aufrichten und nach vorne beugen (lassen)
- Zum Husten auffordern
- Hustenstoß durch beidseitigen, ruckartigen Druck auf die seitlichen Thoraxflächen unterstützen
- Absauggerät einsetzen und restliche Nahrung aus Mundraum und Rachen absaugen

Kompetenzen und Operatoren

Diese Aufgabe kann dem Kompetenzschwerpunkt II.2 (Anlage 2 PflAPrV) zugeordnet werden. Der Operator „Vergleichen Sie" erfordert eine Gegenüberstellung verschiedener Sachverhalte und das Herausarbeiten von Unterschieden. Das Ergebnis ist klar auf den Punkt zu bringen.

3. Vergleichen Sie Herrn Wiesingers derzeitige Wohnsituation mit dem betreuten Wohnen hinsichtlich der Vor- und Nachteile. 8 Punkte

- Vorteile des Einfamilienhauses und Wohnen bei den Eltern:
  - Familiäre Einbindung bleibt erhalten.
  - Gewohnte Umgebung.
  - Kostengünstiges Wohnen.
- Nachteile des Einfamilienhauses und Wohnen bei den Eltern:
  - Es besteht keine Möglichkeit, sich von den Eltern abzulösen.
  - Herrn Wiesinger ist es nur schwer möglich, neue Bekanntschaften zu machen und neue Beziehungen aufzubauen.
  - Eltern als Ressourcen sind endlich.

- Vorteile des betreuten Wohnens:
  - Herr Wiesinger bekommt Kontakt zu ebenfalls Betroffenen.
  - Herr Wiesinger kann neue Beziehungen aufbauen und sich von den Eltern ablösen.
  - Herr Wiesinger wird professionell versorgt.
- Nachteile des betreuten Wohnens:
  - Der finanzielle Aufwand für die Versorgung ist hoch.
  - Das Pflege- und Betreuungspersonal wechselt, Herr Wiesinger muss sich auf wechselndes Fachpersonal einstellen.
  - Herr Wiesinger muss sich mit seinen Mitbewohnern und Mitbewohnerinnen arrangieren.

4. Erläutern Sie Herrn Wiesinger den Begriff „assistierter Suizid" und dessen aktuelle rechtliche Grundlage in Deutschland. 5 Punkte

Kompetenzen und Operatoren

Diese Aufgabe kann dem Kompetenzschwerpunkt V.1 (Anlage 2 PflAPrV) zugeordnet werden.
Der Operator „Erläutern Sie" erfordert die Darstellung eines Sachverhalts auf Basis eigener Kenntnisse und dessen Veranschaulichung mit zusätzlichen Informationen.

Assistierter Suizid

Unter einem assistierten Suizid versteht man die „Beihilfe zur Selbsttötung". Der Sterbewillige nimmt selbstständig eine Substanz zur Selbsttötung ein. Eine andere Person, d. h. ein Angehöriger oder nahestehender Mensch, ein Arzt oder eine Sterbehelferin hat hierzu einen Beitrag geleistet, z. B. die tödliche Substanz zur Verfügung gestellt.

Rechtslage

- In Deutschland ist die Selbsttötung nicht strafbar, also auch die Beihilfe zur Selbsttötung nicht.
- Dies hat das Bundesverfassungsgericht mit Urteil vom 26.02.2020 ausdrücklich bestätigt und das strafrechtliche Verbot geschäftsmäßiger Suizidassistenz für verfassungswidrig erklärt.
- Aktuell wird in Politik und Gesellschaft über den sich aus dem Urteil ergebenden gesetzgeberischen Handlungsbedarf diskutiert.

LERNTIPP

Bei Fragestellungen, in welchen theoretische Modelle herauszuarbeiten sind, ist es immer wichtig, einen Fallbezug herzustellen. Versuchen Sie, Ihre Ausführung in eigene Worte zu fassen, statt sich die Theorie in ganzen Sätzen aus dem Gedächtnis zu holen.

5. Interpretieren Sie die Störung der Familiengesundheit von Familie Wiesinger anhand der Theorie der „familien- und umweltbezogenen Pflege" von Marie-Luise Friedemann. 5 Punkte

Kompetenzen und Operatoren

Diese Aufgabe kann den Kompetenzschwerpunkten V.1 und II.2 (Anlage 2 PflAPrV) zugeordnet werden.
Der Operator „Interpretieren Sie" erfordert das Erschließen und Begründen einer Stellungnahme, die aus einer Analyse von Sinnzusammenhängen besteht.

- Eine Familie ist gesund, wenn in allen vier Prozessdimensionen gehandelt wird, Kongruenz innerhalb der Familie und zwischen der Familie und der Umwelt besteht, die Familienmitglieder wenig Angst empfinden und mit der Familie im Großen und Ganzen zufrieden sind.
- Die Familie Wiesinger ist nicht mehr kohärent: Die Mutter hat Angst um ihren Sohn, Herr Wiesinger hat Angst, sich nicht von seinen Eltern lösen zu können. Dies führt sogar so weit, dass er Suizidgedanken hat.
- Herr Wiesinger scheint mit seiner Familiensituation nicht zufrieden zu sein.

- Aufgrund dieser Störung kann sich die Familie nicht in die Umwelt eingliedern, weshalb eine Systemänderung der Familie vonnöten wäre.
- Aus diesem Grund ist die Systemerhaltung der Familie Wiesinger gefährdet.

Kompetenzen und Operatoren
Diese Aufgabe kann dem Kompetenzschwerpunkt V.1 (Anlage 2 PflAPrV) zugeordnet werden
Der Operator „Skizzieren Sie" beinhaltet, Sachverhalte auf das Wesentliche reduziert und akzentuiert darzustellen, ohne diese im Detail zu erläutern.

6. Skizzieren Sie die UN-Behindertenrechtskonvention und deren Ziel. 6 Punkte

UN-Behindertenrechtskonvention
- 2006 wurde bei der Generalversammlung der Vereinten Nationen (UN) das Übereinkommen über die Rechte von Menschen mit Behinderung (Behindertenrechtskonvention, BRK) verabschiedet.
- Dieses trat 2008 in Deutschland in Kraft und ist ein abgeschlossener Vertrag von derzeit 187 Staaten weltweit [6].
- Um die Position und insbesondere Teilhabe an der Gesellschaft von Menschen mit Behinderung zu verbessern, wurde das Konzept der Inklusion entwickelt.
- Inklusion beinhaltet u. a. eine unabhängige Lebensführung und die Einbeziehung in die Gesellschaft.

Ziel
Die UN-Behindertenrechtskonvention hat drei Hauptziele, um die Rechte von Menschen mit Behinderung zu fördern, zu schützen und zu gewährleisten, sodass ihnen die gleichberechtigte Teilhabe bzw. die Teilnahme am gesellschaftlichen Leben ermöglicht wird.
- **Gleichberechtigung und Nichtdiskriminierung:** Menschen mit Behinderung sollen in allen Lebensbereichen gleichberechtigt sein und keine Benachteiligung (rechtlich oder sozial) aufgrund ihrer Behinderung erfahren.
- **Teilhabe und Inklusion:** Menschen mit Behinderung sind in die Gesellschaft zu integrieren durch Ermöglichung von gleichberechtigtem Zugang zu Bildung, Arbeit, Gesundheitsversorgung, Freizeitaktivitäten usw. ohne Diskriminierung aufgrund der Behinderung.
- **Achtung der Menschenwürde und Selbstbestimmung:** Wahrung der Menschenwürde von Menschen mit Behinderung und das Recht, eigene Entscheidungen zu treffen sowie in allen Lebensbereichen aktiv mitzuwirken, unabhängig von der Behinderung.

Kompetenzen und Operatoren
Diese Aufgabe besteht aus zwei Aufgabenteilen, die den Kompetenzschwerpunkten II.2 und V.1 (Anlage 2 PflAPrV) zugeordnet werden können. Der Operator „Definieren Sie" erfordert die Erklärung eines Begriffs unter Verwendung von Fachbegriffen. Der Operator „beurteilen Sie" verlangt ein selbstständiges Urteil unter Verwendung von Fachwissen.

7. Definieren Sie den European Accessibility Act (2 P.) und beurteilen Sie dessen Bedeutung für Herrn Wiesinger (2 P.). 4 Punkte

Definition
- Der European Accessibiltiy Act ist eine europäische Richtlinie.
- Sie ist Aufforderung an die nationalen Gesetzgeber, neue Gesetze zu verabschieden und ggf. alte zu ändern, um das Ziel der Richtlinie – in diesem Fall die Barrierefreiheit – zu erfüllen.
- Die nationalen Gesetze für Barrierefreiheit, wie vom European Accessibility Act gefordert, sollten spätestens ab Juli 2025 angewandt werden.

Bedeutung der Barrierefreiheit für Herrn Wiesinger
- Hardware-Produkte (Computer, Smartphones, Notebooks und Weiteres): Herr Wiesinger verbringt sehr viel Zeit am Computer, die Arbeit würde

ihm hier erleichtert werden. Gegebenenfalls könnte er auch wieder einem Beruf nachgehen.

- Bankdienstleistungen (auch Geld- und Bankautomaten): Die Möglichkeit, diese selbst wahrnehmen zu können, würde mehr Selbstständigkeit für Herrn Wiesinger bedeuten und ihn unabhängiger von seiner Mutter machen.
- Elektronische Kommunikation (Telefone, Router, Modems, auch Notruf): Mittels elektronischer Kommunikationshilfsmittel könnte Herr Wiesinger soziale Kontakte wieder aufbauen und pflegen.
- Personenverkehrsdienste (Bahn, Bus, Schiff und Flug): Herr Wiesinger könnte sich mit seinem Rollstuhl besser fortbewegen und eigenständig das Haus verlassen.

LITERATUR

1. Deutsche Stiftung Patientenschutz. Assistierter Suizid. Aus: www.stiftung-patientenschutz.de/themen/assistierter-suizid (letzter Zugriff: 22.6.2023).
2. EnableMe. Rechtsgrundlagen der Inklusion: UN-Behindertenrechtskonversion und European Accessibility Act. Aus: www.enableme.de/de/artikel/rechtsgrundlagen-der-inklusion-un-behindertenrechtskonvention-und-european-accessibility-act-2347 (letzter Zugriff: 22.6.2023).
3. Engberg A. Dysphagie/Schluckstörung. 2023. Aus: www.pflege.de/krankheiten/dysphagie-schluckstoerung (letzter Zugriff: 22.6.2023).
4. Friedemann M-L. Familiengesundheit. 2023. Aus: www.friedemm.info/index.php/de/das-framework/der-systemische-prozess/familiengesundheit (Letzter Zugriff: 22.6.2023).
5. Pflegebox. Betreutes Wohnen. 2022. Aus: www.pflegebox.de/ratgeber/wohnen-im-alter/betreutes-wohnen/?nowprocket=1 (letzter Zugriff: 22.6.2023).
6. United Nations Treaty Collection. Chapter IV. Human Rights. 15. Convention on the Rights of Persons with Disabilities. 2006. Aus: https://treaties.un.org/Pages/ViewDetails.aspx?src=TREATY&mtdsg_no=IV-15&chapter=4&clang=_en (letzter Zugriff: 22.9.2023).

17.2 Zweites Prüfungsbeispiel

Nadine Regnet

17.2.1 Fallsituation: stationäre Langzeitpflege (➤ Kap. 5.1)

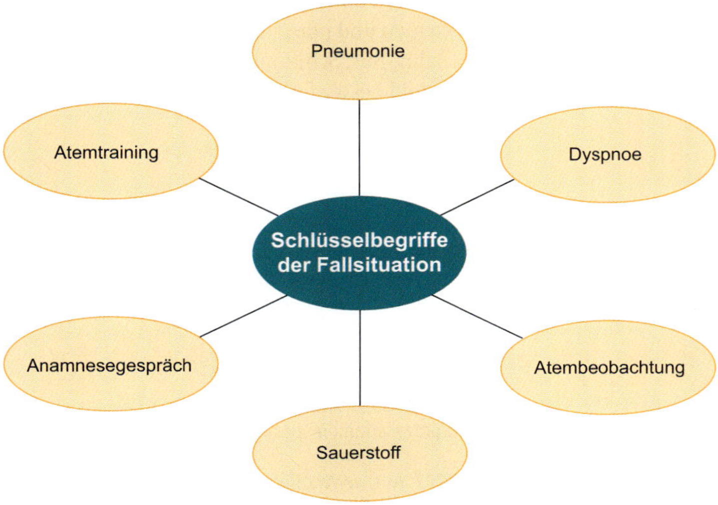

Kompetenzen und Operatoren

Diese Aufgabe kann dem Kompetenzbereich II.2 (Anlage 2 PflAPrV) zugeordnet werden. Der Operator „Geben Sie … an" fordert das Aufzählen von Sachverhalten, ohne diese näher auszuführen.

1. Geben Sie die Kriterien an, die Sie bei der Atembeobachtung von Herrn Wagner berücksichtigen. 6 Punkte

- Kontrolle der Atemtiefe.
- Kontrolle der Atemfrequenz.
- Atembeobachtung der gesamten Person → Atemanstrengung?
- Atembeobachtung in Ruhe und unter Belastung.
- Atembeobachtung ohne Ankündigung, um willentliche Beeinflussung vonseiten des Patienten zu vermeiden.
- Verwendung von Assessmentinstrumenten. Diese unterstützen die individuelle Beurteilung der Atemsituation unter Einbeziehung des Patienten, z. B. Borg-Skala.

TIPP

Anzeichen einer Atemanstrengung:
- Körperhaltung und Schlafposition des zu pflegenden Menschen
- Sprechdyspnoe?
- Veränderte Hautfarbe?
- Einsatz der Atemhilfsmuskulatur?
- Hochatmung? Schulteratmung?
- Schaukelatmung?
- Head-Bobbing (Kopfwackeln)?
- Blähen der Nasenflügel?
- Einziehungen, z. B. im Thoraxbereich?

2. Beschreiben Sie Herrn Wagner die Wirkweisen des MEDIFLO®-duo Atemtrainers (4 P.) und schildern Sie den Ablauf der Anwendung (8 P.). 12 Punkte

Wirkweisen

Der MEDIFLO® duo ist ein Atemtrainer für die inspiratorische (SMI) sowie die exspiratorische (PEP) Atemtherapie.

- **Exspiratorische Atemtrainer** (PEP-Trainer) erzeugen einen Widerstand bei der Ausatmung (Positive Expiratory Pressure, PEP), was die Atemwege stabilisiert und erweitert und die Atemmuskulatur trainiert. Der entstehende positive Druck dient der Verhinderung eines Bronchialkollapses (Zusammenfallen der Bronchialwände beim Ausatmen), und das Ausatemtraining mobilisiert vor allem die Atemwegssekrete und unterstützt deren Abtransport.
- **Inspiratorische Atemtrainer** (SMI-Trainer) trainieren eine gleichmäßige, tiefe Einatmung (Sustained Maximal Inspiration) mit dem Ziel, das Lungenvolumen verstärkt auszunutzen.

Anwendung

- Im Sitzen oder mit erhöht positioniertem Oberkörper und Rückenstütze trainieren.
- Atemtrainer für das entsprechende Training vorbereiten:
  - Schlauch ggf. umstecken.
  - Stärke einstellen.
- Eine Hand hält den Atemtrainer, die andere das Mundstück.
- Mundstück mit den Lippen dicht umschließen, dabei Atemtrainer aufrecht halten.
- **PEP-Training:**
  - Tief einatmen.
  - In das Gerät langsam und gleichmäßig ausatmen, dabei bleibt der Indikatorball in der Schwebe.
  - Erneut einatmen – entweder durch das Gerät (positiver Nebeneffekt durch negativen inspiratorischen Unterdruck) oder durch Lösen der Lippen vom Mundstück
  - Atemtraining mind. 3 × täglich jeweils bis zu 5 Minuten durchführen.
- **SMI-Training:**
  - Durch das Mundstück langsam, anhaltend und so tief wie möglich einatmen, dabei schwebt der Ball 3–5 Sekunden.
  - Atem weiter anhalten, Mundstück aus dem Mund nehmen.
  - Ohne Anstrengung ausatmen, mehrere Atemzüge pausieren.
  - Wiederholung.
  - Stündliches Atemtraining wird empfohlen. Dabei soll die Trainingseinheit acht bis zehn SMI-Manöver betragen.

ACHTUNG

SMI-Trainer dürfen nicht bei COPD eingesetzt werden, da hier die Gefahr der Lungenüberblähung besteht.

Kompetenzen und Operatoren

Diese Aufgabe besteht aus zwei Aufgabenteilen, die beide dem Kompetenzbereich I.2 und II.2 (Anlage 2 PflAPrV) zugeordnet werden können.
Der Operator „Beschreiben Sie" fordert ebenso wie der Operator „schildern Sie" eine Darstellung von Sachverhalten in sachlich und fachsprachlich richtigen eigenen Worten.

LERNTIPP

Ist Ihnen der Atemtrainer MEDIFLO® duo nicht bekannt, führen Sie die Anwendung eines anderen für Herrn Wagner geeigneten Atemtrainers aus.

Kompetenzen und Operatoren

Diese Aufgabe besteht aus zwei Aufgabenteilen, die beide den Kompetenzbereichen I.2 und II.2 (Anlage 2 PflAPrV) zugeordnet werden können.
Der Operator „Belegen Sie" fordert, Informationen aus der Fallsituation in Beziehung zu einem vorgegebenen Sachverhalt zu setzen. Der Operator „Geben Sie … an" verlangt das Zusammentragen von Kenntnissen.

3. Belegen Sie anhand der Fallsituation die Ursachen, die bei Herrn Wagner möglicherweise zu einer Pneumonie führten (3 P.). Geben Sie neben der Atemübung mit dem Atemtrainer drei weitere konkrete Pflegemaßnahmen an, die Sie bei Herrn Wagner aufgrund seiner Pneumonie durchführen (3 P.). 6 Punkte

Ursachen	Maßnahmen
• Ungünstige Positionierung → Herabrutschen im Bett bei erhöhter Oberkörperpositionierung im Krankenhaus • Erschöpfung, Störungen des Atemzentrums (Opiate) durch zu hoch dosierte Morphintabletten • Schmerzbedingte Schonatmung → Rippenfraktur	• Mobilisation im Stuhl, statt im Bett sitzend (wirkt einem Abknicken und einer Kompression des Thorax entgegen) • Mobilisation mit Rollator • Effektive Schmerzmitteltherapie (nach ärztlicher Anordnung) → Einnahme nach der Uhr! • Atemübungen und Atemtraining, z. B. dosierte Lippenbremse • Atemunterstützende Positionen: – Oberkörperhochposition mit „Rutschbremse" unter Sitzbeinhöckern – Kutschsitz – Torwartstellung – Stuhllehnensitz – V-A-T-I-Positionen – Dreh- und Dehnpositionen • Einreibung mit ätherischem Öl, z. B. Eukalyptus • Sauerstoffverabreichung (nach ärztlicher Anordnung) • Frischluftzufuhr durch Stoßlüften des Zimmers

Kompetenzen und Operatoren

Diese Aufgabe kann dem Kompetenzbereich I.2 (Anlage 2 PflAPrV) zugeordnet werden.
Der Operator „Skizzieren Sie" beinhaltet, Sachverhalte auf das Wesentliche reduziert und akzentuiert darzustellen, ohne diese im Detail zu erläutern.

4. Skizzieren Sie, was unter dem Konzept des Strukturmodells zu verstehen ist. 6 Punkte

Das Strukturmodell besteht aus vier Elementen, die den Pflegeprozesses sowie die Dokumentationselemente bilden:

- Element 1: Strukturierte Informationssammlung (SIS) → fachliche Einschätzung des Pflege- und Betreuungsbedarfs anhand von fünf Themenfeldern
- Element 2: Individuelle Maßnahmenplanung → aus SIS dokumentierte Erkenntnisse
- Element 3: Durchführung/Dokumentation von Abweichungen
- Element 4: Evaluation

ACHTUNG

Das Konzept des Strukturmodells setzt anstelle von schematischen Dokumentationsroutinen auf die fachlichen Kompetenzen der Pflegefachpersonen.

5. Ermitteln Sie im Rahmen des Aufnahmegesprächs Herrn Wagners Pflegesituation anhand der Strukturierten Informationssammlung (SIS). 10 Punkte

Die fachliche Einschätzung der Pflegesituation erfolgt anhand von fünf (oder sechs) Themenfeldern.

Themenfelder der SIS	Informationssammlung
1. Kognition und Kommunikation	• Orientiert und fit • Spielt gerne Schach
2. Mobilität und Bewegung	• Läuft mit Rollator langsam, aber sicher • Liegt gerne im Bett, muss zum Spaziergang überredet werden
3. Krankheitsbezogene Anforderungen und Belastungen	• Rippenbruch • Pneumonie • Dyspnoe • Schmerzen
4. Selbstversorgung	• Vor der Rippenfraktur hat sich Herr Wagner selbst versorgt • Benötigt Unterstützung beim Vollbad, Einkaufen und Wäschewaschen
5. Leben in sozialen Beziehungen	• Hat eine Tochter, die sich um ihn kümmert • Tochter lebte im gleichen Haus

Kompetenzen und Operatoren

Diese Aufgabe kann dem Kompetenzbereich I.2 (Anlage 2 PflAPrV) zugeordnet werden. Der Operator „Ermitteln Sie" verlangt, dass bestimmte Sachverhalte herausgefunden werden, auch wenn sie nicht explizit genannt werden.

6. Erläutern Sie den dynamischen Gesundheitsbegriff von M. Krohwinkel auf der Grundlage der Fallsituation. 6 Punkte

- Die **WHO** beschreibt den Gesundheitsbegriff als Vollkommenheit des gesamten menschlichen Umfelds. Diese Bedingungen sind jedoch in Vollkommenheit bei kaum einen Menschen zu finden, deshalb sieht M. Krohwinkel diese Definition als utopisch, d. h. unerreichbar, an.

TIPP

Gesundheitsbegriff der WHO

„Gesundheit ist der Zustand des vollständigen körperlichen, geistigen und sozialen Wohlbefindens und nicht nur das Freisein von Krankheit und Gebrechen. Das Erreichen des höchstmöglichen Gesundheitsniveaus ist eines der Grundrechte jedes Menschen, ohne Unterschied der ethnischen Zugehörigkeit [original: ‚race'], der Religion, der politischen Überzeugung, der wirtschaftlichen oder sozialen Stellung." [4]

- Aus dieser Illusion entwickelte **M. Krohwinkel** einen dynamischen und umfassenden Gesundheitsbegriff. Dabei liegt der Fokus nicht auf den Defiziten, sondern auf den Fähigkeiten.
- Nach diesem Verständnis kann sich Herr Wagner mit der Pneumonie als gesund begreifen, wenn er und sein soziales Umfeld lernen, das Defizit mit seinen Fähigkeiten zu kompensieren, er sich wohlfühlt und als unabhängig erfährt.

Kompetenzen und Operatoren

Diese Aufgabe kann dem Kompetenzbereich V.1 (Anlage 2 PflAPrV) zugeordnet werden. Der Operator „Erläutern Sie" verlangt eine ausführliche Erklärung, die an der Fallsituation orientiert ist.

TIPP

Dynamischer Gesundheitsbegriff nach M. Krohwinkel

Krankheit und Gesundheit sind „dynamische Prozesse", die für die Pflegenden als Fähigkeiten und Defizite erkennbar sind. In diesem Zusammenhang sind „Wohlbefinden" und „Unabhängigkeit" als subjektiv empfundene Teile der Gesundheit zu begreifen.

Kompetenzen und Operatoren

Diese Aufgabe kann dem Kompetenzbereich V.1 (Anlage 2 PflAPrV) zugeordnet werden. Der Operator „Nehmen Sie … Stellung" erfordert, ein selbstständiges Urteil zu einem Sachverhalt auf der Grundlage von Fachwissen eigenen Wertmaßstäben, die sich von ausgewiesenen Normen und Werten ableiten, zu formulieren und zu begründen.

7. „Tu doch nicht so! Du hast doch den Sauerstoff in der Nase, da bekommst du doch genügend Luft!" Nehmen Sie zu dieser Aussage der Tochter kritisch Stellung. 4 Punkte

- Dyspnoe ist eine subjektiv empfundene Atemnot bzw. erschwerte Atmung.
- Herr Wagner hat das Gefühl, nicht ausreichend Luft zu bekommen. Das Resultat ist eine verstärkte Atmung und erhöhte Atemfrequenz in Ruhe oder in Belastungssituationen.
- Es ist falsch von der Tochter zu behaupten, dass ihr Vater wegen der Sauerstoffgabe ausreichend Luft bekomme. Bei einer Pneumonie kann das Lungengewebe so stark entzündet sein, dass der Gasaustausch beeinträchtigt ist und der Patient Atemnot verspürt.
- Die Äußerung eines Patienten bezüglich einer Dyspnoe sind immer ernst zu nehmen, denn es handelt sich um ein subjektives Empfinden, das nur der Patient selbst beschreiben kann.

LITERATUR

1. Bundesministerium für Gesundheit. Strukturierte Informationssammlung (SIS) als Element des Strukturmodells. 2016. Aus: www.bundesgesundheitsministerium.de/service/begriffe-von-a-z/s/strukturierte-informationssammlung-sis-als-element-des-strukturmodells.html (letzter Zugriff 22.6.2023)
2. Bundesministerium für Gesundheit. Entbürokratisierung in der Pflegedokumentation. 2023. Aus: www.bundesgesundheitsministerium.de/themen/pflege/entbuerokratisierung.html (letzter Zugriff 22.6.2023)
3. Edinger D. Atmung beobachten. In: Regnet N (Hrsg.). Pflegetechniken. Von Absaugen bis ZVK. 4. A. München: Elsevier, 2022. S. 37–43.
4. Franzkowiak P, Hurrelmann K. Gesundheit. Bundeszentrale für gesundheitliche Aufklärung (BZgA). 2022. Aus: https://leitbegriffe.bzga.de/alphabetisches-verzeichnis/gesundheit/ (letzter Zugriff: 4.9.2023).
5. Lungentrainer.de. Atemtrainer. MEDIFLO duo. Aus: www.lungentrainer.de/media/catalog/attachments/m/e/mediflo_duo.pdf (letzter Zugriff 22.6.2023)
6. Menker K. Gesundheitsförderung und Prävention. In: Borgiel U. (Hrsg.). Altenpflege Heute. 3. A. München: Elsevier, 2021. S. 41–50.
7. Röhm-Kleine S. Pneumonie- und Atelektasenprophylaxe. In: Regnet N (Hrsg.). Pflegetechniken. Von Absaugen bis ZVK. 4. A. München: Elsevier, 2022. S. 409–424.

17.2.2 Fallsituation: stationäre Akutpflege (➤ Kap. 5.3)

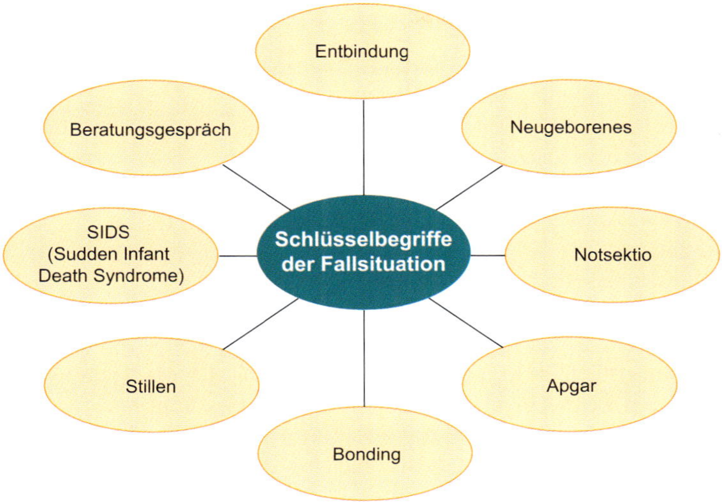

1. Erläutern Sie den Apgar-Wert, der für Eleni dokumentiert ist. Gehen Sie dabei auf die einzelnen Parameter (5 P.) ein und bewerten Sie Elenis Werte (3 P.). 8 Punkte

Kompetenzen und Operatoren

Diese Aufgabe besteht aus zwei Aufgabenteilen, die beide dem Kompetenzschwerpunkt V.1 (Anlage 2 PflAPrV) zugeordnet werden können.
Der Operator „Erläutern Sie" fordert die Einordnung eines Sachverhalts sowie die Darstellung dessen Nachvollziehbarkeit anhand des Fallbezugs. Der Operator „bewerten Sie" verlangt das Bewerten eines Sachverhalts auf der Basis von Normen.

Parameter Apgar-Score
- Beim Apgar-Score werden folgende Punkte beurteilt:
  - Atmung (A)
  - Herzschlag (Puls – P)
  - Muskeltonus (Grundtonus – G)
  - Hautfarbe (Aussehen – A) und
  - Reflexe (R)

Fallbezug
- Apgar-Werte 8–9–10
  - 10–9 Punkte: guter bis sehr guter Allgemeinzustand
  - 8–7 Punkte: erfordert eine intensivere Beobachtung
- **Aussagekraft:** Bei Eleni wies der erste Wert auf die Notwendigkeit einer intensiveren Beobachtung hin, was aber nach den ersten 5 Minuten aufgrund des zweiten Werts von 9 Punkten hinfällig wurde.

ACHTUNG
- Der Apgar-Wert wird 1 Minute, 5 Minuten und 10 Minuten nach der Geburt ermittelt.
- Pro Parameter können max. 2 Punkte vergeben werden.
- In der Regel sind die Apgar-Werte nach 5 und 10 Minuten höher – also besser, da sich die Organe des Neugeborenen dann an die Umwelt angepasst haben.

Kompetenzen und Operatoren
Diese Aufgabe besteht aus zwei Aufgabenteilen, die beide den Kompetenzschwerpunkten II.2 und V.1 (Anlage 2 PflAPrV) zugeordnet werden können. Die Operatoren „Definieren Sie" und „legen Sie … dar" verlangen die Erklärung eines Begriffs mit Fachworten. Der Operator „Begründen Sie" erfordert, Argumente zu einem Sachverhalt schlüssig aufzuführen.

2. Definieren Sie den Begriff Bonding (2 P.) und legen Sie Frau Rosenthal drei konkrete Maßnahmen dar, wie sie aus Sicht der Bindungstheorie zu ihrem neugeborenen Kind „Bindung" aufbauen kann. Begründen Sie diese Maßnahmen (6 P.). 8 Punkte

Bonding
- Der Begriff Bonding bedeutet Verbindung.
- Er beschreibt die prägende Phase der beginnenden emotionalen Bindung zwischen dem Neugeborenen und seinen Eltern.
- In den ersten 2 Stunden nach der Geburt wird, ausgelöst durch Hormone und den Vorgang der Geburt, die Bindung installiert.

Maßnahmen
Bindungsaufbau durch
- **Hautkontakt:** Ermöglicht dem Säugling, den Herzschlag der Eltern wahrzunehmen und sich den Körpergeruch einzuprägen.
- **Wärme:** Durch die Körperwärme der Eltern fühlt sich das Neugeborene geborgen. Beim Känguruhen kann der Säugling eine Mütze tragen.
- **Stillen:** Fördert die Ausschüttung des Hormons Oxytocin, das die Bindungsfähigkeit steigert. Beim Stillen bekommt der Säugling Nähe, Geborgenheit, Wärme und Nahrung.
- **Tragen:** Säuglinge sind Traglinge. Neben dem Körperkontakt und der Wärme der Eltern regulieren sie sich durch den Geruch, den Herzschlag, die Stimmen der Eltern und die Schaukelbewegungen.
- **Blickkontakt:** Zum intuitiven Elternverhalten gehört auch der vermehrte Blickkontakt zum Kind. Nach kurzer Zeit können diese die Gesichter ihrer Eltern erkennen und fühlen sich geborgen.
- **Reizreduzierung:** Eine reizarme Umgebung wie ein ruhiges, warmes Zimmer mit gedämpftem Licht ist optimal.
- **Zeit geben:** Eltern lernen die Bedürfnisse und Signale des Kinds mit der Zeit besser kennen.

Kompetenzen und Operatoren
Diese Aufgabe besteht aus drei Aufgabenteilen, die alle den Kompetenzschwerpunkten I.2 und V.1 (Anlage 2 PflAPrV) zugeordnet werden können. Der Operator „Beschreiben Sie" fordert die Darstellung von Sachverhalten in sachlich und fachsprachlich korrekten eigenen Worten. Der Operator „analysieren Sie" erfordert das Herausarbeiten von Sachverhalten, Hintergründen und Beziehungen und das Einordnen in systematische Zusammenhänge. Der Operator „Skizzieren Sie" umfasst, Sachverhalte auf das Wesentliche reduziert zu beschreiben.

3. Beschreiben Sie, was unter dem Begriff des Nachbondings zu verstehen ist (2 P.), und analysieren Sie die Fallsituation, also, weshalb dieses bei Frau Rosenthal indiziert ist (1 P.). Skizzieren Sie die Durchführung eines Nachbondings (4 P.). 7 Punkte

Nachbonding
Bonding wird grundsätzlich bei der Geburt initiiert. Jedoch ist die Bindung ein Prozess, der über viele Momente und Stunden stattfindet. Nachbonding ist eine Methode, um den Moment nach der Geburt (welcher verpasst wurde) nachzuempfinden. Durch die Berührung wird zudem das Hormon Oxytocin (Bindungshormon) produziert.

Fallbezug
Frau Rosenthal erhielt eine Notsektio, weshalb das „direkte" Bonding nach der Geburt nicht möglich war.

Durchführung
- **Bonding-Bad**
  - Neugeborenes wird gebadet und
  - im Anschluss der Mutter feucht auf die Brust gelegt.

- Neugeborenes und Mutter werden in eine warme Decke eingehüllt.
- Soll Mutter und Kind ermöglichen, den Moment der „Ankunft“ (Geburt) gemeinsam nachzuempfinden.
- Mutter und Kind sind dabei Ruhe und Zeit zu gewähren.

alternativ:

- **Känguruhen**
  - Neugeborenes wird ggf. gebadet.
  - Neugeborenes wird der Mutter nackt auf die Brust gelegt.
  - Neugeborenes und Mutter werden in eine warme Decke eingehüllt.
  - Soll Mutter und Kind ermöglichen, den Moment der „Ankunft“ (Geburt) gemeinsam nachzuempfinden.
  - Mutter und Kind sind dabei Ruhe und Zeit zu gewähren.

4. Beschreiben Sie Frau Rosenthal die Anzeichen, an denen sie erkennen kann, dass Eleni hungrig ist (6 P.), und führen Sie Frau Rosenthal auf (6 P.), was sie selbst tun kann, damit das Stillen von Eleni gut gelingt. 12 Punkte

Kompetenzen und Operatoren

Diese Aufgabe besteht aus zwei Aufgabenteilen, die beide den Kompetenzschwerpunkten II.2 und V.1 (Anlage 2 PflAPrV) zugeordnet werden können. Der Operator „Beschreiben Sie" beinhaltet, einen Sinngehalt mit eigenen Worten wiederzugeben. Der Operator „führen Sie ... auf" erfordert das Zusammentragen von Kenntnissen.

Erste Hungerzeichen

Die ersten Anzeichen setzen ca. 30 Minuten, bevor der Säugling zu schreien beginnt, ein:

- Unruhe des Säuglings, Köpfchen bewegt sich suchend hin und her.
- Säugling führt Hand zum Mund → typische Gliedmaßenbewegungen.
- Schmatzgeräusche.

Stillförderliche Maßnahmen

- Häufiges Anlegen fördert die Milchproduktion und Bindung.
- Wärmen der Brust vor und während dem Stillen (z. B. mit Getreidekissen).
- Kühlen der Brust zwischen den Stillmahlzeiten (z. B. mit Coolpad).
- Vor dem Stillen Brustmassage nach Marmet, falls angenehm.
- Wechselnde, vor allem angenehme Stillpositionen für die Mutter.
- Ggf. Kind beim Stillen mit Kinn oder Nase auf der gestauten Stelle positionieren.
- Nach dem Stillen Milch von Hand ausstreichen.
- Auf richtige Saugtechnik des Kindes achten: Es sollte die Mamille und einen so großen Teil des Warzenvorhofs wie möglich mit dem Mund umschließen.
- Schutz vor Mamillenverletzungen: Das Stillvakuum zwischen Brustwarze und Mund kann gelöst werden, indem die Mutter ihren kleinen Finger an der Brustwarze entlang zum kindlichen Mundwinkel führt.
- Ruhiger Platz zum Stillen (z. B. Stillzimmer in der Klinik).

ACHTUNG

Stillfördernde Maßnahmen sind auch für die Mutter hilfreich und unterstützend, denn sie können eine spätere Mastitis verhindern.

Kompetenzen und Operatoren
Diese Aufgabe kann dem Kompetenzschwerpunkt V.1 (Anlage 2 PflAPrV) zugeordnet werden.
Der Operator „Führen Sie... auf" erfordert das Zusammentragen von Kenntnissen.

5. Führen Sie sechs Vorteile des Stillens aus kindlicher (3 P.) und aus mütterlicher Sicht (3 P.) auf. 6 Punkte

Vorteile für das Kind	Vorteile für die Mutter
• Schutz vor Dehydrierung • Förderung der Mutter-Kind-Beziehung • Vorbeugung eines Ikterus • Vorbeugung einer Hypoglykämie • Vermeidung einer Unterkühlung • Angepasste Nahrung	• Vermehrte Ausschüttung von Oxytocin → physiologische Unterstützung der Plazentalösung • Förderung der physiologischen Rückbildung des Uterus → Minimierung des Blutverlustrisikos • Anregung der Milchbildung • „Praktisch" (bedarf keiner großen Vorbereitung) • Nahrung immer dem kindlichen Bedarf angepasst

Kompetenzen und Operatoren
Diese Aufgabe besteht aus zwei Aufgabenteilen, die beide den Kompetenzschwerpunkten I.2, II.2 und V.1 (Anlage 2 PflAPrV) zugeordnet werden können. Der Operator „Analysieren Sie" verlangt das Herausarbeiten von Sachverhalten und Hintergründen und die Einordnung in systematische Zusammenhänge. Der Operator „informieren Sie" ist mit dem Operator „zeigen Sie ... auf" gleichzusetzen. Er erfordert die Darstellung von Sachverhalten in eigenen sachlich und fachsprachlich richtigen Worten.

6. Analysieren Sie Elenis potenzielle SIDS-Gefahr (Sudden Infant Death Syndrome) (2 P.) und informieren Sie Frau Rosenthal anschließend über diese Gefahr (5 P.). 7 Punkte

Fallbezug
- Eleni ist in Bauchlage positioniert. Es ist unklar, ob die Mutter über SIDS aufgeklärt ist.
- Bei Eleni besteht kein erhöhtes Risiko für SIDS, da sie aufgrund der Geburt in der 37.+1 SSW nicht als frühgeborenes Kind gilt.

Präventionsmaßnahmen
- Säugling in Rückenlage positionieren, zur Entspannung kann unter die Beine ein zusammengeknülltes Handtuch gelegt werden.
- Säugling zum Schlafen einen Schlafsack anziehen (saisonal angepasste Modelle verwenden).
- Keine zusätzlichen Decken und Kissen verwenden → können über den Kopf gezogen werden und die Atmung behindern.
- Keine Kuscheltiere und Spielsachen im Bett liegen lassen → können über den Kopf gezogen werden und die Atmung behindern.
- Keine zu weiche Babymatratze verwenden → Atmung kann sehr schwer vom Säugling reguliert werden, da er durch das Einsinken in der Matratze in seiner Bewegung eingeschränkt ist.
- Die Zimmertemperatur sollte bei etwa 18 °C liegen.
- Rauchfreie Umgebung garantieren → die Ausatemluft der rauchenden Person kann noch Stoffe enthalten, die dem Atemtrakt des Kindes schaden können.
- Säugling stillen → reduziert das Risiko des plötzlichen Kindstods (noch nicht geklärt, ob dies an der Nähe zur Mutter oder der Muttermilch liegt).
- Säugling einen Schnuller anbieten → Saugtraining trainiert die oberen Atemwege und hilft, Spannung abzubauen.
- Säuglingsbett im elterlichen Schlafzimmer → Gewährung eines direkten Kontakts zwischen Mutter/Vater und Säugling.
- Säugling die Bauchlage trainieren lassen (Einsatz von Beuge- und Streckmuskulatur), jedoch nur im wachen Zustand und unter ständiger Beobachtung.

7. Erläutern Sie das Grundprinzip des Konzepts Kinästhetik Infant Handling. 2 Punkte

- Das Kinästhetik Infant Handling ist ein entwicklungsförderndes Konzept.
- Durch Berührung und Bewegung wird dem Kind ermöglicht zu erkennen, was ihm hilft, und sich so als wirksam zu erleben.
- Verhaltens- und Bewegungsmuster werden so unterstützt, wie sie den Besonderheiten der kindlichen Anatomie entsprechen.
- Das heißt, alle Bewegungen des Säuglings/Kinds, die er/es entwicklungsbedingt selbst ausführen kann, werden zugelassen.

Kompetenzen und Operatoren

Diese Aufgabe kann dem Kompetenzschwerpunkt V.1 (Anlage 2 PflAPrV) zugeordnet werden.
Der Operator „Erläutern Sie" fordert, einen Sachverhalt auf der Grundlage von Kenntnissen darzustellen und diesen mit zusätzlichen Informationen zu veranschaulichen.

LITERATUR

1. Ascher C. Stillen. In: Regnet N (Hrsg.). Pflegetechniken. Von Absaugen bis ZVK. 4. A. München: Elsevier, 2022. S. 473–482.
2. Goerke K, Renz-Polster H, Keller C. Pflege bei gynäkologischen Erkrankungen, Schwangerschaft, Geburt und Wochenbett. In: Menche N, Keller C, Teigeler B. (Hrsg.). PflegeHeute. 8. A. München: Elsevier, 2023. S. 950–1033.
3. Helios Magazin. Bonding beim Baby – für eine enge Eltern-Kind-Bindung. Aus: www.helios-gesundheit.de/magazin/geburt/news/bonding-baby (letzter Zugriff: 27.6.2023).
4. Nydahl P et al. Basale Stimulation. In: Regnet N (Hrsg.). Pflegetechniken. Von Absaugen bis ZVK. 4. A. München: Elsevier, 2022. S. 58–73.
5. Pickenbrock H et al. Positionierung. In: Regnet N (Hrsg.). Pflegetechniken. Von Absaugen bis ZVK. 4. A. München: Elsevier, 2022. S. 431–442.

17.3 Drittes Prüfungsbeispiel

Nadine Regnet

17.3.1 Fallsituation: stationäre Akutpflege (> Kap. 6.1)

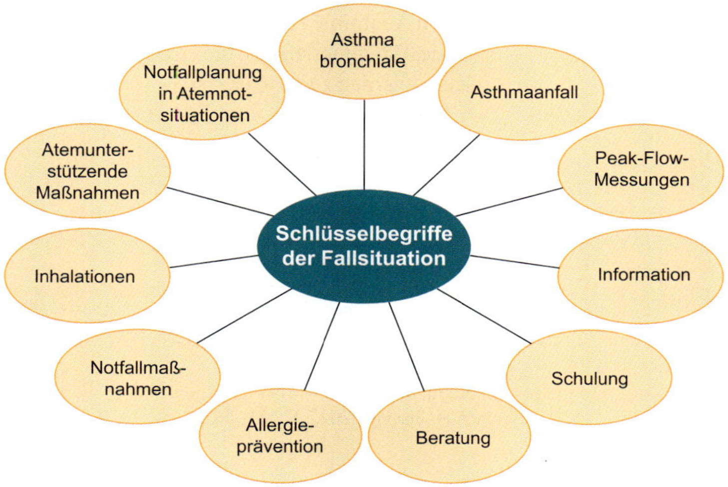

Kompetenzen und Operatoren

Diese Aufgabe besteht aus zwei Aufgabenteilen, die beide dem Kompetenzschwerpunkt II.2 (Anlage 2 PflAPrV) zugeordnet werden können.
Der Operator „Erklären Sie" verlangt eine Darstellung des Sachverhalts auf der Basis von eigenen Kenntnissen, der Zusatz „gehen Sie ... ein" erfordert die Einbeziehung der in der Fragestellung genannten Aspekte.

1. Erklären Sie Frau Pechinger die Pathogenetik des Krankheitsbilds ihres Sohns, Asthma bronchiale, (2 P.) und gehen Sie anschließend auf die Pathophysiologie ein (4 P.). 6 Punkte

Pathogenetik/Auslöser

- Generell kann unterschieden werden zwischen
  - allergisch-bedingtem Asthma *(Extrinsic Asthma)*, ausgelöst durch Allergene, und
  - nicht allergisch bedingtem Asthma *(Intrinsic Asthma)*, ausgelöst durch Infekte oder psychische Faktoren.
- Nils hat eine Katzenhaarallergie. Im Kindes- und Jugendalter sind Allergien Hauptauslöser von Asthmaanfällen.

Pathophysiologie

- Entzündliche Reaktionen der Bronchialschleimhaut werden durch externe Reize (z. B. Allergene oder Infekte) ausgelöst.
- Die entzündliche Reaktion (aufgrund von Entzündungsmediatoren) führt zur Ödembildung der Bronchialschleimhaut.
- Es kommt zur Verdickung der Bronchialschleimhaut und Sekretion von zähem Schleim und zur Kontraktion der Bronchialmuskulatur *(Bronchospasmus)*. Durch das Zusammendrücken der Bronchien werden die Atemwege zusätzlich verengt *(Bronchoobstruktion)*.

- Alle Asthmatiker haben eine Überempfindlichkeit der Atemwege *(bronchiale Hyperreaktivität).*

TIPP

Pathogenetik: Beschäftigt sich mit der Entstehung der Krankheit und deren Auslöser.
Pathophysiologie: Lehre von den Krankheitsvorgängen und Funktionsstörungen.

2. Informieren Sie Frau Pechinger und Nils über das korrekte Verhalten bei einem akuten Asthmaanfall (6 P.). Gehen Sie hier auch auf vier mögliche Hauptsymptome ein, an denen Nils und seine Mutter einen Asthmaanfall überhaupt erkennen können (4 P.). 10 Punkte

Kompetenzen und Operatoren
Diese Aufgabe besteht aus zwei Aufgabenteilen, die beide dem Kompetenzschwerpunkt II.2 (Anlage 2 PflAPrV) zugeordnet werden können.
Der Operator „Informieren Sie" erfordert unter Einbeziehung der Fallsituation eine strukturierte Aufführung, Aufzählung der Aspekte. Der Zusatz „Gehen Sie … ein" verlangt die Berücksichtigung des genannten Aspekts.

Hauptsymptome
- Starke exspiratorische Dyspnoe.
- Festsitzender Husten.
- Atemgeräusch → Pfeifen→ exspiratorisches Giemen → Bronchialobstruktion.
- Erschwerte Ausatemphase (verlängertes Exspirium).
- Abfall des Peak-Flow-Werts um 20 % (des durchschnittlichen Werts).
- Blasses Hautkolorit, ggf. Zyanose.
- Nils nimmt von selbst eine entlastende Körperhaltung ein (z. B. Torwartstellung).
- Nils setzt die Atemhilfsmuskulatur ein.

Erstmaßnahmen
- Nils auffordern, eine atemunterstützende Position, z. B. Torwartstellung, Kutschersitz, einzunehmen
- Falls Nils (im Bett) liegt, ihn dabei unterstützen, eine Position mit erhöhtem Oberkörper (atemerleichternde Position) einzunehmen
- Nils auffordern, beim Ausatmen die Lippenbremse einzusetzen

ACHTUNG

Die Lippenbremse sollte auch bei der Ausatmung nach der Inhalation des Notfallmedikaments angewandt werden.

- Nils auffordern, zwei Sprühstöße des Notfallmedikaments zu inhalieren
- Ggf. weitere Notfallmedikation
- Ggf. Entfernung der Allergene
- Ggf. Notarzt verständigen

ACHTUNG

Insbesondere Kleinkindern werden die Dosieraerosole mit einer Inhalationshilfe verabreicht, da die zeitgleiche Einatmung mit dem Sprühstoß oft noch nicht koordiniert werden kann. Für Säuglinge und Kleinkinder ist eine Gesichtsmaske anstelle eines Mundstücks zu wählen (dabei auf die entsprechende Größe achten).

Kompetenzen und Operatoren

Diese Aufgabe besteht aus zwei Aufgabenteilen, die beide den Kompetenzschwerpunkten I.2 und II.2 (Anlage 2 PflAPrV) zugeordnet werden können. Der Operator „Beschreiben Sie" fordert eine umfangreiche Beantwortung in Sätzen, das Gleiche trifft für den Operator „Erklären Sie" zu.

3. Sie leiten Nils und seine Mutter zur eigenständigen Messung mit dem Peak-Flow-Meter an. Beschreiben Sie grundsätzlich den Zweck der Messung (2 P.) und die Handhabung des Geräts (6 P.). Erklären Sie Frau Pechinger und Nils zudem das Ampelschema des Peak-Flow-Meters, damit sie die Atemsituation auch einschätzen können (4 P.). 12 Punkte

Zweck der Messung

- Die Peak-Flow-Messung ist eine Selbstkontrolle für den zu pflegenden Menschen zur Überprüfung der Lungenfunktion.
- Sie ist eine schnelle Krankheitskontrolle. (Liegen Veränderungen vor?)
- Mit dem Peak-Flow-Meter kann der individuelle Spitzenfluss der Ausatmung bestimmt werden. Der Bestwert ist der Richtwert.
- Gemessene Werte können in ein Ampelschema eingeordnet und so beurteilt werden.
- Auf Grundlage der ermittelten Werte kann der Behandlungsplan evaluiert und angepasst werden.

Handhabung des Peak-Flow-Meters

- Die Messung wird im Stehen durchgeführt.
- Der Zeiger des Geräts wird auf null gestellt.
- Das Gerät waagrecht vor den Mund halten, tief einatmen und Luft kurz anhalten.
- Das Mundstück fest mit den Lippen umschließen und mit aller Kraft schnell ausatmen (kurzer Ausatemstoß).
- Messwert anhand des Zeigers (oder digital) ablesen.
- Zeiger erneut auf null stellen und den gleichen Vorgang noch zweimal wiederholen. Höchsten erreichten Wert im Protokoll notieren.
- Anschließend „Ampelfarbe" ermitteln, in welche der höchste erreichte Wert fällt, und Ergebnis beurteilen.

Ampelschema

- **Rot:** Peak-Flow-Wert < 50 % des persönlichen Bestwerts
  → Stopp, Gefahr! Nils muss einen Arzt aufsuchen.
- **Gelb:** Peak-Flow-Wert 50–80 % des persönlichen Bestwerts
  → Achtung! Nils' Behandlungsplan (Therapie) muss angepasst werden.
- **Grün:** Peak-Flow-Wert 80–100 % des persönlichen Bestwerts
  → freie Fahrt. Nils Behandlung ist optimal, seine Erkrankung ist unter Kontrolle.

TIPP

Bei der Interpretation des Peak-Flow-Werts unterstützen die Ampelfarben Rot, Gelb und Grün. Diese sind in der Regel auch auf den Peak-Flow-Geräten abgedruckt.

4. Am Morgen wurde Nils ein Spacer ins Zimmer gebracht. Erläutern Sie den möglichen Grund dafür (2 P.) und geben Sie zwei mögliche Vorteile für Nils an (2 P.). 4 Punkte

TIPP

Als Spacer wird eine Inhalationshilfe bezeichnet, die einem Dosieraerosol als Reservoir vorgeschaltet ist.

Mögliche Gründe

- Nils wurde eine Inhalationshilfe in das Zimmer gebracht, da er selbst noch nicht die Einatmung und das Auslösen des Sprühstoßes koordinieren kann.
- Intention der Ärztin bzw. der Pflegefachperson ist, durch die Bereitstellung der Inhalationshilfe die Selbstständigkeit von Nils zu fördern. Mit einer Inhalationshilfe kann der Sprühstoß der Dosieraerosole ausgelöst werden, die erst anschließend inhaliert werden müssen. Die Gleichzeitigkeit von Auslösen und Inhalieren ist hier nicht notwendig.

Vorteile für Nils

- Er kann das Asthmaspray selbstständig einsetzen, was bei Notfallmedikamenten besonders wichtig ist!
- Die Inhalationshilfe erleichtert die Koordination von Einatmung und Auslösen des Sprühstoßes.
- Da Nils Einatmung und Auslösen des Sprühstoßes noch nicht koordinieren kann, ermöglicht die Inhalationshilfe, dass effektiv mehr Wirkstoff in die Lunge kommt.

Kompetenzen und Operatoren

Diese Aufgabe besteht aus zwei Aufgabenteilen, die beide dem Kompetenzschwerpunkt V.1 (Anlage 2 PflAPrV) zugeordnet werden können.
Der Operator „Erläutern Sie" erfordert eine ausführliche Antwort in Sätzen mit Fallbezug, während bei „geben Sie … an" Stichpunkte ausreichend sind.

5. Ein wichtiger Aspekt in der Pflege von chronisch Kranken wie Nils ist die Patientenedukation. Definieren Sie diesen Begriff (3 P.) und planen Sie eine an Nils' Bedarf angepasste Patientenedukation unter Berücksichtigung der drei Strategien (3 P.) mit zwei individuellen Maßnahmen je Strategie (6 P.). 12 Punkte

Patientenedukation

Unter Patientenedukation wird eine Patientenschulung verstanden, die aus pädagogischen und psychologischen Maßnahmen (Informieren, Schulen [Anleiten], Beraten) besteht. Die Maßnahmen sind den individuellen Bedürfnissen und Situationen des zu pflegenden Menschen so gut wie möglich angepasst. Ziel der Patientenedukation ist es, durch Wissensvermittlung und Förderung praktischer Kompetenzen den zu pflegenden Menschen zur Krankheitsbewältigung und zum aktiven und eigenverantwortlichen Managen der Krankheitssituation zu befähigen.

ACHTUNG

Die Strategien der Patientenedukation können auch ineinander übergehen, d.h., im Rahmen einer Information kann auch eine Mikroschulung durchgeführt werden.

Kompetenzen und Operatoren

Diese Aufgabe besteht aus zwei Aufgabenteilen, die beide dem Kompetenzschwerpunkt II.2 (Anlage 2 PflAPrV) zugeordnet werden können.
Die Aufgabe wird durch einen hinführenden Satz eingeleitet.
Der Operator „Definieren Sie" fordert eine begründete Auseinandersetzung in Satzform.
Auch der Operator „planen Sie" erfordert eine auf die Fallsituation bezogene Ausführung in vollständigen Sätzen.

Individuelle, an Nils' Bedürfnisse angepasste Maßnahmen
Informieren
- Einheit zur Aufklärung über das Krankheitsbild Asthma: Was passiert während eines Asthmaanfalls in der Lunge?
- Einheit zur Aufklärung der Auslöser: Bei Nils bezieht sich diese Einheit auf Allergene und Allergenvermeidung.
- Einheit zu Therapiemaßnahmen: Was für Sprays muss Nils anwenden, wie wirken diese und welche Nebenwirkungen können auftreten?

→ Generell immer Informationsmaterial zum Nachlesen für zu Hause aushändigen.

Schulen (Mikroschulung, Anleitung)
- Anleitung zur Nutzung des Peak-Flow-Meters und Führen eines Tagebuchs
- Anleitung zur Anwendung eines Dosieraerosols mit Inhalationshilfe und Mundstück
- Anleitung zur Anwendung eines Dosieraerosols ohne Inhalationshilfe und Mundstück (insbesondere für Notfallsituationen)
- Anleitung zur dosierten Lippenbremse
- Anleitung zu atemerleichternden Maßnahmen, z. B. Kutschersitz, Torwartstellung

Beraten
- Einheit zum Thema Sport (Fußball und Asthma)
- Einheit zum Thema Asthma in der Schule
- Einheit zum Thema Umgang mit einer Notfallsituation
- Einheit zum Thema Angst vor erneutem Asthmaanfall
- Einheit zum Thema körperliche Anzeichen richtig einschätzen

IMPULS
- Überlegen Sie sich für einzelne Maßnahmen konkrete Inhalte, z. B. für eine Einheit zur Aufklärung über Allergene und Allergenvermeidung. Welche Inhalte vermitteln Sie Nils und seiner Mutter?
- Stellen Sie auch für weitere Themen, z. B. Adipositas, Diabetes mellitus oder Burn-out, Inhalte zusammen, die für die einzelnen Strategien der Patientenedukation relevant sein könnten.

Kompetenzen und Operatoren
Diese Aufgabe kann dem Kompetenzschwerpunkt I.2 (Anlage 2 PflAPrV) zugeordnet werden.
Diese Aufgabe ergibt sich aus einem Zitat aus der Fallsituation. Der Operator „Nehmen Sie … Stellung" benötigt eine Antwort in ganzen Sätzen. Der Zusatz „Berücksichtigen Sie" erfordert das Eingehen auf den vorgegebenen Schwerpunkt.

6. „Mama, sag jetzt endlich, ob ich noch kicken kann! Ich habe solche Angst, dass das wieder passiert!" Nehmen Sie zu Nils' Befürchtung Stellung. Berücksichtigen Sie bei Ihrer Ausführung die Lebensgestaltung zu Hause (3 P.) und den Aspekt Asthma und Sport (3 P.). 6 Punkte

Lebensgestaltung
- Eine auf das Asthma ausgerichtete Lebensgestaltung kann weiteren Asthmaanfälle vorbeugen.
- Dabei sollte auf eine rauchfreie Umgebung geachtet werden. Die Mutter (Eltern) sollten auf das Rauchen zu Hause verzichten.
- Grundsätzlich sollte Nils Katzen meiden, da er gegen ihre Haare allergisch ist. Nils' Mutter sollte z. B. sein Fußballtrikot selbst waschen, um zu vermeiden, dass es mit Katzenhaaren aus einem anderen Haushalt in Kontakt kommt.

- Die Familie sollte Urlaubsreisen ans Meer oder ins Hochgebirge gegenüber Städtereisen bevorzugen.
- Um stressigen Situationen entgegenwirken zu können, sollte Nils Entspannungstechniken erlernen.
- Selbsthilfegruppen, Asthmaschulungen, Asthmacamps unterstützen die Krankheitsbewältigung.

Asthma und Sport

- Nils sollte am Schulsport und am Fußballtraining teilnehmen. Es ist sinnvoll, dass jedes Kind mit Asthma am Schulsport teilnimmt und seinen Fähigkeiten gemäß gefördert wird. Zudem stärkt Sport die Persönlichkeitsentwicklung.
- Ausdauersportarten können grundsätzlich Nils' Gesamtsituation verbessern und zur sozialen Integration beitragen (Verbesserung von Nils' psychischer Situation).
- Körperliche Betätigung kann zwar zu einem Asthmaanfall führen, stellt aber grundsätzlich kein erhöhtes Risiko für einen schweren Asthmaanfall dar.
- Löst körperliche Betätigung einen Asthmaanfall aus, muss die Therapie überprüft werden.
- Nils muss von einem Sporttherapeuten/einer Physiotherapeutin beraten werden, ob Fußball für ihn weiterhin infrage kommt.
- Wenn er entgegen der sport-/physiotherapeutischen Empfehlung auf Fußball bestehen sollte, kann ggf. eine andere Position, z. B. Torwart, angedacht werden.

LITERATUR

1. Bundesamt für Gesundheit (BAG). Chronische Atemwegserkrankungen. 2020. Aus: www.bag.admin.ch/bag/de/home/krankheiten/krankheiten-im-ueberblick/chronische-atemwegserkrankungen.html (letzter Zugriff: 21.9.2023).
2. Deutsche Atemwegsliga e. V. Peak-Flow-Messung. Informationsblatt 22. 2017. Aus: www.atemwegsliga.de/informationsmaterial-asthma.html?file=tl_files/eigene-dateien/informationsmaterial/22Peak-Flow.pdf (letzter Zugriff: 21.9.2023).
3. Röhm-Kleine S. Dosieraerosol und Pulverinhalator anwenden. In: Regnet N (Hrsg.). Pflegetechniken. Von Absaugen bis ZVK. 4. A. München: Elsevier, 2022. S. 157–163.
4. Schaeffer D, Petermann F. Patientenberatung/Patientenedukation. Bundeszentrale für gesundheitliche Aufklärung (BzGA). 2020. Aus: https://leitbegriffe.bzga.de/alphabetisches-verzeichnis/patientenberatung-patientenedukation/ (letzter Zugriff: 21.9.2023).

17.3.2 Fallsituation: ambulante Langzeitpflege (> Kap. 6.3)

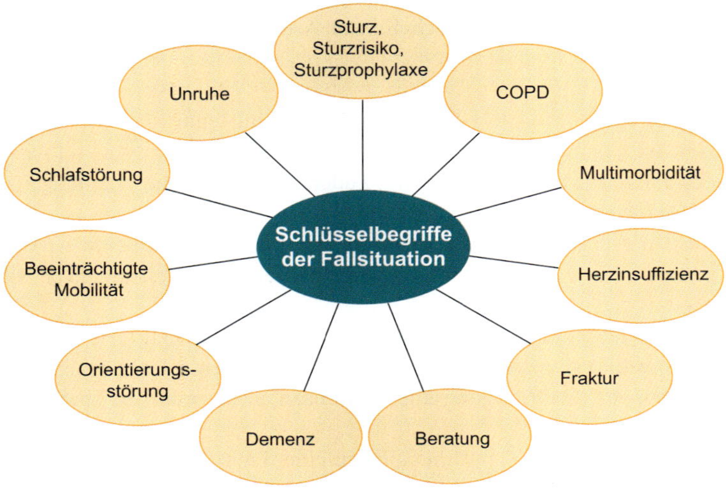

Kompetenzen und Operatoren
Diese Aufgabe kann dem Kompetenzschwerpunkt I.2 (Anlage 2 PflAPrV) zugeordnet werden. Der Operator „Erklären Sie" fordert eine Antwort in ganzen Sätzen, die auf die Fallsituation abgestimmt ist.

1. Erklären Sie den Begriff Multimorbidität am Beispiel von Herrn Kirsch. 3 Punkte

- Unter Multimorbidität wird das Auftreten mehrerer chronischer Krankheiten verschiedener Organe bezeichnet.
- Herr Kirsch hat mehrere chronische Erkrankungen: Herzinsuffizienz, COPD, Immobilität, evtl. Demenz. Somit kann hier von Multimorbidität gesprochen werden.

Kompetenzen und Operatoren
Diese Aufgabe besteht aus 2 Aufgabenteilen, die beide dem Kompetenzschwerpunkt I.2 (Anlage 2 PflAPrV) zugeordnet werden können. Der Operator „Bestimmen Sie" erfordert ein stichpunktartiges Aufführen, während „begründen Sie" eine Ausführung in Sätzen verlangt.

2. Bestimmen Sie die verschiedenen Dimensionen der Orientierung (4 P.) und begründen Sie jeweils Herrn Kirschs Situation (4 P.). 8 Punkte

- **Situative Orientierung:** Desorientiert. Herr Kirsch erkennt den Sinnzusammenhang – Besuch der Pflegefachperson – nicht.
- **Zeitliche Orientierung:** Desorientiert. Dies zeigt sich an Herrn Kirschs Frage nach dem Frühstück. Ihr Besuch bei Herrn Kirsch findet jedoch im Spätdienst statt.
- **Örtliche Orientierung:** Desorientiert. Herr Kirsch meint nach Aussage der Tochter, dass er sich in einem Haus mit Garten und Hühnern befände.
- **Personelle Orientierung:** (Teilweise) desorientiert. Herr Kirsch spricht die Tochter mit „Mutti" wie früher die Ehefrau an. Die Tochter sagt, zuletzt hätte er sie vorgestern verwechselt.

3. Beschreiben Sie drei nicht medikamentöse pflegerische Interventionen, die Sie bei Herrn Kirsch anwenden können, damit dieser nachts besser zur Ruhe kommt. 6 Punkte

- **Atemstimulierende Einreibung (ASE):** zur Einschlafförderung und Beruhigung von Herrn Kirsch. Dafür wird Herr Kirsch bequem positioniert, sodass der Rücken frei zugänglich ist, z. B. sitzend mit aufgestützten Armen und dem Kopf in den Händen oder in Seitenlage. Die Pflegefachperson reibt den Rücken von oben nach unten mit einem fetten Öl oder einer Wasser-in-Öl-Emulsion ein und achtet darauf, dass sie immer Hautkontakt hat, d. h., sie nimmt nicht beide Hände gleichzeitig von Herrn Kirschs Körper. Zudem stimmt die Pflegefachperson ihre Bewegungen auf Herrn Kirschs Atmung ab. Während Herr Kirsch ausatmet, beginnt die Pflegefachperson die Einreibung mit kreisenden Bewegungen. Dabei übt sie mit den Händen links und rechts der Wirbelsäule einen etwas intensiveren Druck aus. Wenn Herr Kirsch einatmet, gleiten ihre Hände mit leichtem Druck in einer kreisförmigen Bewegung zurück zur Wirbelsäule. Diese Bewegungsabfolge führt die Pflegefachperson etwa 4- bis 8-mal (5–10 Minuten lang) vom Nacken bis zum unteren Rippenrand durch. Abschließend streicht sie mit beiden Händen gleichzeitig von oben nach unten neben der Wirbelsäule entlang.
- **Aromatherapie:** Lavendelöl wirkt beruhigend. Es gibt verschiedene Anwendungsmöglichkeiten, z. B.:
  - Elektrische Duftlampe: Diese wird in der Nähe von Herrn Kirschs Bett aufgestellt und mit Wasser und 5 Tropfen Lavendelöl befüllt.
  - Vollbad: In das Badewasser max. 5 Tropfen Lavendelöl und einen Emulgator, z. B. Sahne, geben. Badezeit: 10–15 Minuten.
  - Lavendelauflage: Kompresse in 10 ml Olivenöl, dem 2–3 Tropfen Lavendelöl zugesetzt wurde, tränken. Mullkompresse auf Herrn Kirschs Brust legen und mit angewärmten Waschlappen (ggf. Heilwolle) bedecken. Herrn Kirsch wieder ankleiden bzw. Oberteil runterziehen und Oberkörper in ein Außentuch hüllen. Herrn Kirsch auffordern, seine Hände auf die Kompresse zu legen, um die milde Wärme zu spüren. Zur Entspannung zusätzlich Wärmekissen/Wärmflasche auf Herrn Kirschs Bauch legen und seine Schultern warmhalten.
- **Einschlafrituale:**
  - Angehörige, d. h. Herrn Kirschs Tochter, einbeziehen, ggf. in Biografie recherchieren.
  - Beispiele für mögliche Rituale:
    - Abendgebet
    - Musik hören
    - Tee oder heiße Milch trinken
    - Nachrichten im TV ansehen
- **Basale Stimulation:** beruhigende Ganzkörperwaschung in der Haarwuchsrichtung. Die Pflegefachperson wählt die Wassertemperatur nach Rücksprache mit Herrn Kirsch so, dass sie für ihn angenehm ist (37–40 °C). Die Pflegefachperson beginnt mit der Waschung, während der sie möglichst wenig mit Herrn Kirsch spricht, am Körperstamm und führt

Kompetenzen und Operatoren

Diese Aufgabe kann dem Kompetenzschwerpunkt V.1 (Anlage 2 PflAPrV) zugeordnet werden.
Der Operator „Beschreiben Sie" fordert eine umfangreiche Beantwortung in Sätzen.

den gut ausgewrungenen Waschlappen in Richtung einer Extremität, z. B. Arm. Die Pflegefachperson bewegt ihre Hand ausschließlich in Haarwuchsrichtung, setzt also immer wieder neu an, statt ihre Hand an Herrn Kirschs Körper zurückzuführen. Die Wirkung der beruhigenden Ganzkörperwaschung kann durch das Abtrocknen und Eincremen in Haarwuchsrichtung sowie ein warmes Fußbad verstärkt werden.

ACHTUNG

- Die beruhigende Ganzkörperwaschung kann nach den gleichen Prinzipien auch als Teilkörperpflege durchgeführt werden.
- Der Intimbereich wird während der Körperwaschung mitgewaschen.
- Ätherische Öle sind nicht unbedingt notwendig.

Kompetenzen und Operatoren

Diese Aufgabe kann dem Kompetenzschwerpunkt V.1 (Anlage 2 PflAPrV) zugeordnet werden.
Die Operatoren „Ermitteln Sie" und „begründen Sie" verlangen die Beantwortung in ganzen Sätzen.

4. Ermitteln Sie Herrn Kirschs Sturzrisiko unter Berücksichtigung der Risikoeinteilung im Expertenstandard „Sturzprophylaxe in der Pflege" (12 P.) und begründen Sie Ihre Einschätzung (1 P.). 13 Punkte

TIPP

Der Expertenstandard „Sturzprophylaxe in der Pflege" des Deutschen Netzwerks für Qualitätsentwicklung in der Pflege (DNQP) empfiehlt eine zweischrittige Risikoeinschätzung [2]:

Schritt 1 – Initialscreening

Die Einschätzung des Sturzrisikos bei der Aufnahme oder dem Erstbesuch basiert auf der fachlichen Expertise der Pflegefachperson. Dabei befragt sie den zu pflegenden Menschen und/oder die Angehörigen.
Das DNQP schlägt folgende Fragen vor:

- Sind Sie in den letzten 12 Monaten gestürzt?
- Haben Sie Schwierigkeiten beim Gehen, Stehen oder Sitzen?
- Haben Sie Probleme mit Ihrem Gleichgewicht oder Ihrer Koordination?
- Haben Sie Schwierigkeiten mit Ihrem Seh- oder Hörvermögen?
- Nehmen Sie Medikamente ein, die das Sturzrisiko erhöhen können?

Bei einem oder mehr Anhaltspunkten wie z. B. mehr als drei Medikamenten, Gangstörung … sollte ein ausführliches Assessment erfolgen.

Schritt 2 – weiterführendes Assessment

- **Biografisches Assessment:** Erhebung persönlicher und familiärer Hintergründe (Alter, Geschlecht, Lebenssituation), medizinische Vorgeschichte, Medikamente und Sturzerfahrungen
- **Medizinisches Assessment:** Erfassung von körperlichen/geistigen Beeinträchtigungen und Erkrankungen für erhöhtes Sturzrisiko
- **Funktionelles Assessment:** Ermittlung von Fähigkeiten in Mobilität, Balance, Gangsicherheit, Seh-/Hörvermögen, kognitiven Fähigkeiten
- **Umgebungsbezogenes Assessment:** Prüfung des Wohn-/Pflegeumfelds auf Sturzgefahren wie Stolperfallen, rutschige Böden, Lichtverhältnisse

Auf Basis der Ergebnisse des Assessments wird das Sturzrisiko des zu pflegenden Menschen in eine der drei Kategorien eingeteilt:

- Niedriges Risiko = geringes Sturzrisiko
  → Besondere Maßnahmen zur Sturzprävention sind nicht erforderlich.
- Erhöhtes Risiko = erhöhtes Sturzrisiko
  → Gezielte Maßnahmen zur Sturzprävention sind notwendig.
- Hohes Risiko = hohes Sturzrisiko
  → Umfassende Maßnahmen zur Sturzprävention sind notwendig.

- **Biografisches Assessment:**
  - Sturz in der Vorgeschichte
  - 84 Jahre
  - Wohnt allein
- **Medizinisches Assessment:** Polypharmazie (Herr Kirsch nimmt mehr als vier Medikamente)
- **Funktionelles Assessment:**
  - Störungen der Balance und der Gehfähigkeit
  - Kognitive Beeinträchtigung → Orientierungsstörung → Demenz
- **Umgebungsassessment:**
  - Hindernisse auf dem Boden, z. B. Teppich, über den Herr Kirsch gestolpert ist
  - Unzureichende Beleuchtung in der Nacht
  - Gegenstände, die Wege einengen, z. B. Tisch, an dem sich Herr Kirsch gestoßen hat

→ **Sturzrisiko von Herrn Kirsch:**
Herr Kirsch weist ein hohes Sturzrisiko auf. Es sind umfassende Maßnahmen zur Sturzprävention erforderlich.

5. Der professionelle pflegerische Beratungsprozess erfolgt in mehreren Schritten. Bestimmen Sie die fünf Phasen des Beratungsprozesses und beschreiben Sie deren Inhalte in Bezug auf Herrn Kirsch und seine Tochter (5 P.). Ermitteln Sie den Beratungsbedarf anhand der Fallsituation und leiten Sie vier mögliche Ziele ab (5 P.). Beraten Sie Herrn Kirsch und seine Tochter zu zwei Punkten ausführlich (8 P.). 18 Punkte

Kompetenzen und Operatoren

Diese Aufgabe besteht aus drei Aufgabenteilen, die alle dem Kompetenzschwerpunkt II.2 (Anlage 2 PflAPrV) zugeordnet werden können.
Der Operator „Bestimmen Sie" fordert ein Zusammentragen in Stichworten, während bei „beschreiben Sie" eine Ausführung in ganzen Sätzen notwendig ist. Der Operator „Ermitteln Sie" erfordert ein fallbezogenes Arbeiten. Der Operator „Beraten Sie" dient hier als Überleitung – hier geht hervor, dass Sie zwei Punkte unter der Phase „Beratung durchführen" ausführlich wiedergeben.

1. Kontakt aufnehmen, Beziehung herstellen
2. Beratungsbedarf erfassen
3. Beratungsziele aushandeln
4. Beratung durchführen, Lösungen entwickeln
5. Beratungsprozess beenden und evaluieren

Phasen einer Beratung	Inhalte (können auch direkt auf das Fallbeispiel bezogen sein)	Fallbezug
1. Kontakt aufnehmen, Beziehung herstellen	• Begrüßung, ggf. Vorstellung • Social Talk (oder Small Talk): Wetter, Familie, Situation …: „Wie geht es Ihnen?" „Wie geht es Ihren Kindern?" „Haben Sie letzte Nacht gut geschlafen?" → Symmetrische, gleichberechtigte Beziehung herstellen	• Von vornherein klären, ob die Beratung mit oder ohne Herrn Kirsch stattfindet. In letzterem Fall bietet sich die Beratung der Tochter an • „Schön, dass wir heute dieses Beratungsgespräch führen können. Mein Name ist XY, ich bin Pflegefachfrau des ambulanten Pflegediensts ‚Vital'." • „Schön, nach dem Krankenhausaufenthalt wieder zu Hause zu sein, oder? Ich habe Sie auf meiner Runde schon vermisst. Der Ausblick auf die Altstadt ist hier bei Ihnen einfach schön!"

Phasen einer Beratung	Inhalte (können auch direkt auf das Fallbeispiel bezogen sein)	Fallbezug
2. Beratungsbedarf erfassen	• Informationen und Daten sammeln: zu pflegenden Menschen zu Erwartungen, Zielen befragen, ihn erzählen lassen • Problem(e) benennen und besprechen • Ziele abstimmen	• „Wir haben uns heute zusammengesetzt, um die Situation hier zu Hause optimal zu gestalten. Gibt es Punkte, über die Sie sprechen möchten oder die Ihnen wichtig sind? Was erwarten Sie von unserem Gespräch?" • „Mir sind folgende Punkte aufgefallen: Herr Kirsch/Ihr Vater … – ist sturzgefährdet – ist desorientiert – kann kaum mehr alleine bleiben – nimmt Medikamente unregelmäßig ein – ist am Abend und nachts unruhig"
3. Beratungsziele aushandeln	• Was soll erreicht werden? Erwartungen ausbalancieren • Realistische Zielvorstellungen gemeinsam verhandeln	„Was sind die wichtigsten Punkte, über die wir sprechen sollten?" • Beratung zur Sturzprophylaxe • Beratung zur sicheren Mobilität • Beratung zu beruhigenden Maßnahmen • Beratung zur Demenz (ggf. nach Diagnosestellung) – Validation • Beratung zur regelmäßigen Medikamenteneinnahme
4. Beratung durchführen, Lösungen entwickeln	• Wertschätzendes Beratungsgespräch führen • Auf die Themen konzentrieren, die unbedingt besprochen werden müssen • Keine Ratschläge geben • Handlungsmöglichkeiten erkennen und Ressourcen aufzeigen • Hintergrundwissen vermitteln • Gemeinsam Lösungen suchen	• Beratung zur Sturzprophylaxe: – Hüftprotektoren tragen – Eliminieren von Sturzgefahren wie Teppiche, unnötige Gegenstände, z. B. Beistelltisch, Blumentöpfe, Kabel • Beratung zur sicheren Mobilität: – Laufen mit Rollator, Rollator bei jedem Gang benutzen, Bremsen bei Nichtbenutzung feststellen – Gehtraining – Alle Transfers sicher mit Herrn Kirsch einüben • Beratung zu beruhigenden Maßnahmen – ASE – Ölkompresse – Rituale • Beratung zur Demenz (ggf. nach Diagnosestellung) – Validation – Basale Stimulation • Beratung zur regelmäßigen Medikamenteneinnahme nach ärztlicher Anordnung – Kontrolle der Medikamenteneinnahme – Diuretikum nicht mehr am Nachmittag (nachträglich) verabreichen – Medikamentenwecker – Funktioniert Herrn Kirschs Hand-Mund-Koordination für das Inhalat? → Evtl. Inhalationshilfe

Phasen einer Beratung	Inhalte (können auch direkt auf das Fallbeispiel bezogen sein)	Fallbezug
5. Beratungsprozess beenden und evaluieren	• Rechtzeitig das Ende ankündigen • Gespräch beenden und dokumentieren • Veränderungsprozess begleiten • Ggf. weitere Angebote machen • Evtl. „Hausaufgabe" geben • Sich verabschieden	„Wir haben nun das Ziel X/die Ziele XY ausgearbeitet. Haben Sie dazu noch Fragen? Wenn Sie keine weiteren Fragen haben, kommen wir zum Schluss." *Beispiel:* „Es wäre super, wenn Sie wie besprochen die Teppiche noch zur Seite räumen könnten. Vielleicht schaffen Sie es morgen, ein bisschen mehr Platz bei den Durchgängen zu schaffen. Und halten Sie Ihren Vater bitte immer an, den Rollator zu benutzen." „Auf Wiedersehen und bis morgen!"

LERNTIPP

Es gibt verschiedene Beratungsprozessmodelle – mit mehr oder auch mit weniger als fünf Phasen (Schritten). Beschreiben Sie das, welches Ihnen bekannt ist. Die Lehrkräfte Ihres Lerninstituts wissen, was Sie gelernt haben, und werden dies berücksichtigen. Die Phasen (Schritte) können z. B. auch folgendermaßen benannt sein:

- Beratungsbedarf/-problem und Ressourcen ermitteln
- Beratungsziel gemeinsam festlegen
- Beratungsmaßnahmen gemeinsam festlegen
- Beratungsmaßnahmen umsetzen
- Evaluation [3]

ACHTUNG

Das Beratungsgespräch ist eine Mischung aus Informieren und aktivem Zuhören mit dem Ziel, dass Klienten eigenständig Entscheidungen treffen können.

LERNTIPP

Auch gut zu wissen:

- Definition Patientenedukation
- Begriffsabgrenzungen: Beratung, Information, Anleitung und Schulung
- Weitere Krankheitsbilder, in welcher Patientenberatung und Patientenedukation eine wichtige Rolle spielen

6. „Vielleicht hat er ja Alzheimer?" Interpretieren Sie diese Aussage. 2 Punkte

- Die Alzheimer-Krankheit ist eine Form der Demenz und zugleich die häufigste. Demenz ist der Oberbegriff für Erkrankungsbilder, bei welchen das Denken, sprachliche Fähigkeiten, die Orientierung und das Erinnerungsvermögen verloren gehen.
- Herr Kirsch hat Orientierungsschwierigkeiten und ist vergesslich. Welche Ursache diese Symptome aber haben, ob z. B. die Alzheimer-Krankheit, eine andere Demenzform oder ein Delir, muss für eine valide Aussage diagnostisch abgeklärt werden.

Kompetenzen und Operatoren

Diese Aufgabe kann den Kompetenzschwerpunkten I.2 und II.2 (Anlage 2 PflAPrV) zugeordnet werden.
Der Operator „Interpretieren Sie" fordert eine begründete Bewertung in ganzen Sätzen.

TIPP

Tests zur Früherkennung einer Demenz sind z. B. der Mini-Mental-Status-Test (MMST) oder der Uhrentest. Diese Tests können die ärztliche Untersuchung und Diagnosestellung aber nicht ersetzen!

LITERATUR

1. Deutsche Alzheimer Gesellschaft e.V. Selbsthilfe Demenz (Hrsg.). Demenz – ein Thema für den Unterricht. Aus: https://alzheimer4teachers.de (letzter Zugriff: 4.7.2023).
2. Deutsches Netzwerk für Qualitätsentwicklung in der Pflege (DNQP). Expertenstandard Sturzprophylaxe in der Pflege. 2. Aktualisierung. Osnabrück: 2022.
3. Schütz D. Familienorientierte Pflege und Betreuung. In: Hoehl M, Kullick K (Hrsg.). Gesundheits- und Kinderkrankenpflege. 5. A. Stuttgart: Thieme, 2019. S. 188–202.

17.4 Viertes Prüfungsbeispiel

Agnes Müller

17.4.1 Fallsituation: stationäre Langzeitpflege (➢ Kap. 7.1)

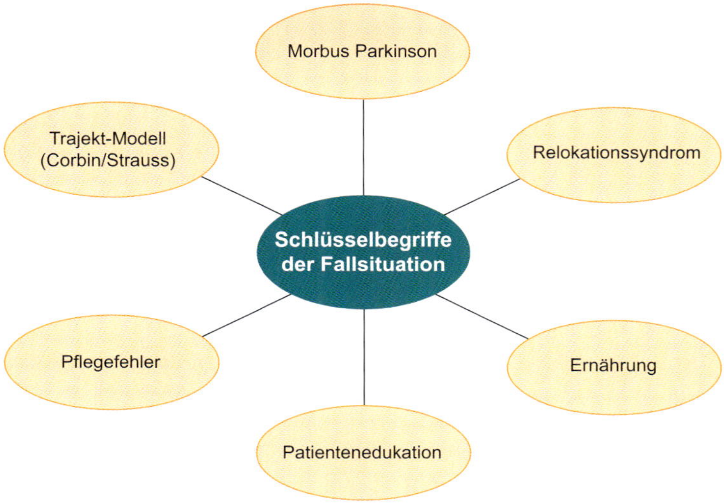

1. Herr Reese leidet an Morbus Parkinson. Definieren Sie die Erkrankung (3 P.), nennen Sie drei Kardinalsymptome (Fachbegriffe; 3 P.) dieser Erkrankung und erklären diese anhand Ihrer Beobachtungen bei Herrn Reese (3 P.). 9 Punkte

Definition

Morbus Parkinson ist eine fortschreitende neurodegenerative Krankheit des zentralen Nervensystems. Sie resultiert hauptsächlich aus dem schrittweisen Absterben von Nervenzellen in der Substantia nigra, einem Gehirnbereich. Diese Zellen sind normalerweise für die Dopaminproduktion zuständig, was Bewegung und Koordination beeinflusst. Die Krankheit zeigt vielfältige motorische und nicht motorische Symptome. Die Kardinalsymptome sind alle motorische Symptome.

Kardinalsymptome

- **Bradykinese, Akinese** (Bewegungsverlangsamung): *[...] und schimpft dabei leise vor sich hin: „Bis ich da ankomme, kann ich ja schon Mittag essen ..."*
- **Rigor** (Steifheit): *„[...] Alles fühlt sich so steif an, und ich komme mit meinen Füßen nicht an meine Schuhe heran."*
- **Ruhetremor** (Zittern in Ruhe): *[...] dass seine Hände beim Festhalten weniger zittern als beim Sitzen an der Bettkante.*
- **Posturale Instabilität** (Haltungsinstabilität): *[...] stößt Herr Reese beim Umdrehen gegen den Tisch und fällt Ihnen direkt in die Arme.*

Kompetenzen und Operatoren

Diese Aufgabe besteht aus drei Aufgabenteilen, die alle dem Kompetenzschwerpunkt I.2 (Anlage 2 PflAPrV) zugeordnet werden können.
Der Operator „Definieren Sie" fordert eine begründete Auseinandersetzung in Satzform, der Operator „nennen Sie" erfordert eine Aufzählung ohne weitere Erklärung und der Zusatz „erklären Sie diese anhand" verlangt die Einbeziehung der in der Fragestellung genannten Aspekte.

TIPP

Nicht motorische Symptome reichen von Geruchsstörungen über Schlafprobleme und Depressionen bis zu Verdauungsproblemen und kognitiven Beeinträchtigungen.

Kompetenzen und Operatoren

Diese Aufgabe besteht aus zwei Aufgabenteilen, die beide dem Kompetenzschwerpunkt V.1 (Anlage 2 PflAPrV) zugeordnet werden können.
Der Operator „Erklären Sie" fordert eine Darstellung des Sachverhalts auf der Basis von eigenen Kenntnissen. Der Operator „belegen Sie anhand" erfordert die Einbeziehung der in der Fragestellung genannten Aspekte.

2. Morbus Parkinson ist eine chronische Erkrankung. Erklären Sie den phasenweisen Verlauf einer chronischen Erkrankung anhand des Trajekt-Modells nach Corbin und Strauss (10 P.) und belegen Sie anhand der Fallsituation, in welcher Phase sich Herr Reese im Moment befindet (2 P.). 12 Punkte

Trajekt-Modell

- **Vor-Trajekt:** Phase vor der Manifestation und Diagnose. Hier sind meist keine Krankheitsanzeichen sichtbar, es können erstmalig unspezifische, schwer zuordenbare Symptome auftreten. Diese werden meist kognitiv vermieden und zu normalisieren versucht. Wenn sie irgendwann vordergründig sind, erfolgt (in der Regel) eine Kontaktaufnahme mit dem Versorgungssystem.
- **Trajekt-Beginn:** Mit der Kontaktaufnahme mit dem Versorgungssystem und/oder der Diagnose beginnt die Verlaufskurve.
- **Krise/Akute Phase:** Diese hat oft lebensbedrohlichen Charakter. Sie kann nicht mehr autonom bewältigt werden und bedarf Maßnahmen des Gesundheitssystems. Die Krise betrifft nicht nur die körperlichen Gegebenheiten des Menschen, sondern sein Umfeld genauso wie seine Psyche (Akutphase). Es handelt sich um immer wieder auftretende Phasen, in denen sich die Krankheitssituation zuspitzt und/oder sich neue Symptome/Komplikationen einstellen, sodass eine umgehende Behandlung notwendig wird.
- **Restabilisierung:** Krankheitssymptome/-komplikationen werden wieder unter Kontrolle gebracht. Die erkrankte Person versucht, ihr gesundheitliches Gleichgewicht wiederzufinden.
- **Stabile Phase:** Das Leben wird mit/trotz chronischer Krankheit wieder „normal". Die Krankheit steht still oder verändert sich so langsam, dass wenige Anhaltspunkte auf ihre Existenz hinweisen.
- **Instabile Phase:** Die Krankheit ist wieder außer Kontrolle, da die Therapie nicht mehr ausreicht, die Krankheit schlimmer geworden ist oder neue Symptome hinzugekommen sind.
- **Abwärtsentwicklung:** Charakteristisch ist hier, dass sich Krankheitssymptome in Qualität und Quantität verändern und eine Restabilisierung nicht mehr oder auf einem schlechteren Niveau als bisher erreicht wird.
- **Sterben:** Wochen und Tage vor dem Tod der erkrankten Person.

Aktuelle Phase

Herr Reese befindet sich in einer **instabilen Phase,** da die Erkrankung schlimmer geworden ist: *[…] da sich seine Krankheitssituation so verschlechtert hat, dass er auf mehr Unterstützung im Alltag angewiesen ist. „[…] vor einer Woche bin ich noch zügig bis in den Speisesaal gekommen." Ständig sei er schlecht gelaunt und wisse nichts mehr mit seinem kaputten Körper anzufangen.*

3. Während der Körperpflege bemerken Sie, dass Herr Reese sehr dünn ist. Beschreiben Sie, wie Sie weiter vorgehen, um Ihre pflegerische Beobachtung zu sichern (2 P.) und Herrn Reeses Ernährungssituation festzustellen (2 P.). 4 Punkte

- Größe/Gewicht, Gewichtsverlauf, BMI bei Herrn Reese feststellen.
- Anhand eines Assessmentinstruments zum Thema Ernährung, z. B. NRS, MUST, MNA, SGA, Ernährungstagebuch und Essprotokoll die Ist-Situation erheben.

Kompetenzen und Operatoren
Diese Aufgabe besteht aus zwei Aufgabenteilen, die beide dem Kompetenzschwerpunkt I.2 (Anlage 2 PflAPrV) zugeordnet werden können.
Der Operator „Beschreiben Sie" erfordert eine umfangreiche Beantwortung in Sätzen.

4. Die Auszubildende Maria fragt Sie, was die Pflegediagnose Relokationssyndrom bedeutet. Erklären Sie ihr die Pflegediagnose (3 P.) und verdeutlichen Sie diese anhand von vier Symptomen, welche Herr Reese aufweist (4 P.). 7 Punkte

Definition
Die Pflegediagnose Relokationssyndrom bezieht sich auf Situationen, in der – vor allem ältere – Menschen aufgrund von einem Umzug, einer Veränderung der Lebensumgebung o. Ä. negative physische, emotionale oder kognitive Reaktionen zeigen, z. B. Stress, Angst, Verwirrung oder Verhaltensveränderungen. Das Relokationssyndrom tritt oft auf, wenn ältere Menschen ihre vertraute Umgebung verlassen müssen, was mit dem Verlust von Vertrautem wie Räumlichkeiten, sozialen Kontakten und Routinen einhergeht.
Herrn Reeses Symptome
- Frustration: *[…] und fängt gleich an zu schimpfen […], […] schimpft dabei leise vor sich hin […].*
- Depression: *Die meiste Zeit sitzt er im Sessel und schaut aus dem Fenster. Von sich aus sucht er kaum das Gespräch und antwortet nur einsilbig.*
- Rückzug: *[…] bisher noch nicht länger aus seinem Zimmer herausgekommen ist.*
- Entfremdung: *[…] wisse nichts mehr mit seinem kaputten Körper anzufangen.*
- Verunsicherung: *Er wisse auch nicht, wie das weitergehen solle.*

Kompetenzen und Operatoren
Diese Aufgabe besteht aus zwei Aufgabenteilen, die beide dem Kompetenzschwerpunkt V.1 (Anlage 2 PflAPrV) zugeordnet werden können.
Der Operator „Erklären Sie" fordert eine begründete Auseinandersetzung in Satzform, der Operator „verdeutlichen Sie" verlangt die Einbeziehung der in der Fragestellung genannten Aspekte.

5. Beim Medikamentenmanagement der Parkinson-Medikamente passieren zwei Pflegefehler. Erklären Sie die Fehler (4 P.), deren Auswirkungen auf die Erkrankung (4 P.) und welche Konsequenzen sich daraus für Herrn Reese ergeben haben (2 P.). 10 Punkte

- Keine zeitlich exakte Einnahme der Parkinsonmedikamente: Parkinsonmedikamente müssen zeitlich exakt eingenommen werden, da Wirkungsschwankungen/Wirkungsverluste vermieden werden sollen, um die dauerhafte Bewegungs- und Handlungsfähigkeit sicherzustellen: *„Ich muss noch meine Medikamente nehmen. Der Nachtdienst wollte mir die schon geben, aber früh um sechs kann ja keiner was essen."*
  Konsequenzen für Herrn Reese: Wirkungsschwankung → erhöhte Steifheit: *„Sie sehen doch, dass ich nicht allein hochkomme. Alles fühlt sich so steif an […]"*

Kompetenzen und Operatoren
Diese Aufgabe besteht aus drei Aufgabenteilen, die alle dem Kompetenzschwerpunkt I.2 (Anlage 2 PflAPrV) zugeordnet werden können.
Diese Aufgabe wird durch einen hinführenden Satz eingeleitet.
Der Operator „Erklären Sie" fordert eine Darstellung des Sachverhalts auf der Basis von eigenen Kenntnissen ein.

- Parkinsonmedikamente dürfen nicht mit eiweißreichen Nahrungsmitteln eingenommen werden: *„Sie können mir wieder einen Joghurt hinstellen, der reicht mir als Frühstück und damit kann ich auch die Tabletten immer gut schlucken."* Das Parkinsonmedikament L-Dopa ist eine Aminosäure. Wird zu einer Tabletteneinnahme eiweißreiche Nahrung aufgenommen, kommt es zu einer Konkurrenzsituation an den Aminosäuretransportern im Dünndarm. Die Nahrungseiweiße sind in der Überzahl, dementsprechend kann L-Dopa nicht ausreichend aufgenommen werden.
  Konsequenzen für Herrn Reese: Verschlechterung der Krankheitssituation: *„[...] vor einer Woche bin ich noch zügig bis in den Speisesaal gekommen."*

Kompetenzen und Operatoren
Diese Aufgabe kann dem Kompetenzschwerpunkt II.2 (Anlage 2 PflAPrV) zugeordnet werden.
Der Operator „Verdeutlichen Sie" weist darauf hin, dass Sie Sachverhalte, welche nicht explizit genannt werden, aus der Fallsituation herausarbeiten sollen. Der Operator „erklären Sie" verlangt eine Auseinandersetzung in Satzform, welche mit Beispielen aus Herrn Reeses aktueller Situation begründet wird.

6. Patientenedukation gehört zu den Aufgaben einer Pflegefachperson. Verdeutlichen Sie anhand zweier von Ihnen gewählter Bereiche, welche Inhalte für Herrn Reese wichtig sind (4 P.), und erklären Sie begründet, welche Methode Sie für welchen Edukationsinhalt nutzen würden (4 P.). 8 Punkte

Medikamentenmanagement
Zeitlich exakte Einnahme der Parkinsonmedikamente. Herr Reese ist sich anscheinend nicht der Dringlichkeit/Notwendigkeit der zeitlich exakten Einnahme seiner Medikamente bewusst und welche Folgen das für seine Krankheitssituation hat. Hier ist ein Informationsgespräch mit schriftlichem Informationsmaterial z. B. einer Fachgesellschaft oder Selbsthilfegruppe möglich, um zu den schriftlichen Informationen noch individuelle Ergänzungen/Anpassungen zu geben. Herr Reese hat keine kognitiven Einschränkungen, sodass ein Gespräch gut möglich ist.
Ernährung
Herr Reese ist zu dünn. Er berichtet über Appetitverlust und einseitige Ernährung mit Joghurt und Milchpudding. Dies bedingt nicht nur eine einseitige Ernährung und damit eine mangelhafte Versorgung mit Nährstoffen, sondern darüber hinaus auch eine Verschlechterung seiner Krankheitssituation. Hier ist die Beratung eine gute Methode, um in einem ergebnisoffenen Gespräch herauszufinden, worin die Appetitlosigkeit begründet ist (Fremde Umgebung? Alleine essen? Schämt sich, mit anderen zu essen? Nebenwirkungen der Medikamente? ...), um dann gezielt beratend auf diesen Bereich eingehen zu können.

LITERATUR
1. Kamitsuru S, Herdman T, Lopes C. NANDA-I-Pflegediagnosen. Definitionen und Klassifikationen. 2021–2023. Stuttgart: Recom, 2022.
2. Kohl R, Menche N. Pflege bei neurologischen und neurochirurgischen Erkrankungen. In: Menche N, Keller C, Teigeler B (Hrsg.). PflegeHeute. 8. A. München: Elsevier, 2023. S. 1087–1147.
3. Ohne Autor. Nervensystem. In: I care. Pflege. 2. A. Stuttgart: Georg Thieme, 2020. S. 856–941.
4. Verwolt H. Motorische Degeneration. In: I care. Pflege. 2. A. Stuttgart: Georg Thieme, 2020. S. 1267–1268.
5. Winter C. Informations- und Arbeitsblätter zum Thema „Menschen mit Parkinson pflegen". In: Unterricht Pflege. Pflege von Menschen mit Parkinson. Heft 2. Brake: Prodos-Verlag, 2015. S. 12–31.
6. Zegelin A, Quenheim G, Schieron M. Information, Schulung, Beratung und Anleitung. In: Menche N, Keller C, Teigeler B (Hrsg.). PflegeHeute. 8. A. München: Elsevier, 2023. S. 1220–1235.

17.4.2 Fallsituation: ambulante Langzeitpflege (➤ Kap. 7.3)

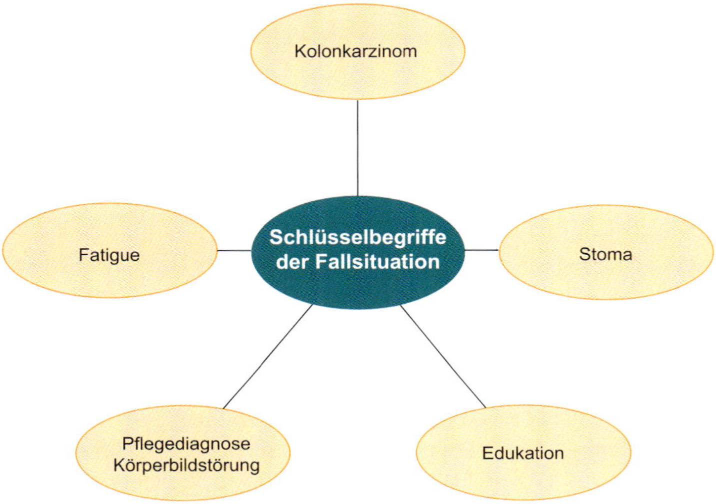

1. Frau Bach spricht davon, dass das Stoma irgendwann wieder wegkomme. Erklären Sie, was Frau Bach damit meint (2 P.), und woher Sie wissen können, ob diese Aussage stimmt. (1 P.). 3 Punkte

Rückverlegung des Stomas
Mit der Äußerung, dass das Stoma irgendwann wieder wegkomme, ist eine Rückverlegung des Stomas gemeint. Das bedeutet, dass die anatomisch korrekte Form der Ausscheidung wiederhergestellt wird, in dem der aus der Bauchwand ausgeleitete Darmabschnitt wieder mit dem Darmabschnitt, der zum Anus führt, verbunden wird. Danach erfolgt die Stuhlausscheidung wieder über den Anus naturalis.

Arztbrief
Sie können anhand der Diagnose „Anlage eines temporären Kolostomas" erkennen, dass das Kolostoma nur vorübergehend gelegt wurde und die Operation so erfolgt ist, dass eine Rückverlegung möglich ist.

Kompetenzen und Operatoren
Diese Aufgabe kann dem Kompetenzschwerpunkt I.2 (Anlage 2 PflAPrV) zugeordnet werden.
Der Operator „Erklären Sie" fordert eine Antwort in ganzen Sätzen mit dem Zusatz, dies auf die Fallsituation anzuwenden.

2. Frau Bach hat ein Kolonkarzinom T3, N1, M0. Erklären Sie stichpunktartig die Situation ihrer Erkrankung anhand dieser Klassifikation. 6 Punkte

	Erklärung	Einschätzung
T3	T für Tumor – Ausdehnung des Primärtumors	3 = Größe/lokale Ausdehnung des Primärtumors
N1	N für Nodulus – Fehlen oder Vorhandensein von Lymphknotenmetastasen	1 = Befall regionaler Lymphknoten
M0	M für Metastasen – Fehlen oder Vorhandensein von Fernmetastasen	0 = kein Anhaltspunkt für Fernmetastasen

Kompetenzen und Operatoren
Diese Aufgabe kann dem Kompetenzschwerpunkt I.2 (Anlage 2 PflAPrV) zugeordnet werden.
Der Operator „Erklären Sie" fordert Sie hier auf, die medizinischen Abkürzungen begreiflich zu machen.

TIPP

Das **TNM-System** ist ein international standardisiertes Klassifizierungssystem zur Stadieneinteilung und Verlaufsdokumentation bei Organtumoren (Tumorstadienbestimmung).

Kompetenzen und Operatoren
Diese Aufgabe kann dem Kompetenzschwerpunkt V.1 (Anlage 2 PflAPrV) zugeordnet werden.
Der Operator „Stellen Sie dar" verlangt die Aufzählung der von Ihnen durchgeführten Maßnahmen, das Fragewort „warum" die Begründung der Reihenfolge.

3. Im Rahmen Ihres Besuchs führen Sie bei Frau Bach die Stomaversorgung, den Portverbandwechsel und die Wundnahtversorgung am Bauch durch. Stellen Sie dar, in welcher Reihenfolge Sie die Versorgung planen und warum. 5 Punkte

- Reihenfolge nach hygienischen Aspekten: grundsätzlich von der saubersten Versorgung zur schmutzigsten Versorgung.
- Beginn beim Port, da dies eine aseptische Wunde ist (frei von Entzündungszeichen und durch eine Operation entstanden).
- Dann folgt die Wundnaht am Bauch, da dies ebenfalls eine aseptische Wunde ist.
- Am Ende steht der Wechsel der Stomaversorgung an. Das Stoma ist eine Körperöffnung, aus der Stuhlgang ausgeschieden wird und damit auch Bakterien (z. B. Escherichia coli), welche potenziell bei einer Keimverschleppung eine Infektion auslösen können.

ACHTUNG

Reihenfolge bei mehreren Verbandwechseln
Grundsätzlich werden Wunden **von „sauber" zu „unrein"** versorgt. Dies führt bei Verbandwechseln zu folgender Reihenfolge:
1. Aseptische Wunden, z. B. Fadennaht
2. Kontaminierte und kolonisierte Wunden, z. B. Dekubitus
3. Infizierte Wunden (lokal und systemisch), z. B. Erysipel
4. Wunden mit multiresistenten Keimen (MRE), z. B. MRSA

Kompetenzen und Operatoren
Diese Aufgabe besteht aus zwei Aufgabenteilen, die beide dem Kompetenzschwerpunkt I.2 (Anlage 2 PflAPrV) zugeordnet werden können.
Der Operator „Erklären Sie" fordert die Darlegung des Sachverhalts anhand eigenen Wissens.

4. Frau Bach hat einen Port. Erklären Sie, was dies ist (2 P.) und warum eine Portanlage bei Frau Bach notwendig war (2 P.). 4 Punkte

Definition
Port: voll implantierbarer zentraler Venenkatheter. Dieser Venenkatheter liegt vollständig im Körper. Ein subkutan implantiertes Reservoir (Port) wird durch einen Katheter mit einer zentralen Vene verbunden. Dieses Reservoir muss durch eine Nadel angestochen werden, um den Venenkatheter zugänglich zu machen.
Notwendigkeit
Bei Frau Bach wurde die Portanlage notwendig, da sie zur Behandlung des Kolonkarzinoms eine Chemotherapie erhält. Aufgrund der reizenden Substanzen einer Chemotherapie und der wiederholten notwendigen Punktion bietet sich der Port an, um der Klientin einen möglichst komplikationsfreien Alltag zwischen den Gaben der Chemotherapie zu ermöglichen.

IMPULS

Welche weiteren Venenkatheter kennen Sie? Differenzieren Sie diese in zentrale und periphere Venenkatheter.

5. Bei der Durchführung des Portverbandwechsel halten Sie das „Non-Touch-Prinzip" ein. Beschreiben Sie, was darunter zu verstehen ist. 2 Punkte

Entsprechende Körperstellen und Materialien werden nur mit sterilen Instrumenten oder sterilen Handschuhen berührt, nie mit bloßen Händen („non touch").

Kompetenzen und Operatoren

Diese Aufgabe kann dem Kompetenzschwerpunkt II.2 (Anlage 2 PflAPrV) zugeordnet werden.
Der Operator „Beschreiben Sie " erfordert eine schlüssige Darlegung ohne weitere Erklärung.

6. In der Pflegedokumentation halten Sie fest, dass Sie die Pflegediagnose Körperbildstörung bei Frau Bach vermuten. Erklären Sie, was eine Pflegediagnose ist (3 P.). Definieren Sie, was eine Körperbildstörung ist (3 P.), und erklären Sie, welche bestimmenden Merkmale der Pflegediagnose auf den Verdacht einer Körperbildstörung bei Frau Bach hinweisen (6 P.). 12 Punkte

Kompetenzen und Operatoren

Diese Aufgabe besteht aus drei Aufgabenteilen, die alle den Kompetenzschwerpunkten I.2 und V.1 (Anlage 2 PflAPrV) zugeordnet werden können.
Die Operatoren „Erklären Sie" und „Definieren Sie" erfordern eine begründete Aufarbeitung in Satzform. Der Zusatz „in Bezug auf" weist darauf hin, dass die Inhalte anhand der Fallsituation zu belegen sind.

Erklärung/Definition

- **Pflegediagnose:** Eine Pflegediagnose umfasst eine exakte Darlegung der aktuellen oder potenziellen Gesundheitsprobleme oder -herausforderungen von Einzelpersonen oder Familien. Pflegefachpersonen dient die Pflegediagnose als Grundlage für die Gestaltung individueller Pflegestrategien, welche die Gesundheit fördern und die Bewältigung dieser Probleme unterstützen.
- **Körperbildstörung:** psychische Gesundheitsstörung, bei der Personen eine verfälschte und häufig negative Auffassung von ihrem Körper haben. Dies führt häufig zu erheblichem Unbehagen, Unzufriedenheit und potenziell zu beeinträchtigtem Verhalten in Bezug auf Essgewohnheiten oder körperliche Aktivitäten.

Bestimmende Merkmale im Kontext einer Körperbildstörung

Merkmale Frau Bach	Erklärung
[…] dass sie das Stoma nicht anschaut […]	Vermeidet bei der Stomaversorgung, das Stoma anzusehen
„Dieses unförmige Teil, das da an meinem Bauch hängt […]" „[…] ich glaube, ich bin wieder undicht."	Depersonalisierung des Körperteils durch den Gebrauch von Umschreibungen
„Ich will mich gar nicht damit beschäftigen […]"	Lässt auf negative Gefühle gegenüber dem eigenen Körper (z. B. Gefühl der Hilflosigkeit, Machtlosigkeit, Desinteresse …) sowie auf eine Vermeidungsstrategie, sich mit Stoma auseinanderzusetzen, schließen
„[…] so will mich doch kein Mann ansehen."	Lässt auf Furcht vor den Reaktionen anderer schließen
„Und zum Tanzen kann ich so ja auch nicht gehen […]"	Lässt auf eine Veränderung der Lebensweise und der sozialen Einbindung schließen

Kompetenzen und Operatoren
Diese Aufgabe besteht aus zwei Aufgabenteilen, die beide den Kompetenzschwerpunkten I.2 und V.1 (Anlage 2 PflAPrV) zugeordnet werden können. Der Operator „Definieren Sie" erfordert eine begründete Aufbereitung in Satzform.

7. Sie vermuten ebenso, dass Frau Bach die Pflegediagnose Fatigue aufweist. Definieren Sie, was eine Fatigue ist (2 P.) und was unter dem „Teufelskreis Fatigue" zu verstehen ist (4 P.). 6 Punkte

- **Fatigue** bezeichnet eine körperliche und seelische Erschöpfung, die weit über ein normales Maß hinausgeht und nicht in einem Verhältnis zu vorhergegangenen Aktivitäten steht. Das Ruhebedürfnis der Betroffenen ist extrem erhöht. Problematisch dabei ist, dass auch ausreichend Schlaf keine Linderung bringt.
- **Teufelskreis Fatigue:** Zu pflegende Menschen mit einer Fatigue befinden sich in einem Teufelskreis. Aufgrund der empfundenen Müdigkeit sind sie weniger aktiv. Die verringerte Aktivität senkt die bereits reduzierte Leistungsfähigkeit zusätzlich, was wiederum zu einem erhöhten Ruhebedürfnis mit einem verringerten Antrieb führt.

Kompetenzen und Operatoren
Diese Aufgabe kann dem Kompetenzschwerpunkt I.2 (Anlage 2 PflAPrV) zugeordnet werden.
Der Operator „Nennen Sie" verlangt eine Aufzählung ohne weitere Erklärung.

8. Sie möchten Frau Bach hinsichtlich ihrer Fatigue beraten. Nennen Sie sechs Maßnahmen, welche Frau Bach zum Umgang und zur Verhinderung einer Verschlechterung ihrer Fatigue ergreifen könnte. 6 Punkte

- Körperliches Training
- Prioritäten setzen
- Ruhepausen einplanen
- Ablenkende Aktivitäten planen
- Energietagebuch führen
- Tägliche Verrichtungen möglichst vereinfachen
- Wichtige Aktivitäten zu einer Tageszeit planen, zu der sie sich leistungsfähiger fühlt
- Balance zwischen Aktivität und Ruhe finden

IMPULS
Überlegen Sie sich Maßnahmen für Betroffene anderer Altersstufen, z. B. Kinder.

9. Neben der Beratung ist auch die Schulung ein wesentlicher Bestandteil der Patientenedukation. Nennen Sie zuerst drei von Ihnen gewählte Schritte des Mikroschulungsprozesses (3 P.). Führen Sie dann mögliche Inhalte bezüglich der Stomaversorgung in den von Ihnen gewählten Schritten auf, welche für die Planung einer Schulung von Frau Bach zielführend sind (3 P.). 6 Punkte

Schritte	Schulungsplanung
Vorwissen ermitteln	Frau Bach kann die benötigten Materialien vorbereiten, äußert Interesse *(„Die Schwestern im Krankenhaus wollten mir schon mal zeigen, wie das mit dem Beutel geht. Könnten Sie mir das auch zeigen?")*
Wissen ergänzen	Zum Beispiel Hautpflege beim Wechsel der Stomaversorgung, Erläuterung unterschiedlicher Versorgungsmaterialien
Handlungen vormachen	Zwar ist der Versorgungswechsel schon mehrmals erfolgt, jedoch vermied es Frau Bach, dabei zuzusehen. Hier ist ein explizites, schrittweises Vormachen notwendig
Handlungen durchführen lassen	Schrittweise eigenständige Versorgung übernehmen lassen
Rückfragen ermöglichen	Immer wieder zum Fragenstellen auffordern
Wissensüberprüfung	Handlungsbegleitend Fragen stellen, nach abgeschlossener Handlung Fragen stellen, Vorgehen nach durchgeführter Handlung schildern lassen …
Dokumentation	Schritte und Erfolge der Schulung dokumentieren, damit alle beteiligten Pflegefachpersonen dasselbe Schulungsziel anstreben

Kompetenzen und Operatoren

Diese Aufgabe besteht aus zwei Aufgabenteilen, die beide dem Kompetenzschwerpunkt II.2 (Anlage 2 PflAPrV) zugeordnet werden können.
Der Operator „Nennen Sie" erfordert eine Aufzählung ohne weitere Erklärung. Der Operator „Führen Sie … bezüglich … auf" verlangt eine auf die Fallsituation bezogene Darstellung.

LITERATUR

1. Kamitsuru S, Herdman T, Lopes C. NANDA-I-Pflegediagnosen. Definitionen und Klassifikationen. 2021–2023. Stuttgart: Recom, 2022.
2. Menche N. Pflege bei Erkrankungen des Magen-Darm-Trakts. In: Menche N, Keller C, Teigeler B (Hrsg.). PflegeHeute. 8. A. München: Elsevier, 2023. S. 606–645.
3. Menche N. Pflege bei hämatologischen und onkologischen Erkrankungen. In: Menche N, Keller C, Teigeler B (Hrsg.). PflegeHeute. 8. A. München: Elsevier, 2023. S. 708–739.
4. Protz K. Wundversorgung. In: Regnet N (Hrsg.). Pflegetechniken von Absaugen bis ZVK. 4. A. München: Elsevier, 2021. S. 570–595.

17.5 Fünftes Prüfungsbeispiel

Susanne Reiff (17.5.1), Christina Krebs (17.5.2)

17.5.1 Fallsituation: stationäre Akutpflege (> Kap. 8.1)

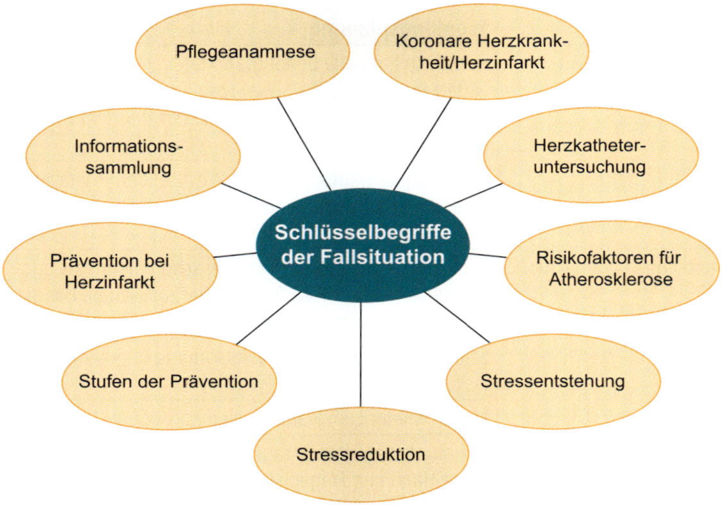

Kompetenzen und Operatoren

Diese Aufgabe kann dem Kompetenzschwerpunkt I.2 (Anlage 2 PflAPrV) zugeordnet werden.
Der Operator „Erläutern Sie" erfordert eine korrekte Darstellung des Sachverhalts und die Veranschaulichung mit zusätzlichen Informationen.

1. Erläutern Sie, welche pflegerischen Maßnahmen Sie zur Nachsorge der Herzkatheteruntersuchung bei Herrn Lück einleiten. 5 Punkte

- Kontrolle des Verbands und der Einstichstelle auf Blutung, Schwellung und Schmerz. Zeitschema der Kontrollen nach Standard der Klinik
- Durchblutung (Fußpulse tasten; Möglichkeiten: Arteria poplitea, Arteria dorsalis pedis, Arteria tibialis posterior), Motorik und Sensibilität des Beines und des Fußes kontrollieren
- Ruhigstellung der Leiste für 12 Stunden beachten. Das Kopfteil des Betts darf nicht hochgefahren werden. Zur Nahrungsaufnahme Bett in eine schiefe Ebene bringen
- Aufklärung und Information von Herrn Lück über die Gefahr der Nachblutung und das Einhalten der strikten Bettruhe
- Bei Hämatombildung die Einblutung mit wasserfestem Stift umranden, um das Fortschreiten des Hämatoms zu beobachten
- Überwachung von Blutdruck, Puls, Atmung und Bewusstsein

ACHTUNG
Für den zeitlichen Ablauf der Kontrollen nach dem Herzkatheter den Standard der jeweiligen Klinik beachten!

2. Ermitteln Sie bei Herrn Lück die Risikofaktoren für eine koronare Herzkrankheit. 4 Punkte

- Rauchen (10 Zigaretten pro Tag)
- Übergewicht
- Hypertonie
- Männliches Geschlecht
- Alter (> 55 Jahre)

Kompetenzen und Operatoren

Diese Aufgabe kann dem Kompetenzschwerpunkt I.2 (Anlage 2 PflAPrV) zugeordnet werden.
Mit dem Operator „Ermitteln Sie" wird das korrekte Herausarbeiten aus dem Fallbeispiel gefordert.

TIPP

Die Risikofaktoren für Arteriosklerose (Nikotinabusus, Hypertonie, Diabetes mellitus, Fettstoffwechselstörungen, Übergewicht, Bewegungsmangel, genetische Disposition, höheres Lebensalter, männliches Geschlecht) gelten für **alle arteriellen Gefäßverengungen.**
Je nach Lokalisation entwickelt/entwickeln sich
- koronare Herzkrankheit,
- Schlaganfall, vaskuläre Demenz,
- periphere arterielle Verschlusskrankheit (pAVK),
- akute arterielle Verschlüsse, vor allem von Bauch-, Leisten- und Beinarterien.

3. Beschreiben Sie Herrn Lück, wie es zu einem Herzinfarkt kommt. 3 Punkte

Zu einem Herzinfarkt kommt es aufgrund eines Verschlusses von einem oder mehreren Herzkranzgefäßen *(Koronararterien)*. Durch den Verschluss wird das Herzmuskelgewebe nicht mehr ausreichend mit Sauerstoff versorgt und geht unter *(Nekrose)*. Meist tritt der Verschluss durch atherosklerotisch veränderte Gefäßabschnitte auf.

Kompetenzen und Operatoren

Diese Aufgabe kann dem Kompetenzschwerpunkt I.2 (Anlage 2 PflAPrV) zugeordnet werden.
Der Operator „Beschreiben Sie" fordert eine strukturierte, fachlich richtige, mit eigenen Worten formulierte Darstellung des Sachverhalts.

ACHTUNG

Koronare Herzerkrankung: Überbegriff für Mangeldurchblutung und dadurch bedingten Sauerstoffmangel des Herzmuskels.
Akutes Koronarsyndrom: Durchblutungsstörung des Herzmuskels in Ruhe oder bei leichter Belastung ohne Untergang von Herzmuskelgewebe.
Herzinfarkt: Akute schwere Durchblutungsstörung des Herzmuskels mit umschriebener Nekrose (Gewebsuntergang) infolge einer lang anhaltenden Ischämie.

4. Erklären Sie den Entstehungsprozess von Stress (9 P.). Bewerten Sie in diesem Zusammenhang Herrn Lücks Aussage: „Ich habe immer wieder das Gefühl, dass mir alles über den Kopf wächst, und manchmal glaube ich, dass ich als Chef einfach nicht geeignet bin" (5 P.). 14 Punkte

Entstehungsprozess von Stress (am Beispiel Stressmodell nach Lazarus)
- Eine Person wird mit einem bestimmten **Reiz** *(Stimulus)* konfrontiert und nimmt eine Bewertung vor.
- Bei der **primären Bewertung** entscheidet die Person, ob der Reiz für Sie **positiv, irrelevant** oder **stresshaft** ist.
- Wird der Reiz als stresshaft empfunden, folgt eine Beurteilung, ob bereits ein Schaden oder Verlust eingetreten ist, eine Beeinträchtigung droht oder es sich um eine positive Herausforderung handelt. Der Reiz ist in diesem Fall zwar stressend für die Person, aber erscheint lohnend.

Kompetenzen und Operatoren

Diese Aufgabe besteht aus zwei Aufgabenteilen, die beide den Kompetenzschwerpunkten I.2 und II.2 (Anlage 2 PflAPrV) zugeordnet werden können.
Der Operator „Erklären Sie" fordert die nachvollziehbare Darstellung des Sachverhalts in eigenen Worten, wohingegen beim Operator „Bewerten Sie" eine Beurteilung der Aussage unter Verwendung von Fachwissen erforderlich ist.

- Im Anschluss erfolgt in der **sekundären Bewertung** eine Einschätzung der **Bewältigungsmöglichkeiten,** die für die Situation zur Verfügung stehen, z. B. Fähigkeiten der Person, aber auch materielle Ressourcen oder soziale Unterstützungsmöglichkeiten. Je weniger Ressourcen zur Bewältigung der Situation die Person sieht, umso stärker fällt die **Stressreaktion** aus.
- Nach dem Bewertungsprozess folgen die **Bewältigungshandlungen:**
  - Diese können auf die Veränderung der Situation abzielen **(problembezogenes/instrumentelles Coping),** z. B. soziale Unterstützung einfordern, Zeitmanagement verbessern, nach alternativen Problemlösungen suchen.
  - Sie können sich aber auch auf eine emotionsbezogene Bewältigung **(emotionales Coping)** beziehen, z. B. Ablenkung, Entspannungstechniken, innerliches Distanzieren.
- Am Ende wird die Situation **neu bewertet:**
  - War die Bewältigung erfolgreich, wird die Situation zukünftig weniger bedrohlich empfunden.
  - War das Coping nicht effektiv, wird die Situation in Zukunft noch bedrohlicher wahrgenommen.

Bewertung der Aussage

Herrn Lücks Aussage zeigt, dass er seine berufliche Situation als belastend und bedrohlich empfindet:

- Er bewertet für sich den Reiz „berufliche Anforderungen" als stressend (primäre Bewertung).
- Er hat immer wieder, das Gefühl, dass ihm „alles über den Kopf wächst". Diese Aussage lässt darauf schließen, dass er den stressenden Reiz „berufliche Anforderungen" nicht positiv, sondern als Bedrohung erlebt.
- Seine Aussage „[...] dass ich als Chef nicht geeignet bin" lässt den Schluss zu, dass er in der sekundären Bewertung seine Bewältigungsmöglichkeiten der Situation als gering einschätzt und seine Bewältigungshandlungen in der Zukunft nicht ausreichend sein werden, sodass er die Situation als noch bedrohlicher empfindet.
- Zusammenfassend ist die Stressreaktion auf seine beruflichen Anforderungen als groß zu bewerten.

IMPULS

Erarbeiten Sie die Anwendung von Copingstrategien für die Bewältigung von Krisen von zu pflegenden Menschen sowie für die Bewältigung von Trauer oder die Belastungen von pflegenden Angehörigen.

Kompetenzen und Operatoren

Diese Aufgabe kann den Kompetenzschwerpunkten I.2 und II.2 (Anlage 2 PflAPrV) zugeordnet werden. Der Operator „Geben Sie" fordert das Zusammentragen von Kenntnissen ohne Kommentierung. Stichworte reichen hier aus.

5. Geben Sie Herrn Lück Tipps zur Stressreduktion. 4 Punkte

- Entspannungstechniken erlernen (z. B. Meditation, Achtsamkeit, progressive Muskelentspannung ...)
- Ablenkungen außerhalb der beruflichen Tätigkeit schaffen (z. B. Sport, Treffen mit Freunden, Vereinsarbeit ...)
- Verantwortung in der beruflichen Tätigkeit reduzieren bzw. verteilen (z. B. Aufgaben delegieren, Stellvertretung einstellen ...)

- Berufliche Tätigkeit besser organisieren (z. B. Zeitmanagement überarbeiten, Priorisierung von Aufgaben überdenken …)

6. Erläutern Sie die Stufen der Prävention (6 P.). Arbeiten Sie für jede Stufe ein Beispiel aus dem Bereich koronare Herzerkrankungen aus (3 P.). 9 Punkte

- **Stufe 1: Primäre Prävention**
  - Hat zum Ziel, Krankheiten zu verhindern, Risiken zu senken oder zu minimieren.
  - Sie soll wirksam werden, wenn noch keine Krankheit eingetreten ist.

  Beispiele für primäre Prävention: Kampagnen gegen Rauchen, z. B. „rauchfrei" der BzGA, Kampagnen für gesunde Ernährung, z. B. 10 Regeln der vollwertigen Ernährung der DGE …
- **Stufe 2: Sekundäre Prävention**
  - Hat zum Ziel, Krankheiten möglichst frühzeitig zu erkennen, bevor Beschwerden oder Krankheitssymptome auftreten.
  - Hierzu werden Screening-Untersuchungen, Gesundheitschecks und krankheitsspezifische Früherkennungsuntersuchungen durchgeführt.

  Beispiele für sekundäre Prävention: Blutdruck- und Diabetesscreening, Gesundheitschecks …
- **Stufe 3: Tertiäre Prävention**
  - Richtet sich an Menschen, bei denen die Erkrankung bereits aufgetreten ist, und behandelt wird.
  - Ziel ist es, eine Verschlechterung der Erkrankung zu vermeiden, Folgeschäden und Chronifizierungen abzumildern, Rückfälle zu verhindern.

  Beispiele für tertiäre Prävention: Herzsportgruppen, Stressreduktion, Aufklärung des zu pflegenden Menschen über seine Erkrankung (z. B. mit Materialien der Deutschen Herzstiftung), Selbsthilfegruppen …

Kompetenzen und Operatoren

Diese Aufgabe besteht aus zwei Aufgabenteilen, die beide dem Kompetenzschwerpunkt I.2 (Anlage 2 PflAPrV) zugeordnet werden können.
Der Operator „Erläutern Sie" erfordert neben der Nennung der Präventionsstufen eine veranschaulichte Erklärung. Der Operator „Arbeiten Sie … aus" verlangt die Ermittlung konkreter Beispiele und die richtige Zuordnung zu den Präventionsstufen.

7. Sie beraten Herrn Lück zur Prävention eines Reinfarkts. Zählen Sie geeignete Maßnahmen auf. 6 Punkte

- Nikotinkarenz
- Übergewicht reduzieren
- Gesunde, salz- und fettarme Ernährung
- Auf mäßigen Alkoholkonsum achten
- Regelmäßige körperliche Aktivität (eigene Belastbarkeit einschätzen lernen)
- Regelmäßige Einnahme der Medikation
- Stress abbauen
- Bestmögliche Einstellung der Hypertonie
- Vorsorgeuntersuchungen wahrnehmen

Kompetenzen und Operatoren

Diese Aufgabe kann dem Kompetenzschwerpunkt II.2 (Anlage 2 PflAPrV) zugeordnet werden.
Der Operator „Zählen Sie … auf" fordert das Zusammentragen von Informationen ohne Kommentierung. Stichworte reichen hier aus.

Kompetenzen und Operatoren
Diese Aufgabe kann dem Kompetenzschwerpunkt I.2 (Anlage 2 PflAPrV) zugeordnet werden.
Der Operator „Geben Sie an" fordert das Zusammentragen von Informationen ohne Kommentierung. Stichworte reichen hier aus.

8. Geben Sie an, welche Informationsquellen Sie zur Erstellung der Pflegeanamnese nutzen. 4 Punkte

- Befragung des zu pflegenden Menschen bzw. seiner Angehörigen
- Gezielte Beobachtungen des zu pflegenden Menschen (ggf. mit geeigneten Assessmentinstrumenten)
- Erhobene Daten (Vitalzeichen etc.)
- Krankengeschichte, Untersuchungsergebnisse und Einweisungsdiagnose
- Ggf. Überleitungsberichte

IMPULS
Erarbeiten Sie sich auch verschiedene Assessmentinstrumente und die Strukturierte Informationssammlung (SIS) zur Pflegeanamnese.

LITERATUR

1. Ernst G, Franke A, Franzkowiak P. Stress und Stressbewältigung. Bundeszentrale für gesundheitliche Aufklärung. 2022. Aus: www.leitbegriffe.bzga.de/systematisches-verzeichnis/allgemeine-grundbegriffe/stress-und-stressbewaeltigung (letzter Zugriff: 10.7.2023).
2. Franzkowiak P. Prävention und Krankheitsprävention. Bundeszentrale für gesundheitliche Aufklärung. 2022. Aus: www.leitbegriffe.bzga.de/systematisches-verzeichnis/allgemeine-grundbegriffe/praevention-und-krankheitspraevention (letzter Zugriff: 10.7.2023).
3. Kommerell T et al. Gesundheitsförderung und Prävention. In: Menche N, Keller C, Teigeler B (Hrsg.). PflegeHeute. 8. A. München: Elsevier, 2023. S. 368–399.
4. Menche N, Keller C. Pflege bei Herzerkrankungen. In: Menche N, Keller C, Teigeler B (Hrsg.). PflegeHeute. 8. A. München: Elsevier, 2023. S. 502–535.

17.5.2 Fallsituation: ambulante Langzeitpflege (➤ Kap. 8.3)

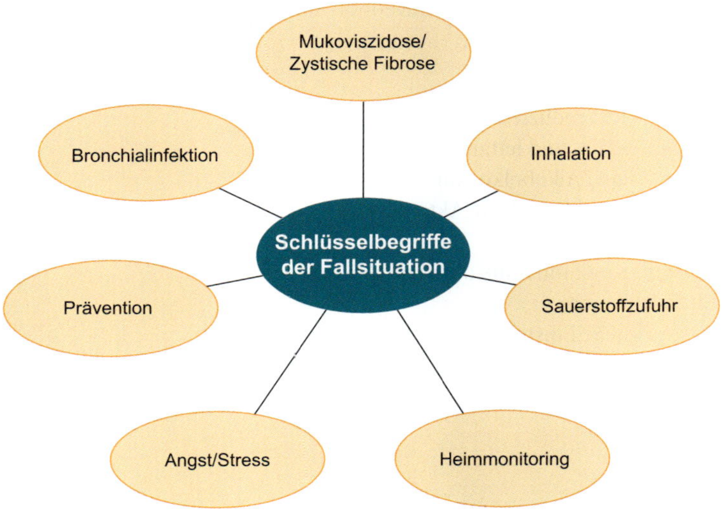

17.5.2 FALLSITUATION: AMBULANTE LANGZEITPFLEGE (KAP. 8.3)

1. Formulieren Sie zwei relevante Pflegeprobleme bei Linus (2 P.) und leiten Sie jeweils seine Ressourcen dazu ab (2 P.). Geben Sie zu jedem Pflegeproblem ein individuelles Pflegeziel und zwei geeignete Pflegemaßnahmen an (6 P.). 10 Punkte

Kompetenzen und Operatoren

Diese Aufgabe besteht aus drei Aufgabenteilen, die alle dem Kompetenzschwerpunkt I.2 (Anlage 2 PflAPrV) zugeordnet werden können.
Der Operator „Formulieren Sie " fordert, Zusammenhänge und Eindrücke der Fallsituation zu erkennen und diese anschließend knapp und präzise zum Ausdruck zu bringen. Der Operator „leiten Sie … ab" verlangt die Identifikation eines Sachverhalts unter Fallbezug. Der Operator „Geben Sie … an" erfordert das zielgerichtete Zusammentragen von Kenntnissen über einen Sachverhalt; Stichworte reichen hierfür aus.

Pflegeproblem 1

- **Pflegeproblem:** Linus hat eine beeinträchtigte Spontanatmung aufgrund der Mukoviszidose-Erkrankung, er hustet vermehrt und stark.
- **Ressource:** Eltern erkennen Anzeichen einer verminderten Sauerstoffsättigung und Atemnot.
- **Pflegeziel:** Linus atmet regelrecht und ohne Anstrengung bis zu seinem nächsten Klinikbesuch.
- **Pflegemaßnahmen:**
  - Anleiten des Vaters zu Linus' Inhalation morgens und abends.
  - Oberkörperhochpositionierung morgens und abends.
  - Heranführen von Linus an die autogene Drainage (Atemtechnik); 2 × täglich (morgens und abends) je 30 Minuten.

Pflegeproblem 2

- **Pflegeproblem:** Linus hat aufgrund der Mukoviszidose-Erkrankung ein erhöhtes Atemwegsinfektionsrisiko.
- **Ressource:** Die Eltern kontrollieren täglich die Temperatur und achten auf Infektionszeichen.
- **Pflegeziel:** Linus bleibt (bis zu seinem nächsten Klinikbesuch) infektionsfrei.
- **Pflegemaßnahmen:**
  - Informationsgespräch der Eltern bezüglich Händehygiene …
  - Ermittlung der Körpertemperatur 2 × täglich.
  - Oberkörperhochpositionierung 1 × pro Schicht.

Pflegeproblem 3

- **Pflegeproblem:** Linus schläft aufgrund des Hustens nachts nicht durch.
- **Ressource:** Linus schläft 3 Stunden am Stück (von 20:00 bis 23:00 Uhr).
- **Pflegeziel:** Linus schläft bis nächste Woche nachts 5 Stunden am Stück.
- **Pflegemaßnahmen:**
  - Absaugen vor dem Zubettgehen.
  - Anleitung der Eltern zur Babymassage, 1 × täglich vor dem Zubettgehen.
  - Informationsgespräch mit den Eltern über Schlafverhalten und Ruhephasen.

LERNTIPP

Anhand der sechs W-Fragen können Pflegemaßnahmen konkret beschrieben werden:

- **Was** für eine Maßnahme soll durchgeführt werden?
- **Wer** führt die Maßnahme durch?
- **Wann** wird die Maßnahme durchgeführt?
- **Wie oft, wie lange** wird die Maßnahme durchgeführt?
- **Womit** wird die Maßnahme durchgeführt?
- **Wo** findet die Durchführung statt?

Kompetenzen und Operatoren
Diese Aufgabe kann dem Kompetenzschwerpunkt I.2 (Anlage 2 PflAPrV) zugeordnet werden.
Der Operator „Erläutern Sie" fordert die Darstellung eines Sachverhalts auf der Grundlage von Kenntnissen und die Veranschaulichung durch Beispiele.

2. Erläutern Sie zwei Vorteile der Pflegeplanung für Linus und seine Eltern. 4 Punkte

- **Zeitersparnis und Patientenorientierung:** Das zielgerichtete Setzen von Prioritäten erspart Zeit, der zu pflegende Mensch steht im Mittelpunkt der Pflegeplanung.
- **Gezielter Einsatz von personellen Ressourcen und Materialien:** Durch die verlässliche Feststellung des Pflegebedarfs können Ressourcen zielgerichtet dort eingesetzt werden, wo sie wirklich gebraucht werden.
- **Erwerb und Sicherung von Pflegekompetenz:** Pflegemaßnahmen werden durch die Pflegeplanung überprüft und der „Erfahrungsschatz" erweitert sich, Pflegeplanung schult die Fähigkeit, bewusst und begründet zu entscheiden.
- **Größere Effizienz und Überprüfbarkeit der Maßnahmen:** Viele Pflegemaßnahmen zeigen nur Wirksamkeit, wenn sie konstant und konsequent durchgeführt werden. Durch die Evaluation können Mitarbeiterzufriedenheit und Motivation gesteigert werden.

Kompetenzen und Operatoren
Diese Aufgabe besteht aus drei Aufgabenteilen, die alle dem Kompetenzschwerpunkt II.2 (Anlage 2 PflAPrV) zugeordnet werden können.
Der Operator „Entwickeln Sie" fordert die Konzeption einer begründeten Ausführung bezogen auf die Fallsituation.
Der Operator „geben Sie ... an" verlangt das Zusammentragen von Sachverhalten; Stichworte reichen dafür aus. Der Operator „Erläutern Sie" fordert die Darstellung eines Sachverhalts auf der Grundlage von Kenntnissen und die Veranschaulichung durch den Fallbezug.

3. Entwickeln Sie einen Vorschlag für die Gestaltung einer förderlichen Gesprächssituation (5 P.) im Rahmen eines Informationsgesprächs zum Thema zystische Fibrose und geben Sie vier Themen an, die in der aktuellen Situation relevant sind (4 P.). Erläutern Sie zwei davon ausführlich (4 P.). 13 Punkte

Rahmenbedingungen für eine förderliche Gesprächssituation
- Ruhiger Raum
- Realistischen (aber begrenzten) Zeitraum dafür einplanen
- Zeitpunkt zuvor absprechen (Betreuung von Linus gewährleisten)
- Vertrauen schaffen (Der Vater sollte bereits Vertrauen zur Pflegefachperson haben)
- Inhalte vorab absprechen, dabei auf Wünsche eingehen
- Regeln der Gesprächsführung beachten

Mögliche Themen für das Informationsgespräch
- **Ausgewogene Ernährung:** Ein besonders hoher Bedarf an Kalorien und Vitaminen muss berücksichtigt werden. Für Linus z. B. eignet sich sehr gut Brei mit viel Obst und Gemüse.
- **Aufenthalt im Freien:** Die Eltern dahingehend beraten, Linus bei schlechtem Wetter im Haus zu lassen, jedoch bei klarem und gutem Wetter mit Linus ins Freie zu gehen, um seine Abwehrkräfte zu stärken.
- **Kontrolle der Gewichtsentwicklung:** Regelmäßige Gewichtskontrollen bei Linus durchführen und bei Bedarf beginnen, ein Ernährungstagebuch zu führen, um mögliche Ressourcen und/oder Probleme der Ernährung von Linus zu erkennen.
- **Selbsthilfegruppen:** Den Eltern das Angebot an Selbsthilfegruppen in der Umgebung aufzeigen. Diese ermöglichen den gegenseitigen Austausch und verstärken die Information über neue Erkenntnisse zu dieser Krankheit.
- **Impfungen und Vorsorge:** Die Eltern über die empfohlenen Impfungen der STIKO zur Infektionsprophylaxe informieren und sie auch daran

erinnern, da Kinder mit zystischer Fibrose ein höheres Infektionsrisiko haben als gesunde Kinder.

TIPP

In Selbsthilfegruppen werden u. a. auch ethische Fragen thematisiert und können mit anderen Betroffenen diskutiert werden.

4. Erklären Sie den Begriff der Salutogenese (4 P.) und skizzieren Sie zwei konkrete Punkte, wie Sie Linus' Vater mithilfe des Modells unterstützen können (4 P.). 8 Punkte

Kompetenzen und Operatoren

Diese Aufgabe besteht aus zwei Aufgabenteilen, die beide den Kompetenzschwerpunkten II.2 und V.1 (Anlage 2 PflAPrV) zugeordnet werden können. Der Operator „Erklären Sie" fordert das Darstellen eines Sachverhalts auf der Grundlage von Kenntnissen. Der Operator „skizzieren Sie" verlangt, Informationen auf das Wesentliche beschränkt darzustellen.

Salutogenese

- Das Modell der Salutogenese wurde von Aaron Antonovsky konzipiert.
- Es ist ein ressourcenorientiertes Modell.
- Das Modell beschreibt den individuellen Entwicklungs- und Erhaltungsprozess von Gesundheit.
- Gesundheit wird als Prozess verstanden.
- Krankheit und Gesundheit werden nicht als ausschließende und gegensätzliche Aspekte gesehen.
- Ressourcen/Schutzfaktoren eines Individuums stehen im Fokus → Was macht mich/erhält mich gesund?
- Jeder Mensch erfährt Spannungszustände. Kann er diese mit seinen Ressourcen nicht bewältigen, wird im Modell von Stress gesprochen. Reize, die diese Spannungszustände auslösen, nennt Antonovsky Stressoren. Dabei unterscheidet er zwischen Eu- und Di-Stress. Di-Stess ist schädlich.
- Ein Mensch kann Herausforderungen des Lebens (Spannungszustände) bewältigen, wenn er einen ausgebildeten Kohärenzsinn (Gefühl von Verstehbarkeit, Sinnhaftigkeit, Wirksamkeit) besitzt.
- Ziel des Salutogenese-Modells ist, die Gesundheit eines Menschen trotz verschiedener Belastungsfaktoren zu bewahren.

Bezug zur Fallsituation

- Linus' Vater beim Gewinnen von Selbstvertrauen und Eigenständigkeit unterstützen, z. B. durch gezielte Anleitungen zur Inhalation, zum Absaugen oder zum Erkennen eines Notfalls, dabei dessen Motivation fördern.
- Linus' Vater aufklären, z. B. in einem Informationsgespräch über einen bronchialen Infekt und mit welchen konkreten Maßnahmen Linus davor geschützt werden kann.
- Soziale Unterstützung von Linus' Eltern fördern, z. B. über Hilfsangebote aufklären.

TIPP

Die **drei Säulen** der Salutogenese:

- **Verstehbarkeit:** Fähigkeit, Stressoren (innere und äußere Reize und Einflüsse) sinnhaft einzuordnen, zu erklären oder gar vorherzusehen
- **Handhabbarkeit:** Fähigkeit, eigene Ressourcen zu erkennen, um Stressoren zu bewältigen
- **Bedeutsamkeit:** Bewusstsein für eine Sinnhaftigkeit im eigenen Leben

Kompetenzen und Operatoren
Diese Aufgabe besteht aus zwei Aufgabenteilen, die beide den Kompetenzschwerpunkten I.2 und II.2 (Anlage 2 PflAPrV) zugeordnet werden können. Der Operator „Informieren Sie" kann mit dem Operator „erklären Sie" gleichgesetzt werden. Er erfordert die Darstellung eines Sachverhalts auf der Grundlage von Kenntnissen. Der Operator „zählen Sie … auf" verlangt, Sachverhalte zielgerichtet zusammenzutragen. Hier ist ein Bezug zur Fallsituation notwendig.

5. Informieren Sie Linus' Vater über die drei Arten der Prävention (6 P.) und zählen Sie drei konkrete Maßnahmen auf, wie er seinen Sohn vor einer Infektion bei Mukoviszidose schützen kann (3 P.). 9 Punkte

Arten der Prävention
- **Primärprävention** setzt an, noch bevor es zur Krankheit kommt.
- **Sekundärprävention** soll das Fortschreiten von Krankheiten verhindern.
- **Tertiärprävention** konzentriert sich bei bestehender Krankheit auf die Wiederherstellung der Gesundheit.

Konkrete Maßnahmen zu Linus' Schutz
- Einhaltung von Hygienemaßnahmen u. a. auch im Umgang mit Inhalationszubehör und Atemtherapiegeräten
- Klimakuren oder Reha
- Aufenthalt im Freien bei schönem Wetter
- Impfungen, z. B. gegen Pneumokokken
- Kein Kontakt mit erkrankten Mitmenschen

Kompetenzen und Operatoren
Diese Aufgabe kann den Kompetenzschwerpunkten I.2 und II.2 (Anlage 2 PflAPrV) zugeordnet werden. Der Operator „Begründen Sie" fordert, dass Sie Ihre Einschätzung nachvollziehbar herleiten und sich auf Belege stützen.

6. Begründen Sie Linus' Vater, weshalb die Inhalation bei Mukoviszidose so wichtig ist. 3 Punkte

Die Inhalation bei Mukoviszidose senkt das Risiko eines Bronchialinfekts:
- Der Schleim in den Bronchien sitzt fest.
- Er ist gleichzeitig Nährboden für Bakterien (Infektionsgefahr).
- Die Inhalation mit NaCl
  - befeuchtet die Schleimhäute,
  - verflüssigt das Sekret in den Bronchien und
  - ermöglicht dadurch ein leichteres Abhusten.

Kompetenzen und Operatoren
Diese Aufgabe kann den Kompetenzschwerpunkten I.2, I.4 und II.2 (Anlage 2 PflAPrV) zugeordnet werden. Der Operator „Nennen Sie" fordert eine zielgerichtete Aufzählung von Fakten.

7. Nennen Sie Linus' Vater drei Aspekte, die ihm bei der Beobachtung von Linus' Atmung einen Hinweis auf Dyspnoe geben können. 3 Punkte

Hinweise für eine Dyspnoe bei Kleinkindern
- Tachypnoe
- Zyanose oder Blässe im Gesicht
- Nasenflügelatmung
- Einziehungen, besonders am Brustkorb
- Head-Bobbing

Weitere Hinweise insbesondere bei Orthopnoe
- Starke Unruhe oder Teilnahmslosigkeit
- Kind spricht nicht mehr, weint nicht mehr

ACHTUNG
Kleinkinder können eine Dyspnoe oft nicht beschreiben, zudem ist es eher schwierig, diese zu erkennen.

17.5.2 FALLSITUATION: AMBULANTE LANGZEITPFLEGE (KAP. 8.3)

LITERATUR

1. Fley G. Pflege bei Atemwegs- und Lungenerkrankungen. In: Fley G, Schneider F (Hrsg.). PflegeHeute. Pädiatrische Pflege. München: Elsevier, 2019. S. 101–132.
2. Hoehl M. Pflege von Kindern mit Störungen des Atemsystems. In: Hoehl M, Kullick K (Hrsg.). Gesundheits- und Kinderkrankenpflege. 5. A. Stuttgart: Thieme, 2019. S. 570–584.
3. Institut für Health Selfcare (INHESA). Salutogenese Modell – Bedeutung einfach erklärt: Kohärenzgefühl & Pathogenese. Aus: www.inhesa.de/salutogenese-modell-bedeutung-koharenzgefuhl-pathogenese (letzter Zugriff: 21.9.2023).

17.6 Sechstes Prüfungsbeispiel

Susanne Reiff (17.6.1), Verena Bikas (17.6.2)

17.6.1 Fallsituation: stationäre Akutpflege (> Kap. 9.1)

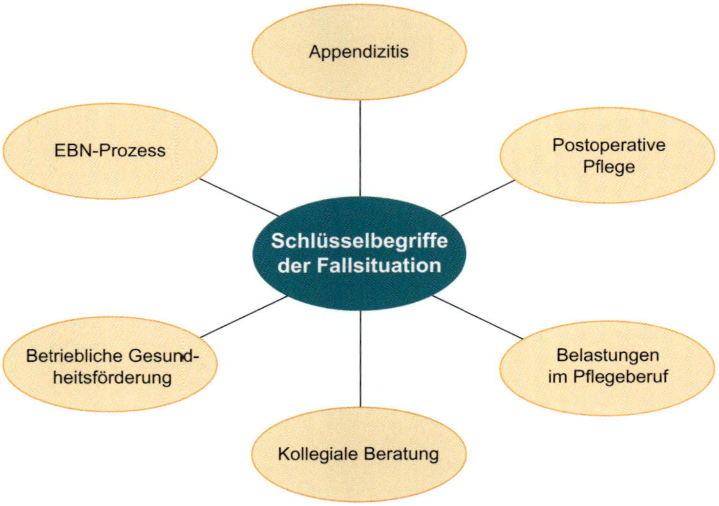

Kompetenzen und Operatoren
Diese Aufgabe kann dem Kompetenzschwerpunkt I.2 (Anlage 2 PflAPrV) zugeordnet werden.
Der Operator „Erläutern Sie" fordert die Darstellung des Sachverhalts mit eigenen Worten.

1. Erläutern Sie kurz die Diagnose akute Appendizitis. 3 Punkte

Als akute Appendizitis wird eine Entzündung des Appendix vermiformis bezeichnet. Umgangssprachlich wird die Erkrankung auch Blinddarmentzündung genannt. Die Erkrankung betrifft häufig Kinder ab dem Grundschulalter, Jugendliche und jüngere Erwachsene.

Kompetenzen und Operatoren
Diese Aufgabe besteht aus zwei Aufgabenteilen, die beide dem Kompetenzschwerpunkt I.2 (Anlage 2 PflAPrV) zugeordnet werden können.
Der Operator „Ermitteln Sie" erfordert das Herausarbeiten der Symptome aus der Fallsituation. Mit dem Operator „nennen Sie" wird die stichpunktartige Aufzählung weiterer Symptome gefordert.

2. Ermitteln Sie die Symptome, die bei Levin aufgetreten sind (3 P.), und nennen Sie drei weitere (3 P.). 6 Punkte

Symptome, die bei Levin aufgetreten sind
- Bauchschmerzen
- Übelkeit
- Erhöhte Temperatur

Weitere mögliche Symptome
- Erbrechen
- Appetitlosigkeit
- Lokaler Druck- und Klopfschmerz im rechten Unterbauch
- Schmerzen im rechten Unterbauch bei plötzlichem Loslassen des eingedrückten Bauchs auf der linken Seite

3. Zählen Sie auf, welche Informationen die Übergabe des Kollegen aus dem Aufwachraum enthalten muss. 4 Punkte

- Vitalzeichen des zu pflegenden Menschen
- Blutverlust während der Operation
- Ggf. Komplikationen im Verlauf der Operation
- Schmerzsituation und Schmerzmittelgabe
- Vorhandene Wunddrainagen
- Ärztliche Anordnungen über Bedarfsmedikation, Kostaufbau, Überwachungsintervall

Kompetenzen und Operatoren

Diese Aufgabe kann den Kompetenzschwerpunkten I.2 und II.2 (Anlage 2 PflAPrV) zugeordnet werden.
Der Operator „Zählen Sie … auf" fordert das Zusammentragen von Informationen ohne Kommentierung; Stichworte reichen hier aus.

4. Geben Sie Beobachtungskriterien für die postoperative Versorgung von Levin an. 6 Punkte

- Bewusstsein (Ist der zu pflegende Mensch ansprechbar? Ist der zu pflegende Mensch orientiert? Gegebenenfalls: Ist die Pupillenreaktion normal?)
- Schmerzen (Hat der zu pflegende Mensch Schmerzen? Wo und wie stark sind die Schmerzen?)
- Atmung (Wie sind Atemrhythmus, -tiefe und -frequenz des zu pflegenden Menschen? Ist der zu pflegende Mensch blass oder zyanotisch?)
- Herz- und Kreislauffunktion (Kontrolle von Blutdruck und Puls)
- Körpertemperatur (Messintervall an den Zustand und letzten Wert des zu pflegenden Menschen anpassen)
- Urinausscheidung (Zu pflegende Menschen ohne Dauerkatheter sollten bis 8 Stunden nach der OP Spontanurin gelassen haben)
- Venöse Zugänge (auf Durchgängigkeit und Entzündungszeichen kontrollieren)
- Wundverband (auf Nachblutungen und Schmerzen kontrollieren)

Kompetenzen und Operatoren

Diese Aufgabe kann dem Kompetenzschwerpunkt I.2 (Anlage 2 PflAPrV) zugeordnet werden.
Der Operator „Geben Sie … an" fordert ein zielgerichtetes Zusammentragen von Kenntnissen über einen Sachverhalt. Stichpunkte reichen dafür aus.

5. Nehmen Sie Stellung zu der Aussage Ihrer Kollegin „So sehr ich meinen Job auch liebe, ich weiß echt nicht mehr, wie lange ich das noch machen kann" (5 P.) und zählen Sie weitere Belastungen des Pflegeberufs auf (3 P.). 8 Punkte

Stellungnahme
Mit der Aussage zeigt sich, dass die Kollegin bei ihrer Tätigkeit verschiedenen Belastungen ausgesetzt ist. Sie nennt im Verlauf des Gesprächs mehrere Beispiele, die sie zweifeln lassen, ob sie die Anforderungen bewältigen kann. Wobei sich ihre Überlastung eher auf die Arbeitsrahmenbedingungen bezieht.

Mögliche Belastungen im Pflegeberuf

- Hohe körperliche Belastung
- Hoher Krankenstand
- Mangelnde Einarbeitung
- Hohes Arbeitsaufkommen
- Keine Dienstplansicherheit
- Unscharf definierte Aufgabenbereiche
- Personaleinsparungen

Kompetenzen und Operatoren

Diese Aufgabe besteht aus zwei Aufgabenteilen, die beide dem Kompetenzschwerpunkt II.2 (Anlage 2 PflAPrV) zugeordnet werden können.
Der Operator „Nehmen Sie Stellung" erfordert die Darstellung des Problems und der eigenen Wertvorstellungen unter Einbeziehung des Fachwissens. Der zweite Aufgabenteil fordert mit dem Operator „zählen Sie … auf" eine stichpunktartige Aufzählung der Belastungen im Pflegeberuf.

- Verkürzung der Verweildauer von zu pflegenden Menschen
- Stress mit Kollegen und Vorgesetzten
- Gewalt gegen Pflegefachpersonen
- Emotionale Belastungen (Ekel, Scham, Frustration …)

Kompetenzen und Operatoren
Diese Aufgabe kann den Kompetenzschwerpunkten I.2 und V.1 (Anlage 2 PflAPrV) zugeordnet werden. Der Operator „Nennen Sie" fordert das strukturierte Darstellen von Informationen ohne Kommentierung.

6. Nennen Sie Möglichkeiten der betrieblichen Gesundheitsförderung, die der Kinderklink zur Stärkung der Gesundheit ihrer Mitarbeiter zur Verfügung stehen. 7 Punkte

- Mitarbeiter zu Handlungsfeldern befragen und in die Umsetzung der Ideen miteinbeziehen *(Partizipation)*
- Arbeitsorganisation verbessern, um Zeitdruck zu reduzieren
- Verlässliche Dienstplangestaltung, flexible Arbeitszeiten
- Pausenkultur verbessern (Pausen außerhalb des Dienstbereichs ermöglichen, feste Pausenzeiten einplanen …)
- Coaching- und Supervisionsangebote
- Fortbildungsangebote zu den Themen Selbstpflege und Emotionsarbeit
- Kollegiale Beratung umsetzen
- Konzepte zur Einführung von neuen Mitarbeitern schaffen, um Überforderung zu vermeiden
- Zeit für Austausch und Kommunikation im Arbeitsalltag schaffen (feste Teambesprechungen, Feedbackrunden, Mitarbeitergespräche)
- Strategien zur Umsetzung einer rückenschonenden Arbeitsweise
- Betriebssportangebote

TIPP
Gesundheitsförderung ist ein Prozess, der allen Menschen ein höheres Maß an Selbstbestimmung über ihre Gesundheit ermöglichen soll. Sie sollen zur Stärkung ihrer Gesundheit befähigt werden. Gesundheitsförderung betrachtet Gesundheit aus ganzheitlicher Perspektive und umfasst körperliche, psychische und soziale Bereiche.

Kompetenzen und Operatoren
Diese Aufgabe kann den Kompetenzschwerpunkten II.2 und II.3 (Anlage 2 PflAPrV) zugeordnet werden. Der Operator „Erklären Sie" fordert die nachvollziehbare und verständliche Darstellung des Sachverhalts mit eigenen Worten, ohne den Prozess bis ins Detail zu beschreiben.

7. Erklären Sie, wie eine kollegiale Beratung zum Umgang mit belastenden Situationen abläuft. 10 Punkte

- Ziel der kollegialen Beratung ist es, eine Lösung für eine konkrete berufliche Schlüsselfrage zu entwickeln.
- Die kollegiale Beratung hat feste Rollen, die in jeder Sitzung neu verteilt werden können:
  - Fallerzähler: hat den Beratungs-/Unterstützungsbedarf.
  - Moderator: leitet die Sitzung, achtet auf das Einhalten der Regeln.
  - Protokollant: protokolliert und fasst die wesentlichen Schritte zusammen.
  - Berater: Alle anderen Teilnehmer bringen Ideen, Gedanken, Erfahrungen ein.
- Ablauf der kollegialen Beratung in **sechs Phasen:**
  1. Casting: Festlegung der Rollen.
  2. Spontanbericht des Fallerzählers: kurze Schilderung der Ausgangslage.
  3. Schlüsselfrage: Fallerzähler und Moderator formulieren eine zentrale Frage.

4. Methodenwahl: richtet sich nach der Fragestellung, z. B. Brainstorming, gute Ratschläge, Sharing …
5. Beratung: Berater entwickeln eine Vielzahl von Lösungsmöglichkeiten, formulieren zum Abschluss Hinweise bzw. Vorschläge.
6. Abschluss und Ausblick: Fallerzähler bewertet die Vorschläge, gibt Rückmeldung *(Feedback).*

TIPP

Zum Umgang mit Belastungen kann auch die Methode der Supervision angewendet werden.

8. Skizzieren Sie die Schritte des EBN-Prozesses zur Umsetzung von wissenschaftlichen Ergebnissen in die Pflegepraxis. 6 Punkte

Der EBN-Prozess läuft in folgenden Schritten ab:

1. Aufgabenstellung (Wer ist für die Aufgabe zuständig?)
2. Fragestellung (Die Formulierung einer konkreten Frage hilft, die Recherche einzugrenzen.)
3. Literaturrecherche (Suche nach Forschungsartikeln, die Antworten auf die Fragestellung geben.)
4. Kritische Beurteilung (Die Forschungsartikel werden anhand von Gütekriterien auf ihre Qualität bewertet.)
5. Implementierung (Die Forschungsergebnisse werden in die Praxis umgesetzt.)
6. Evaluation (Die Umsetzung wird beurteilt, und ggf. wird der EBN-Prozess von Neuem durchlaufen.)

Kompetenzen und Operatoren

Diese Aufgabe kann dem Kompetenzschwerpunkt V.1 (Anlage 2 PflAPrV) zugeordnet werden.
Der Operator „Skizzieren Sie" fordert die auf das Wesentliche reduzierte Darstellung des Prozesses.

TIPP

Für eine kritische Beurteilung von Forschungsergebnissen werden die Gütekriterien für qualitative und quantitative Forschungen angewendet.

- Quantitative Forschung: Objektivität, Validität, Reliabilität
- Qualitative Forschung: Glaubwürdigkeit, Folgerichtigkeit, Angemessenheit

LITERATUR

1. Bendig H. Gesundheit für Pflegekräfte im Berufsalltag. Empfehlungen für die betriebliche Gesundheitsförderung und Prävention in der Pflege. Initiative Gesundheit und Arbeit (iga). 2017. Aus: www.iga-info.de/fileadmin/redakteur/Veroeffentlichungen/iga_Wegweiser/Dokumente/iga-Wegweiser_Gesundheit_fuer_Pflegekraefte.pdf (letzter Zugriff: 11.7.2023).
2. Keller C, Quernheim G. Perioperative Pflege. In: Menche N, Keller C, Teigeler B (Hrsg.). PflegeHeute. 8 A. München: Elsevier, 2023. S. 1332–1357.
3. Kommerell T et al. Gesundheitsförderung und Prävention. In: Menche N, Keller C, Teigeler B (Hrsg.). PflegeHeute. 8. A. München: Elsevier, 2023. S. 368–399.
4. Mayer H, Lehmann Y. Pflegewissenschaft. In: Menche N, Keller C, Teigeler B (Hrsg.). PflegeHeute. 8 A. München: Elsevier, 2023. S. 1454–1481.
5. Menche N. Pflege bei Erkrankungen des Magen-Darm-Trakts. In: Menche N, Keller C, Teigeler B (Hrsg.). PflegeHeute. 8 A. München: Elsevier, 2023. S. 606–645.
6. Universitätsklinikum Halle (Saale). EBN-Zentrum. Aus: www.medizin.uni-halle.de/einrichtungen/institute/gesundheits-und-pflegewissenschaften/leistungsspektrum/wissenswertes/ebn-zentrum (letzter Zugriff: 11.7.2023).

17.6.2 Fallsituation: stationäre Langzeitpflege (➤ Kap. 9.3)

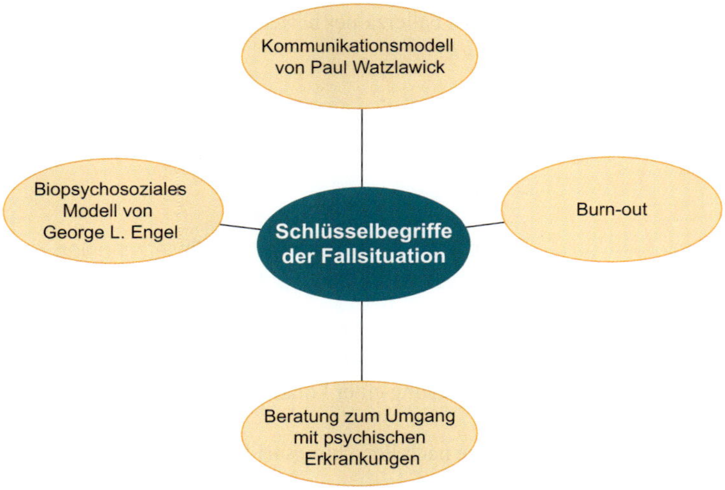

Kompetenzen und Operatoren

Diese Aufgabe kann dem Kompetenzschwerpunkt II.2 (Anlage 2 PflAPrV) zugeordnet werden.

Der Operator „Ordnen Sie … ein" erfordert, dass eine Aussage zu einer anderen, selbst gewählten in Beziehung gesetzt wird.

1. Ordnen Sie die Kommunikation zwischen sich als Pflegefachperson und Herrn Frei anhand der fünf Axiome von Paul Watzlawick ein. 10 Punkte

1. Man kann nicht nicht kommunizieren.
   Sie sehen Herrn Freis schmerzverzerrtes Gesicht und seine gebeugte Haltung und sprechen ihn direkt auf die Schmerzen an.
2. Jede Kommunikation hat einen Inhalts- und einen Beziehungsaspekt.
   Inhaltlich stehen die Schmerzen im Raum (Inhaltsaspekt), Herr Frei versteht Ihre Ansprache allerdings als Angriff oder Kritik (Beziehungsaspekt).
3. Kommunikation ist immer Ursache und Wirkung.
   Herr Frei reagiert übertrieben auf Ihre Ansprache. Seine Reaktion könnte die Beziehung zwischen Ihnen und ihm für die weitere „Zusammenarbeit" beeinflussen, da Sie sicherlich nicht beabsichtigt haben, dass Herr Frei sich angegriffen fühlt.
4. Menschliche Kommunikation bedient sich analoger und digitaler Modalitäten.
   Herr Freis Mimik (analog) passte zu Ihrer Ansprache. Daher haben Sie die Schmerzen direkt angesprochen (digital).
5. Kommunikation ist symmetrisch oder komplementär.
   Die Beziehung zwischen Herrn Frei und Ihnen basiert auf Unterschiedlichkeiten. Herr Frei fühlt sich bevormundet von einer Person, die ihn überhaupt nicht kennt. Sie wollten dagegen nur Ihre Arbeit machen.

2. Geben Sie Herrn Freis Anzeichen eines Burn-outs an (6 P.) und nennen Sie vier weitere (4 P.). 10 Punkte

Anzeichen, die bei Herrn Frei auftreten
- Anhaltende Anspannung und Überforderung
- Psychische und körperliche Erschöpfung
- Zweifel an der eigenen Kompetenz
- Abfall der Arbeitsleistung
- Tinnitus
- Abgekaute Fingernägel und -kuppen

Weitere Anzeichen
- Entspannung in der Freizeit nicht mehr möglich
- Konzentrationsstörungen
- Schlafstörungen
- Frustgefühle und Gefühl der inneren Leere
- Schuldgefühle

Kompetenzen und Operatoren
Diese Aufgabe besteht aus zwei Aufgabenteilen, die beide dem Kompetenzschwerpunkt II.2 (Anlage 2 PflAPrV) zugeordnet werden können.
Der Operator „Geben Sie … an" erfordert das Zusammentragen von Sachverhalten, die sich auf den Fall beziehen. Der Operator „nennen Sie" verlangt eine Aufzählung von weiteren Sachverhalten, die nicht in Zusammenhang mit der Fallsituation stehen.

3. Erklären Sie den Unterschied zwischen einem Burn-out und einer Depression. 3 Punkte

Eine Depression unterscheidet sich im Schweregrad von einem Burn-out. Schlafstörungen, Suizidalität und Erschöpfung sind bei der Depression viel stärker ausgeprägt. Von einem Burn-out kann man sich zudem besser erholen als von einer Depression.

Kompetenzen und Operatoren
Diese Aufgabe kann dem Kompetenzschwerpunkt II.2 (Anlage 2 PflAPrV) zugeordnet werden.
Der Operator „Erklären Sie" erfordert das Darstellen eines Sachverhalts auf der Basis von eigenen Kenntnissen.

4. Analysieren Sie Herrn Freis Burn-out-Auslöser hinsichtlich seiner Lebenssituation und seines Arbeitsplatzes. 6 Punkte

Analyse der Lebenssituation
Was stresst? Wo liegen körperliche und seelische Grenzen? Was muss sich ändern?
- Herr Frei hat einen anstrengenden Job mit sicherlich einer 60-Stunden-Woche.
- Dazu kommt die familiäre Situation mit einer behinderten Tochter.
- Herr Frei ist über 50 Jahre und damit auch körperlich nicht mehr so leistungsfähig.
- Herr Frei muss darüber nachdenken, ob er in dieser beruflichen Position bleiben kann, da er anscheinend den Anforderungen des Unternehmens und gleichzeitig denen seiner Ehefrau nicht mehr genügen kann; evtl. sind Letztere auch gar nicht seine Ansprüche.

Arbeitsplatzanalyse
Ist das Arbeitspensum überhaupt zu bewältigen? Wo liegen äußere und innere Gründe für das Überforderungsgefühl?
- Die berufliche Position des Chief Officer ist sicherlich sehr anstrengend und erfordert ein hohes Maß an Einsatzbereitschaft und Flexibilität.
- Das Arbeitspensum wird mit zunehmenden Krisen, z. B. Corona, Ukrainekonflikt, immer mehr.

Kompetenzen und Operatoren
Diese Aufgabe kann dem Kompetenzschwerpunkt I.2 (Anlage 2 PflAPrV) zugeordnet werden.
Der Operator „Analysieren Sie" erfordert das Herausarbeiten von Sachverhalten, Hintergründen und Beziehungen und das Einordnen in systematische Zusammenhänge.

- Herr Frei scheint Ansprüchen nicht mehr zu genügen. Er muss sich damit auseinandersetzen, ob es seine Ansprüche sind oder die anderer.
- Eventuell haben sich Herrn Freis Einstellungen und Präferenzen auch so verändert, dass er diesen Job nicht mehr ausüben möchte und mehr für seine Familie da sein will, nur war ihm das nicht so klar.

Kompetenzen und Operatoren

Diese Aufgabe kann den Kompetenzschwerpunkten I.2 und II.2 (Anlage 2 PflAPrV) zugeordnet werden. Der Operator „Nennen Sie" erfordert das Zusammentragen und Angeben von Kenntnissen.

5. Nennen Sie Herrn Frei fünf Vorteile seines Aufenthalts in der psychiatrischen Rehaklinik. 5 Punkte

- Herr Frei hat die Chance, sich auf sich selbst zu konzentrieren.
- Es gibt keine Ablenkung von außen, er muss keinerlei alltäglichen Pflichten nachkommen. Somit ist sein Klinikaufenthalt eine Auszeit von seinem Leben und seinen bisherigen Belastungen.
- Vor Ort spricht er mit anderen Burn-out-Betroffenen, Ärzten und Therapeuten in Einzel- und Gruppengesprächen.
- Er sieht die Probleme anderer Betroffener und erhält so eine neue Perspektive auf seine persönlichen Schwierigkeiten im Alltag. So ist unter Umständen ein Lernen aus den Fehlern der anderen möglich.
- Er kann zahlreiche Therapieangebote wie Ergo- oder Kunsttherapie sowie Sport- und Entspannungsangebote wahrnehmen.

Kompetenzen und Operatoren

Diese Aufgabe kann den Kompetenzschwerpunkten I.2 und II.2 (Anlage 2 PflAPrV) zugeordnet werden. Der Operator „Beraten Sie" beinhaltet, Strategien und Leitgedanken herauszuarbeiten, auch wenn sie nicht explizit genannt sind.

6. Beraten Sie Herrn Frei zu möglichen Maßnahmen nach seinem Klinikaufenthalt in Bezug auf seine private sowie berufliche Situation. 6 Punkte

Private Situation

- Selbstfürsorge steigern: z. B. für ausreichend Schlaf, Bewegung und gesunde Ernährung sorgen
- Sich wohlwollender und weniger kritisch begegnen, z. B. sich häufiger loben, täglich positive Selbstkommentare für das eigene Handeln finden und aufschreiben, mit Ehefrau über Gefühle sprechen
- Zeit nehmen für „kreatives Nichtstun", gemeinsame Besuche der Tochter mit seiner Ehefrau einplanen
- Möglichkeiten finden, die für die Entspannung förderlich sind, z. B. Entspannungsverfahren wie autogenes Training, progressive Muskelentspannung, in die Natur gehen

Arbeit

- Hilfe suchen für die Bewältigung der Aufgaben, klärende Gespräche über Änderungsbedarfe am Arbeitsplatz führen
- Grenzen setzen gegenüber überzogenen Arbeitsanforderungen und, falls dies nicht möglich ist, über einen Wechsel/berufliche Alternativen nachdenken
- Möglichst regelmäßig Pausen einlegen
- Erreichbarkeit über Handy, soziale Medien, E-Mail reduzieren

LERNTIPP

Bei Fragestellungen, in welchen theoretische Modelle herausgearbeitet werden sollen, ist es wichtig, einen Fallbezug herzustellen. Hilfreich ist ein systematisiertes Vorgehen: zuerst das Modell kurz definieren, dann seine Inhalte erklären und im Anschluss Beispiele für die Inhalte des Modells aus der Fallsituation angeben.

7. Definieren Sie das biopsychosoziale Modell von Engel (1 P.) und erörtern Sie dessen drei Dimensionen (je 3 P.) anhand Herrn Freis Situation. 10 Punkte

Definition

Das biopsychosoziale Modell sieht das Individuum auch in seinem biografischen Gewordensein vor dem Hintergrund seiner Lern- und Beziehungsgeschichte und nicht nur die Entstehung der Krankheit.

Es umfasst **drei Dimensionen:**

- **Biomedizinische Dimension:** Der Körper wird als Maschine gesehen. Krankheiten werden eindimensional beschrieben, indem von außen beobachtbare, objektive pathologische Befunde und Funktionsstörungen erhoben werden.
  Bezug zu Herrn Frei: Das Burn-out wurde anhand von zahlreichen Symptomen wie anhaltende Anspannung und Überforderung, psychische und körperliche Erschöpfung, Zweifel an der eigenen Kompetenz festgestellt, woraufhin er sich zur Behandlung in eine psychiatrische Rehaklinik begeben hat.
- **Psychologische Dimension:** Krankheit wird aus der subjektiven und individuellen Innensicht des Individuums beschrieben, d. h., auf dieser Dimension wird der Mensch mit seinen Gefühlen, Gedanken sowie seinem Verhalten und mit der Vorstellung, die er sich selbst von der Entstehung seiner Krankheit und deren Heilung macht, beschrieben.
  Bezug zu Herrn Frei: Die Analyse von Herrn Freis Lebens- und Arbeitssituation führt dazu, die Hintergründe und auch seine Gefühlslage zu ermitteln. Dies ist für die weiteren Behandlungs- und Beratungsschritte essenziell.
- **Öko-soziale Dimension:** Auf dieser Dimension wird der Mensch in seinen Beziehungen zur Umwelt gesehen. Krankheit ist dementsprechend das Ergebnis einer mangelnden und krank machenden Passung von Person und Umwelt.
  Bezug zu Herrn Frei: Herr Frei scheint den Ansprüchen seiner Umwelt nicht mehr genügt zu haben und hat versucht, sich anzupassen und den Ansprüchen anderer gerecht zu werden, statt sich seiner bewusst zu werden und darauf zu hören, was er eigentlich möchte.

Kompetenzen und Operatoren

Diese Aufgabe besteht aus zwei Aufgabenteilen, die beide den Kompetenzschwerpunkten II.2 und V.1 (Anlage 2 PflAPrV) zugeordnet werden können. Der Operator „Definieren Sie" erfordert das Erklären eines Begriffs unter Verwendung von Fachbegriffen. Der Operator „erörtern Sie" verlangt eine reflektierte Auseinandersetzung und eine abschließende begründete Bewertung zu einer vorgegebenen Problemstellung.

LITERATUR

1. Burnout und Achtsamkeit. Das bio-psycho-soziale Modell. 2023. Aus: www.burnoutundachtsamkeit.at/menschenbild/bio-psycho-soziales-modell/ (letzter Zugriff: 11.7.2023).
2. Denk G. Burn-out. Wenn alles zu viel ist. ZDF. 2022. Aus: https://zdfheute-stories-scroll.zdf.de/burnout-symptome-anzeichen-depression-was-tun-/index.html (letzter Zugriff: 11.7.2023).
3. Gerhardt D et al. Wohin Wenden Bei Burnout: Wer Hilft? 2020. Aus: www.burnout-schnelltest.de/posts/wohin-wenden-bei-burnout-wer-hilft (letzter Zugriff: 11.7.2023).
4. Paul Watzlawick. Die Axiome von Paul Watzlawick. Aus: www.paulwatzlawick.de/axiome.html (letzter Zugriff: 11.7.2023).

17.7 Siebtes Prüfungsbeispiel

Markus Hanekamp

17.7.1 Fallsituation: stationäre Akutpflege (➢ Kap. 10.1)

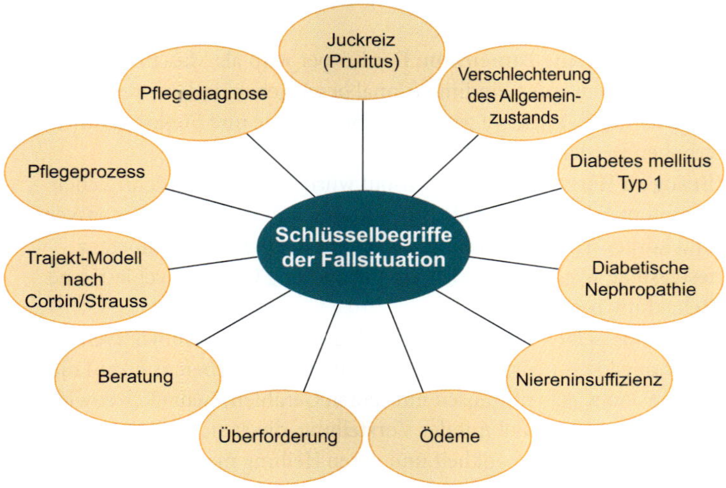

Kompetenzen und Operatoren

Diese Aufgabe besteht aus zwei Aufgabenteilen, die beide dem Kompetenzschwerpunkt II.2 (Anlage 2 PflAPrV) zugeordnet werden können.
Der Operator „Erklären Sie" fordert eine Darstellung des Sachverhalts auf der Basis von eigenen Kenntnissen. Der Operator „zeigen Sie … auf" erfordert die Einbeziehung der in der Fallsituation genannten Aspekte.

1. Erklären Sie Frau Hassan das Krankheitsbild Diabetes mellitus Typ 1 (2 P.) und zeigen Sie ihr ihre Symptome (2 P.) auf. 4 Punkte

Diabetes mellitus Typ 1

- Verursacht durch eine (meist) autoimmun bedingte Zerstörung der insulinproduzierenden B-Zellen (Langerhans-Inseln) des Pankreas.
- Dadurch herrscht ein absoluter Insulinmangel im Pankreas.

Symptome

- Starkes Durstgefühl
- Müdigkeit und Schlappheit

IMPULS

Vergleichen Sie das Krankheitsbild des Diabetes mellitus Typ 1 mit dem des Diabetes mellitus Typ 2. Wo liegen die Unterschiede?

2. Sie werden von Frau Hassan nach der Ursache des Diabetes mellitus Typ 1 gefragt: „Aber woher habe ich das denn nur?" Skizzieren Sie die Krankheitsentstehung. 3 Punkte

Kompetenzen und Operatoren
Diese Aufgabe kann dem Kompetenzschwerpunkt II.2 (Anlage 2 PflAPrV) zugeordnet werden.
Der Operator „Skizzieren Sie" erfordert die Beschreibung eines Sachverhalts in eigenen Worten, beschränkt auf die wichtigsten Punkte.

Krankheitsentstehung
- Diabetes mellitus Typ 1 ist eine Autoimmunerkrankung.
- Zerstörung der B-Zellen des Pankreas durch das eigene Immunsystem.
- Infolgedessen absoluter Insulinmangel.

Risikofaktoren
- Erbliche Disposition: Diese setzt eine pathologische Autoimmunreaktion in Gang.
- Exogene Faktoren:
  - Infektionskrankheiten: Diese fördern die Fehlsteuerung des Immunsystems:
    - Mumps
    - Masern
    - Röteln
    - Epstein-Barr-Virus
    - Coxsackie-Viren
  - Autoimmunerkrankungen, die oft in Zusammenhang mit Diabetes mellitus Typ 1 auftreten:
    - Hashimoto-Thyreoditis
    - Typ-A-Gastritis
    - Zöliakie

LERNTIPP
Fragenanalyse: Beachten Sie den Schlüsselbegriff „Krankheitsentstehung" in der Fragestellung von Frage 2, um eine Abgrenzung zur Frage 1 vorzunehmen.
Pathophysiologie: Lehre von den Krankheitsvorgängen und Funktionsstörungen.
Pathogenetik: Beschäftigt sich mit der Entstehung der Krankheit und deren Auslöser.

3. Geben Sie Frau Hassan in Ihrem Informationsgespräch neben der Niereninsuffizienz vier weitere diabetische Folgeerkrankungen an. 4 Punkte

Kompetenzen und Operatoren
Diese Aufgabe kann dem Kompetenzschwerpunkt II.2 (Anlage 2 PflAPrV) zugeordnet werden.
Der Operator „Geben Sie … an" fordert zu einer Auflistung in Stichpunkten auf.

- Diabetische Makro- und Mikroangiopathie
  - pAVK
  - Apoplex
  - KHK
- Diabetische Nephropathie
- Diabetische Retinopathie
- Diabetische Neuropathie
- Diabetisches Fußsyndrom

IMPULS
Überlegen Sie sich den Unterschied zwischen einem Beratungs- und einem Informationsgespräch. Was sind die wesentlichen Inhalte?

Kompetenzen und Operatoren
Diese Aufgabe kann dem Kompetenzschwerpunkt II.2 (Anlage 2 PflAPrV) zugeordnet werden.
Der Operator „Erklären Sie" erfordert das Darstellen eines Sachverhalts auf der Basis von eigenen Kenntnissen.

4. Erklären Sie Frau Hassan den Zusammenhang zwischen ihrem Diabetes mellitus Typ 1 und der diabetischen Nephropathie. 5 Punkte

Aufgrund des nicht *gut* eingestellten Diabetes mellitus und des in der Folge hohen Blutzuckerspiegels

- bilden sich Ablagerungen insbesondere in den kleinen Blutgefäßen der Niere → eingeschränkte Filterfunktion → diabetische Angiopathie → Arteriosklerose, die langfristig zu einer Schädigung der Nieren und deren Filterfunktion führt,
- werden die Wände der Nierenkörperchen geschädigt; diese werden durchlässiger, die Filterfunktion ist geschädigt, sodass größere Stoffe (wie Proteine) in den Harn gelangen können.

LERNTIPP

Sehen Sie sich auch die Pathogenetik der diabetischen Nephropathie an.

Kompetenzen und Operatoren
Diese Aufgabe kann dem Kompetenzschwerpunkt V.1 (Anlage 2 PflAPrV) zugeordnet werden.
Der Operator „Nehmen Sie … Stellung" fordert eine Einschätzung eines bestimmten Sachverhalts.

5. Neben einem Informationsgespräch, wie Sie es bei Frau Hassan durchführen, gibt es in der Pflege die Möglichkeit der Beratung. Das Beratungsgespräch soll immer als Angebot wahrgenommen werden. Nehmen Sie zu diesem Grundsatz Stellung. 4 Punkte

- Die Pflegefachperson formuliert Ratschläge als Angebot, dabei erarbeitet sie zusammen mit dem zu pflegenden Menschen die notwendigen Interventionen.
- Die Pflegefachperson zeigt mehrere Alternativen auf.
- Der zu pflegende Mensch erhält dadurch Entscheidungsspielräume und kann eine Auswahl treffen.
- Damit wird vermieden, dass
  - er sich bedrängt fühlt und
  - Ratschläge ablehnt → Abwehrhaltung.
- Beratungen schlagen fehl, wenn diese dem zu pflegenden Menschen das Gefühl der Hilflosigkeit vermitteln.

ACHTUNG

Ratschläge können auch „Schläge" sein. Deshalb Ratschläge immer dosiert und kontrolliert erteilen!

6. Das Beratungsgespräch wird in fünf Phasen eingeteilt. Zählen Sie diese auf (5 P.) und ermitteln Sie anschließend ein mögliches Beratungssignal von Frau Hassan (2 P.). Formulieren Sie zudem vier Rahmenbedingungen für ein förderliches Gespräch (3 P.). 10 Punkte

Kompetenzen und Operatoren

Diese Aufgabe besteht aus drei Aufgabenteilen, die alle dem Kompetenzschwerpunkt II.2 (Anlage 2 PflAPrV) zugeordnet werden können.
Der Operator „Zählen Sie … auf" fordert das Aufzählen bestimmter Sachverhalte. Der Operator „ermitteln Sie" verlangt das Erkennen eines bestimmten Sachverhalts, was in diesem Fall eine korrekte Fallbeziehung erfordert. Der Operator „Formulieren Sie" verlangt eine umfangreiche Beantwortung in ganzen Sätzen.

Ablauf einer gelungenen Beratung
- Kontaktphase
- Analysephase
- Angebotsphase
- Prüfungsphase
- Abschlussphase

Beratungssignal
- *„Wer kümmert sich um meine Kinder?"*
  Das Kontaktthema ist hier die Kinderversorgung während des Klinikaufenthalts und evtl. darüber hinaus.
- *„Wie soll das eigentlich mit mir weitergehen?"*
  Das Kontaktthema ist hier die Aufklärung über den weiteren Klinikaufenthalt und darüber hinaus, ggf. Entlassungsmanagement, Reha …

Rahmenbedingungen eines förderlichen Gesprächs
- Ruhiger Raum
- Störungen abstellen
- Gespräch auf Augenhöhe
- Sich der Gesprächsbereitschaft versichern
- Für eine entspannte Atmosphäre sorgen, evtl. Getränke anbieten …

LERNTIPP

Wenden Sie das Modell des Beratungsprozesses an, das Ihnen bekannt ist. Es gibt auch Modelle mit mehr oder mit weniger als fünf Phasen (Schritten).

7. Frau Hassan leidet an zwei chronischen Erkrankungen. Definieren Sie den Begriff chronische Erkrankung. 3 Punkte

Kompetenzen und Operatoren

Diese Aufgabe kann dem Kompetenzschwerpunkt I.2 (Anlage 2 PflAPrV) zugeordnet werden.
Der Operator „Definieren Sie" fordert zu einer Beantwortung mit Fachbegriffen auf.

- Chronische Erkrankung bedeutet, dass eine Krankheit nicht nur lange andauert,
- sondern auch schwer oder gar nicht geheilt werden kann.
- Menschen mit chronischen Erkrankungen sind fortlaufend auf medizinische Behandlung und Betreuung sowie Leistungen des Gesundheitssystems angewiesen.
- Die Betroffenen können nicht darauf hoffen, dass die Therapie ihre Lebensführung und -qualität auf den Stand vor der Erkrankung zurückführt.

ACHTUNG

Eine einheitliche Definition des Begriffs „chronische Erkrankung" existiert nicht [4]!
Überlegen Sie sich deshalb unbedingt Ihre eigene!

LERNTIPP

Zu den chronischen Krankheiten zählen u.a. Herz-Kreislauf-Erkrankungen wie koronare Herzkrankheit (KHK), Schlaganfall (Apoplex) sowie Diabetes mellitus, onkologische Erkrankungen und chronische Atemwegserkrankungen, z.B. Asthma und COPD (chronisch obstruktive Lungenerkrankung). Mit diesen Krankheitsbildern sollten Sie sich unbedingt beschäftigen!

Kompetenzen und Operatoren

Diese Aufgabe besteht aus zwei Aufgabenteilen, die beide dem Kompetenzschwerpunkt V.1 (Anlage 2 PflAPrV) zugeordnet werden können.
Der Operator „Nennen Sie" fordert zu einer Auflistung von Fakten auf. Der Operator „erklären Sie" erfordert das Darstellen eines Sachverhalts auf der Basis von eigenen Kenntnissen.

8. Das Modell „Bewältigung chronischer Krankheit" von Corbin und Strauss widmet sich der adäquaten Versorgung chronisch Erkrankter. Nennen (8 P.) und erklären (8 P.) Sie die acht Phasen des Trajekt-Modells. 16 Punkte

Phasen	Erklärung
Vor der Pflege- und Krankheitsverlaufskurve	Präventivphase, keine Anzeichen oder Symptome, keine eigentliche Diagnose
Einsetzen der Pflege- und Krankheitsverlaufskurve	Auftreten von Anzeichen und Symptomen, Diagnose wird bekannt
Krise	Krankheit kann zu lebensbedrohlichen Situationen führen, die Gesundheit ist akut gefährdet
Akute Phase	Akuter Krankheitszustand oder Komplikationen, Hospitalisation
Stabile Phase	Krankheitsverlauf und Symptome sind unter Kontrolle, therapeutische und pflegerische Interventionen
Instabile Phase	Krankheitsverlauf und Symptome sind nicht mehr unter Kontrolle → Neubeurteilung und Anpassung der Pflege und Interventionen werden nötig
Verfall	Fortschreitende Verschlechterung der körperlichen und geistigen Verfassung, gekennzeichnet durch Behinderung und Symptome
Sterben	Stunden, Tage und Wochen unmittelbar vor dem Tod

IMPULS

Betrachten Sie Pflegemodelle und Pflegetheorien. Worin liegen die Gemeinsamkeiten und wo die Differenzen?

Kompetenzen und Operatoren

Diese Aufgabe besteht aus zwei Aufgabenteilen, die beide dem Kompetenzschwerpunkt V.1 (Anlage 2 PflAPrV) zugeordnet werden können.
Der Operator „Ordnen Sie … zu" erfordert, dass ein Sachverhalt zu einem anderen, noch auszuwählenden in Beziehung gesetzt wird. Der Operator „begründen Sie" verlangt eine argumentativ nachvollziehbare Herleitung von Einschätzungen.

9. Ordnen Sie Frau Hassan einer Phase im Trajekt-Modell zu (1 P.) und begründen Sie Ihre Entscheidung (3 P.). 4 Punkte

Zuordnung zur akuten Phase, weil
- Frau Hassans Allgemeinzustand eine akute Verschlechterung aufweist,
- Frau Hassan aktuell in der Klinik liegt,
- Frau Hassan erstmalig einer Therapie unterzogen wird.

IMPULS

Nach welchem Pflegemodell arbeitet die nächstgelegene Palliativstation in Ihrer Nähe?

10. Im Akuteinsatz findet zur Pflegeprozessgestaltung das bekannte Sechs-Schritt-Modell von Fiechter und Meier Anwendung. Nennen Sie die sechs Schritte (6 P.) und beschreiben Sie das Hauptmerkmal jedes einzelnen Schritts (6 P.). 12 Punkte

Schritte	Hauptmerkmale
Informationen sammeln	• Die Qualität der Informationen ist für den weiteren Pflegeprozess von enormer Bedeutung • Quellen können die Pflegedokumentation, Erst-/Aufnahmegespräch mit körperlicher Untersuchung, die Pflegevisite, die Beobachtung des Pflegeempfängers, die Durchführung von Assessments sein
Probleme und Ressourcen erfassen	• Ein Pflegeproblem beschreibt die Beeinträchtigung der Selbstständigkeit des zu pflegenden Menschen in einem oder mehreren Lebensbereichen • Eine Ressource beschreibt die Fähigkeit des zu pflegenden Menschen, zu seiner Genesung beizutragen
Ziele setzen	Ein Pflegeziel beschreibt den Soll-Zustand des zu pflegenden Menschen, der durch spezielle Maßnahmen erreicht werden soll. Unterschieden werden Nah- und Fernziele
Maßnahmen planen	Die Pflegefachpersonen legen in Absprache mit dem zu pflegenden Menschen Maßnahmen zur Zielerreichung fest
Durchführung der Maßnahmen	Die Durchführung der geplanten Pflegemaßnahmen kann durch Standards unterstützt werden. Während der Durchführung kommt es zu Überschneidungen mit anderen Phasen des Pflegeprozesses. Je nach Reaktion des zu pflegenden Menschen werden Maßnahmen ggf. verändert und somit Teile der Pflegeplanung angepasst. Die Durchführung wird dokumentiert
Evaluation	Die Evaluation der durchgeführten Maßnahmen umfasst vornehmlich die Überprüfung der Zielerreichung und ggf. die Anpassung des Pflegeprozesses anhand der erhobenen Erkenntnisse

Kompetenzen und Operatoren

Diese Aufgabe besteht aus zwei Aufgabenteilen, die beide dem Kompetenzschwerpunkt V.1 (Anlage 2 PflAPrV) zugeordnet werden können.
Beim Operator „Nennen Sie" sind Fakten präzise aufzuführen.
Der Operator „beschreiben Sie" erfordert die richtige Darstellung von Sachverhalten unter Verwendung von Fachsprache in eigenen Worten.

IMPULS

In vielen Pflegeeinrichtungen der Langzeitpflege findet die Strukturierte Informationssammlung (SIS) Anwendung. Können Sie diese sicher anwenden?

11. Formulieren Sie drei Pflegeprobleme anhand des PÄS-Schemas inklusive Ressource am Beispiel von Frau Hassan. Ein Pflegeproblem davon soll präventiv ausgerichtet sein. 12 Punkte

Pflegeproblem	Formulierung nach PÄS-Schema	Ressource
Pflegeproblem 1 *(präventiv ausgerichtet)*	Frau Hassan benötigt ein Beratungsgespräch **(P)** zur Raucherentwöhnung wegen ihrer Nikotinabhängigkeit **(Ä)**, die ihre derzeitige Unruhe **(S)** auslöst	Frau Hassan möchte wegen der Spätfolgen und der aktuellen Erkrankungslage mit dem Rauchen aufhören

Kompetenzen und Operatoren

Diese Aufgabe kann dem Kompetenzschwerpunkt V.1 (Anlage 2 PflAPrV) zugeordnet werden.
Der Operator „Formulieren Sie" verlangt eine umfassende Beantwortung mit Sätzen.

Pflegeproblem	Formulierung nach PÄS-Schema	Ressource
Pflegeproblem 2	Frau Hassan leidet **(P)** aufgrund des nicht therapierten Diabetes mellitus Typ 1 **(Ä)** unter starkem Durstgefühl **(S)**	Frau Hassan ist bereit, bei der Therapie ihres Diabetes mellitus Typ 1 aktiv mitzuarbeiten
Pflegeproblem 3	Frau Hassan leidet **(P)** wegen ihrer Nierenerkrankung **(Ä)** unter einer anhaltenden Müdigkeit **(S)**	Frau Hassan zeigt Überanstrengung und bittet um Ruhe
Pflegeproblem 4	Frau Hassan leidet **(P)** aufgrund ihrer Nierenerkrankung **(Ä)** unter Pruritus **(S)**	Frau Hassan bittet um Hilfe, sobald der Juckreiz nicht mehr erträglich ist

LERNTIPP

Richten Sie sich bei der Formulierung der Pflegeprobleme nach dem Pflegemodell bzw. der Pflegetheorie ihrer Bildungseinrichtung.

ACHTUNG

Pflegeprobleme werden immer aus Sicht des zu pflegenden Menschen geschrieben.

Kompetenzen und Operatoren

Diese Aufgabe besteht aus zwei Aufgabenteilen, die beide dem Kompetenzschwerpunkt V.1 (Anlage 2 PflAPrV) zugeordnet werden können. Der Operator „Nennen Sie" erfordert das Aufzählen von Fakten. Der Operator „erklären Sie" zielt auf die nachvollziehbare Darstellung des Sachverhalts auf der Grundlage von Fakten ab.

12. Die Pflegediagnosen lassen sich in verschiedene Typen einteilen. Nennen Sie neben der problemfokussierten Pflegediagnose die beiden weiteren Typen (2 P.) und erklären Sie deren Zielbeschreibungen (4 P.). 6 Punkte

- Gesundheitsförderungsdiagnose:
  - Es liegen gesundheitliche Einschränkungen vor.
  - Auf Wunsch des zu pflegenden Menschen wird eine Beratung/Schulung zur Verbesserung des gesundheitlichen Zustands durchgeführt.
- Risikopflegediagnose:
  - Benennt vorhersehbare, aber noch nicht eingetretene Zustände.
  - Risikofaktoren, die zur erhöhten Anfälligkeit beitragen, müssen vorliegen.

LERNTIPP

Pflegediagnosen helfen Ihnen bei der Formulierung von Pflegeplanungen.
Problemfokussierte Pflegediagnose:
- Unerwünschte Reaktion des zu pflegenden Menschen auf den Gesundheitszustand/Lebensprozess.
- Bestimmende Merkmale sowie beeinflussende Faktoren müssen vorliegen.

13. Die Einführung von Pflegediagnosen wird in Deutschland teils kontrovers diskutiert. Stellen Sie je drei Pro- und Contra-Argumente für die Einführung von Pflegediagnosen gegenüber (6 P.) und setzen Sie sich mit dieser Problemstellung auseinander (2 P.) 8 Punkte

Kompetenzen und Operatoren

Diese Aufgabe besteht aus zwei Aufgabenteilen, die beide dem Kompetenzschwerpunkt V.1 (Anlage 2 PflAPrV) zugeordnet werden können.
Der Operator „Stellen Sie … gegenüber" verlangt das Vergleichen verschiedener Sachverhalte, was in der Regel zu einer begründeten Bewertung führt. Der Operator „setzen Sie sich … auseinander" erfordert die Argumente für und wider eine These zu sammeln (was aber auch am Ende der Aufgabe erfolgen kann).

Pro- und Contra-Argumente

Pro-Argumente	Contra-Argumente
• Anwendung fundierten pflegerischen Wissens • Qualitätssteigerung der Pflegedokumentation • Hilfestellung bei der Erfassung von Pflegeproblemen • Einführung einer einheitlichen Pflegefachsprache • Verbesserter Nachweis von Pflegeleistungen durch standardisierte Texte in der Pflegedokumentation	• Nicht gesetzlich verankert • Sehr komplexes System • Theorie-Praxis-Kluft • Hoher Schulungsaufwand für Pflegefachpersonen • Nicht in allen Pflegeeinrichtungen sofortige sinnvolle Anwendbarkeit gegeben

Beispiele für eine begründete Bewertung

- Pflegediagnosen **sollen eingeführt werden,** weil die Pro-Argumente aus meiner Sicht insgesamt die Contra-Argumente überwiegen, insbesondere was den Punkt Qualitätssicherung der Pflegedokumentation angeht. Denn aus den Pflegediagnosen können Qualitätskriterien abgeleitet werden, was z. B. zu einer verbesserten Pflegedokumentation durch standardisierte Texte führt und es dadurch zu einem verbesserten Nachweis der Pflegeleistungen kommt.
- Pflegediagnosen sollen **nicht eingeführt werden,** weil die Argumente, die gegen die Einführung der Pflegediagnosen sprechen, aus meiner Sicht überwiegen. Pflegediagnosen sind ein sehr komplexes System, welches einen extrem hohen Schulungsaufwand erfordern würde. Zudem ist der Umstellungsaufwand sehr groß, was zu einer hohen Unzufriedenheit führen könnte.

14. Sie führen mit Frau Hassan gegen Ende ihres Klinikaufenthalts ein Informationsgespräch bezüglich ihrer Niereninsuffizienz im Stadium 4. Informieren Sie Frau Hassan über drei Ernährungsgrundsätze in diesem Stadium. 6 Punkte

Kompetenzen und Operatoren

Diese Aufgabe kann dem Kompetenzschwerpunkt II.2 (Anlage 2 PflAPrV) zugeordnet werden.
Der Operator „Informieren Sie" kann hier synonym zum Operator „erläutern Sie" gesehen werden. Dieser erfordert das Darstellen eines Sachverhalts auf der Basis von eigenen Kenntnissen und die Veranschaulichung dieser durch zusätzliche Informationen und Beispiele.

- **Reduzierte Eiweißzufuhr:** Der Eiweißanteil sollte bei 0,6–0,8 g/kg KG pro Tag liegen, da eine verringerte Eiweißzufuhr unter Umständen das Fortschreiten der chronischen Niereninsuffizienz bremst. Ideale Proteingemische sind z. B. Kartoffel und Ei, Bohnen und Ei, Milch und Weizen, Ei und Weizen sowie Hülsenfrüchte und Weizen.
- **Reduzierte Kaliumzufuhr:** In einem fortgeschrittenen Stadium der Niereninsuffizienz ernähren sich Betroffene am besten kaliumarm, um den durch die Nierenschwäche erhöhten Kaliumspiegel im Blut nicht noch weiter ansteigen zu lassen.

- **Reduzierte Natriumzufuhr:** Da sich ein gut eingestellter Blutdruck positiv auf den Krankheitsverlauf auswirkt, ist eine natriumarme Ernährung sinnvoll. Denn blutdrucksenkende Medikamente wirken bei geringer Natriumzufuhr besser.
- **Trinkmenge:** Eine Trinkmengenanpassung/-reduzierung ist in Absprache mit Arzt und Diätassistenz aufgrund der bereits vorhandenen Ödeme in den Beinen notwendig. Flüssigkeitsreiche Nahrungsmittel (z. B. Wassermelone) bei der Einfuhrberechnung berücksichtigen. Vorteilhaft sind natriumarme Wasser und ungesüßte Tees.

IMPULS

- Schauen Sie in das Fachgebiet der Diätassistenz und gehen Sie in den interdisziplinären Austausch.
- Überlegen Sie sich, zu welchen ernährungsrelevanten Punkten Sie einen Menschen mit Diabetes mellitus beraten würden.

Kompetenzen und Operatoren

Diese Aufgabe kann dem Kompetenzschwerpunkt II.2 (Anlage 2 PflAPrV) zugeordnet werden.

Der Operator „Zeigen Sie … auf" fordert, Sachverhalte in logischen Zusammenhängen zu nennen.

15. Frau Hassan benötigt aufgrund einer anschließenden Rehabilitation Hilfestellungen bei der Versorgung ihrer Kinder. Zeigen Sie ihr drei Möglichkeiten zur Bewältigung der Alltagsherausforderungen auf. 3 Punkte

- Anspruch auf Haushaltshilfe (§ 38 SGB V)
- Anstelle Haushaltshilfe ggf. Kinderbetreuung (§ 38 SGB V)
- Vermittlung an Kurberatung, z. B. durch Müttergenesungsnetzwerk
- Ggf. Reha in Begleitung der Kinder antreten, diese werden in einigen Rehakliniken qualifiziert betreut
- Ggf. Antrag auf Verdienstausfall des Ehemanns, der aufgrund der Kinderbetreuung von der Arbeit fernbleiben muss
- Unterstützung aus dem Freundes- und Bekanntenkreis der Familie

LERNTIPP

Zu diesem Thema brauchen Sie sozialgesetzliches Fachwissen und für die Praxis das Wissen über Beratungsgespräche.

LITERATUR

1. Deutsche Gesellschaft für Neurologie. Ernährungsratgeber für Patienten. Stadium 4 (eGFR 15.29 ml/min). 2023. Aus: www.dgfn.eu/stadium-4-egfr-15-29-ml-min.html (letzter Zugriff: 13.7.2023).
2. Freund K (Hrsg.). Fallbuch alter Mensch. Vernetzt denken – Pflege verstehen. München: Elsevier, 2010.
3. Kamitsuru S, Herdman H, Lopes C. NANDA. Pflege-Diagnosen. Definition und Klassifikation. 2021–2023. Kassel: RECOM, 2022.
4. Scheidt-Nave C et al. Herausforderungen an die Gesundheitsforschung für eine alternde Gesellschaft am Beispiel „Multimorbidität". Bundesgesundheitsblatt. 2010. 53: 441–450. Aus: https://edoc.rki.de/bitstream/handle/176904/857/21AvGqmVr4ryo.pdf?sequence=1&isAllowed=y (letzter Zugriff: 13.7.2023).

17.8 Achtes Prüfungsbeispiel

Susanne Reiff

17.8.1 Fallsituation: ambulante Langzeitpflege (➢ Kap. 11.1)

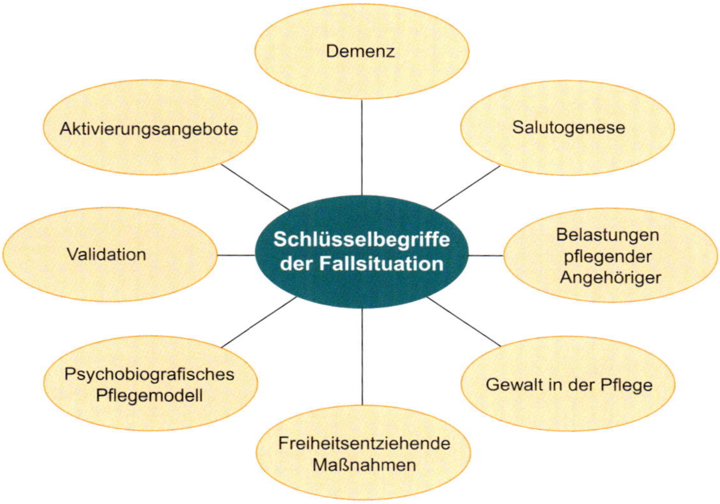

1. Herr Hesse hat Demenz vom Typ Alzheimer. Nennen Sie drei weitere Demenzformen. 3 Punkte

- Vaskuläre Demenz
- Lewy-Körperchen-Demenz
- Frontotemporale Demenz
- Demenz bei Chorea Huntington
- Normaldruckhydrozephalus
- Mischformen

Kompetenzen und Operatoren

Diese Aufgabe kann dem Kompetenzschwerpunkt I.2 (Anlage 2 PflAPrV) zugeordnet werden.
Der Operator „Nennen Sie" fordert eine stichpunktartige Aufzählung.

2. Ermitteln Sie Symptome einer Demenz bei Herrn Hesse. 5 Punkte

- Orientierungsstörungen in der Wohnung
- Nichterkennen vertrauter Personen
- Verlust von Alltagsfähigkeiten
- Verlust von Erinnerungen
- Persönlichkeitsveränderungen
- Aggressives Verhalten

Kompetenzen und Operatoren

Diese Aufgabe kann dem Kompetenzschwerpunkt I.2 (Anlage 2 PflAPrV) zugeordnet werden.
Der Operator „Ermitteln Sie" erfordert das Herausarbeiten der Symptome aus der Fallsituation.

Kompetenzen und Operatoren
Diese Aufgabe kann dem Kompetenzschwerpunkt II.2 (Anlage 2 PflAPrV) zugeordnet werden.
Der Operator „Analysieren Sie" erfordert die Auseinandersetzung mit der Fallsituation in Bezug auf die Ehefrau und das In-Beziehung-Setzen ihrer Aussagen mit möglichen Belastungen für pflegende Angehörige.

3. Analysieren Sie die Belastungen, denen Frau Hesse als pflegende Angehörige ausgesetzt ist. 5 Punkte

- 24-Stunden-Betreuung des Ehemanns.
- Wenig Zeit für das Ausleben eigener Interessen.
- Sozialer Rückzug (wenig Kontakt nach außen).
- Psychische Belastung (Verlust von gemeinsamen Erinnerungen).
- Lebenspläne für den Ruhestand können nicht realisiert werden.
- Aggressives Verhalten des Ehemanns ihr gegenüber.

Kompetenzen und Operatoren
Diese Aufgabe kann dem Kompetenzschwerpunkt I.2 und II.2 (Anlage 2 PflAPrV) zugeordnet werden.
Der Operator „Stellen Sie ... dar" fordert eine strukturierte Darstellung der Möglichkeiten in eigenen Worten. Eine Erklärung des Begründungszusammenhangs ist dabei nicht nötig.

4. Stellen Sie dar, welche Möglichkeiten Frau Hesse hat, um besser mit den Belastungen umgehen zu können. 4 Punkte

- Eine Selbsthilfegruppe für pflegende Angehörige finden (der gemeinsame Austausch mit anderen Betroffenen kann helfen, Belastungen besser zu verarbeiten).
- Gute Information über die Erkrankung mit Symptomen und Verlauf (Wissen hilft, die Veränderungen zu begreifen).
- Entlastung schaffen (Auszeiten aus der Pflege sind wichtig, um wieder neue Kraft schöpfen zu können). Die Möglichkeiten hierfür sind vielfältig (Kurzzeitpflege, Tagespflege, Betreuungskräfte oder Angehörige, die einzelnen Nachmittage abdecken).

Kompetenzen und Operatoren
Diese Aufgabe besteht aus drei Aufgabenteilen, die alle dem Kompetenzschwerpunkt I.2 (Anlage 2 PflAPrV) zugeordnet werden können.
Der Operator „Erläutern Sie" erfordert neben der Nennung der Komponenten eine veranschaulichte Erklärung. Der Operator „Analysieren Sie" verlangt eine Einordung der Aussagen aus dem Fallbeispiel in systematische Zusammenhänge. Mit dem Operator „entwerfen Sie" ist die Konzeption eines Lösungsansatzes für Frau Hesses Situation gefordert.

5. A. Antonovsky stellt in seinem Modell der Salutogenese das Kohärenzgefühl als wichtigen Faktor zur Bewältigung belastender Situationen dar. Erläutern Sie die Komponenten des Kohärenzgefühls (6 P.). Analysieren Sie die Situation von Frau Hesse bezogen auf das Kohärenzgefühl (3 P.) und entwerfen Sie Ideen zur Stärkung der Komponenten (3 P.). 12 Punkte

Komponenten des Kohärenzgefühls
- **Gefühl der Verstehbarkeit:** das Gefühl, dass eigene Leben verstehen und ordnen zu können.
- **Gefühl der Handhabbarkeit:** das Gefühl, dass einem genügend Ressourcen zur Verfügung stehen, um die Anforderungen und Belastungen im Leben im Wesentlichen bewältigen zu können.
- **Gefühl der Sinnhaftigkeit:** das Grundgefühl, dass das eigene Leben sinnvoll ist und die auf einen zukommenden Anforderungen es wert sind, Energie zu investieren.

Analyse der Situation von Frau Hesse
- **Gefühl der Verstehbarkeit:** Frau Hesse äußert im Gespräch ihre Unsicherheit darüber, wie die Krankheit weiter fortschreitet und auf was sie sich in den nächsten Monaten einstellen muss.

- **Gefühl der Handhabbarkeit:** Die Aussage von Frau Hesse „An manchen Tagen habe ich das Gefühl, ich schaffe das alles nicht" zeigt, dass sie das Gefühl hat, dass ihre Ressourcen nicht immer ausreichen, um die Belastungen zu bewältigen.
- **Gefühl der Sinnhaftigkeit:** Frau Hesse spricht von ihrem Vertrauen auf Gott, der wisse, weshalb sie diese Situation erlebe. Das lässt den Schluss zu, dass Frau Hesse durch ihren Glauben Sinn im Leben empfindet.

Ideen zur Stärkung des Kohärenzgefühls von Frau Hesse

- Um das **Gefühl der Verstehbarkeit** zu stärken, benötigt Frau Hesse Informationen und Fakten. Dadurch kann sie die Situation besser einordnen und verstehen.
- Um das **Gefühl der Handhabbarkeit** zu stärken, sollte zusammen mit Frau Hesse besprochen werden, welche weiteren Ressourcen sie aktivieren könnte, um die Situation zu bewältigen, z. B. Kurzzeitpflege, Tagespflege, Angehörige in die Pflege mit einbinden …
- Zur **Stärkung der Sinnhaftigkeit** ist es wichtig, dass Frau Hesse wieder Raum zum Ausleben ihres Glaubens bekommt und z. B. den Gottesdienst besuchen kann.

TIPP

Das Salutogenese-Modell besteht noch aus weiteren Elementen:
- Gesundheits-Krankheits-Kontinuum
- Stressoren
- Generalisierte Widerstandsressourcen

6. Benennen Sie die Formen von Gewalt in der Pflege (5 P.) und geben Sie je zwei Beispiele an (10 P.). 15 Punkte

- **Körperliche Gewalt**
  - Grob anfassen, schlagen, kratzen oder schütteln
  - Unbequem positionieren
  - Unerlaubt oder häufig freiheitsentziehende Maßnahmen anwenden
- **Psychische Gewalt**
  - Unangemessen ansprechen: anschreien, schimpfen oder rügen
  - Missachten oder ignorieren
  - Demütigen oder beileidigen
- **Vernachlässigung**
  - Schlecht pflegen oder medizinisch versorgen
  - Unzureichend im Alltag helfen
  - Emotionale Bedürfnisse übergehen
- **Finanzielle Ausnutzung**
  - Unbefugt über persönliches Vermögen verfügen
  - Zu Geldgeschenken überreden oder nötigen
  - Geld oder Wertgegenstände entwenden
- **Intime Übergriffe**
  - Schamgefühle oder Intimsphäre verletzen
  - Sexuelle Andeutungen machen
  - Intimkontakte verlangen oder erzwingen

Kompetenzen und Operatoren

Diese Aufgabe besteht aus zwei Aufgabenteilen, die beide dem Kompetenzschwerpunkt I.2 (Anlage 2 PflAPrV) zugeordnet werden können.
Der Operator „Benennen Sie" fordert das Zusammentragen der Gewaltformen ohne Kommentierung. Auch für den Operator „geben Sie … an" reicht die Nennung in Stichpunkten aus.

Kompetenzen und Operatoren
Diese Aufgabe kann dem Kompetenzschwerpunkt I.2 (Anlage 2 PflAPrV) zugeordnet werden.
Der Operator „Formulieren Sie" erfordert die kurze und knappe Darstellung in eigenen Worten.

7. Formulieren Sie Tipps zur Prävention von Gewalt für das Ehepaar Hesse. 9 Punkte

- **Selbstbestimmung beachten:** Jeder Mensch, auch ein pflegebedürftiger, hat das Recht, über sich selbst zu entscheiden. Auch wenn die Handlungen für andere sinnlos oder unvernünftig wirken.
- **Sicherheit geben:** Rituale und feste Abläufe geben Sicherheit und beugen aggressivem Verhalten vor. Unklarheit, was mit einem und um einen herum geschieht, führt zu Unsicherheit und kann die betroffene Person wütend machen. Alle Handlungen sollten deshalb immer erklärt werden.
- **Zeitdruck vermeiden:** Die Zeit im Nacken zu haben kann bei pflegenden Angehörigen zu einer Eskalation einer angespannten Situation führen. Deshalb genügend Pausen und Pufferzeiten einplanen, um Zeitdruck zu vermeiden.
- **Für schöne Momente im Alltag sorgen:** Gemeinsame positive Erlebnisse können Kraft für den Alltag geben. Beispiele: gemeinsam Fotoalben ansehen, Nähe wiederherstellen über die Pflege hinaus.
- **Hilfe annehmen:** Überlastung kann zu aggressivem Verhalten gegenüber dem zu pflegenden Menschen führen. Deshalb ist es sehr wichtig, dass sich pflegende Angehörige Auszeiten nehmen und Hilfe annehmen.
- **Beherrschung bewahren:** Wut und Aggression sind ganz natürliche Gefühle, die auch in der Pflege entstehen können. Wichtig ist es, einen guten Umgang mit der eigenen Wut zu finden und nicht die Beherrschung zu verlieren. Beispielsweise den Raum zu verlassen, bevor die Wut ausbricht.
- **Verhalten verstehen:** Besonders bei Menschen mit Demenz ist es wichtig herauszufinden, welche Situationen Wut, Angst oder Unruhe auslösen. Dafür ist eine gute Beobachtung des Betroffenen nötig.
- **Selbstwertgefühl unterstützen:** Das Selbstwertgefühl des Menschen mit Demenz ist besonders verletzlich. Er ist auf andere angewiesen, was Scham, Verzweiflung und Wut auslösen kann. Deshalb ist es wichtig, den zu pflegenden Menschen so anzunehmen, wie er ist.
- **Akute Aggressionen entschärfen:** Nicht jede aggressive Situation kann vermieden werden. In akuten Situationen sollte der Angehörige vor allem versuchen, ruhig zu bleiben und dem zu pflegenden Menschen nicht zu widersprechen oder ihn zu belehren. Oftmals kann Ablenkung wie Musik helfen, um einen Ausweg aus der Aggression zu finden.

Kompetenzen und Operatoren
Diese Aufgabe kann dem Kompetenzschwerpunkt I.2 (Anlage 2 PflAPrV) zugeordnet werden.
Der Operator „Nennen Sie" fordert das Zusammentragen von Informationen ohne Kommentierung. Stichworte reichen hier aus.

8. Nennen Sie Beispiele für freiheitsentziehende Maßnahmen. 8 Punkte

- Anbringen eines Fixierungsgurts
- Anbringen von beidseitigen Bettgittern
- Stecktisch am Mobilisationsstuhl
- Wegnahme der Rufvorrichtung
- Wegnahme des Fortbewegungsmittels (Rollator, Stock, Rollstuhl)
- Abschließen des Zimmers

- Zu pflegenden Menschen in einen tiefen Sessel oder auf ein tiefes Sofa setzen, aus dem bzw. von dem er ohne Hilfe nicht aufstehen kann
- Vorenthalten von Mitteln zur Orientierung (Brille, Hörgerät)
- Postertapeten, die Türen verdecken
- Sedierung durch Medikamente

IMPULS

Erarbeiten Sie auch die rechtlichen Grundlagen von freiheitsentziehenden Maßnahmen mittels des Strafgesetzbuchs.

9. Bewerten Sie die Aussage von Frau Hesse „Hör jetzt auf, sonst sperr' ich dich wieder in ein Zimmer ein!". 4 Punkte

Durch das Einschließen in ein Zimmer kann sich Herr Hesse nicht mehr frei bewegen. Jede Handlung, die einen Menschen daran hindert, seinen Aufenthaltsort aus freiem Willen zu verlassen, ist als freiheitsentziehende Maßnahme zu bewerten. Da Frau Hesse im Verlauf des Gesprächs auch ihre Hilflosigkeit und Unsicherheit thematisiert, sollten mit ihr im Beratungsgespräch Handlungsalternativen zu freiheitsentziehenden Maßnahmen besprochen werden.

Kompetenzen und Operatoren

Diese Aufgabe kann dem Kompetenzschwerpunkt I.2 (Anlage 2 PflAPrV) zugeordnet werden.
Der Operator „Bewerten Sie" erfordert die Darstellung eines eigenen Urteils unter Einbeziehung des Fachwissens.

10. Sie legen für Herrn Hesse eine strukturierte Informationssammlung (SIS) an. Führen Sie die Themenfelder auf (6 P.) und ermitteln Sie die Pflegebedarfe für Herrn Hesse (6 P.). 12 Punkte

- **Themenfeld 1**
  Kognitive und kommunikative Fähigkeiten: Herr Hesse ist aufgrund seiner Erkrankung in seiner Orientierung stark eingeschränkt. Er ist zeitlich und örtlich nicht orientiert und erkennt seine Ehefrau häufig nicht.
- **Themenfeld 2**
  Mobilität und Bewegung: In der Bewegung ist Herr Hesse wenig eingeschränkt, er kann vom Sofa aufstehen und ohne weitere Hilfsmittel in der Wohnung herumgehen. Aufgrund seiner Einschränkung in der Orientierung besteht aber eine Sturzgefahr.
- **Themenfeld 3**
  Krankheitsbezogene Anforderungen und Belastungen: Herr Hesse ist nicht in der Lage, die krankheitsbezogenen Anforderungen selbstständig zu bewältigen, und ist auf die Unterstützung von Frau Hesse angewiesen. Bei der Medikamenteneinnahme muss er von seiner Ehefrau unterstützt werden.
- **Themenfeld 4**
  Selbstversorgung: Herr Hesse ist laut seiner Ehefrau stark in seiner Selbstversorgung eingeschränkt, er benötigt Hilfe bei der Körperpflege und bei der Bereitstellung der Nahrung.
- **Themenfeld 5**
  Leben in sozialen Beziehungen: Herr Hesse hat kaum noch Kontakte außer seiner Ehefrau. Seine Kinder kommen selten zu Besuch. Er zeigt immer wieder aggressives Verhalten seiner Ehefrau gegenüber.

Kompetenzen und Operatoren

Diese Aufgabe besteht aus zwei Aufgabenteilen, die beide dem Kompetenzschwerpunkt I.2 und V.1 (Anlage 2 PflAPrV) zugeordnet werden können.
Der Operator „Führen Sie … auf" erfordert das Auflisten der Themenfelder, ohne diese zu kommentieren. Für den Operator „ermitteln Sie" ist eine Anwendung auf die Fallsituation gefordert.

- **Themenfeld 6**
  Haushaltsführung: Herr Hesse ist nicht mehr in der Lage, den Haushalt zu führen. Diesen Bereich übernimmt komplett seine Ehefrau.

Kompetenzen und Operatoren
Diese Aufgabe kann dem Kompetenzschwerpunkt V.1 (Anlage 2 PflAPrV) zugeordnet werden.
Der Operator „Beschreiben Sie" fordert eine strukturierte, fachlich richtige, mit eigenen Worten formulierte Darstellung des Sachverhalts.

11. Beschreiben Sie Zugangswege zur Erlebniswelt von Menschen mit Demenz basierend auf dem psychobiografischen Pflegemodell von E. Böhm. 7 Punkte

- **Sozialisation:** In welcher Kultur und Gesellschaft ein Mensch gelebt hat, prägt ihn und kann ein Anknüpfungspunkt für den Zugang zu ihm sein (z. B. Kindheit, Familie, Kindergarten, Schule, Ausbildung, eigene Familie, Arbeitsleben).
- **Mutterwitz/Humor:** Mit Spaß und Humor erreicht man Menschen mit Demenz leichter als über den Verstand.
- **Seelische und soziale Grundbedürfnisse:** Erreicht man den Menschen kognitiv nicht mehr, sind die individuellen Bedürfnisse eine wichtige Grundlage für den Beziehungsaufbau (z. B. Gespräche über Essen, gemeinsames Kochen etc.).
- **Prägungen:** Erlernte, sich wiederholende Verhaltensnormen, Rituale, die Sicherheit geben.
- **Triebe/Antriebe:** Wenn den Menschen hauptsächlich seine Triebe bewegen, kann das ein Zugangsweg sein. Körperliche Triebe sind beispielsweise Hunger, Schlaf, Sexualtrieb. Seelische Triebe können Macht, Demut, Schönheit oder Pflicht sein.
- **Intuition:** Die Intuition bleibt trotz kognitiver Einbußen erhalten. So kann ein Mensch mit Demenz trotz seiner Einschränkungen beispielsweise die ungewohnte Umgebung im Pflegeheim wahrnehmen und sich unsicher und unwohl fühlen.
- **Urkommunikation:** Auch wenn die verbale Kommunikation keinen Zugang mehr bietet, kann nonverbal ein Zugang gefunden werden, beispielsweise über Gerüche, Initialberührung, Musik.

Kompetenzen und Operatoren
Diese Aufgabe kann dem Kompetenzschwerpunkt V.1 (Anlage 2 PflAPrV) zugeordnet werden.
Der Operator „Erläutern Sie" fordert die Darstellung des Sachverhalts mit eigenen Worten und erklärenden Beispielen.

12. Erläutern Sie, wie eine validierende Begegnung im Sinne der Integrativen Validation (IVA) ablaufen kann. 4 Punkte

- **Gefühle und Antriebe wahrnehmen und erspüren:** Welches Verhalten zeigt der Mensch mit Demenz? Welche Emotionen zeigt er? Welchen Antrieb könnte sein Verhalten haben?
- **Aspekte validieren:** Antriebe und Gefühle in kurzen Sätzen verbalisieren, z. B. „Sie haben keine Ruhe mehr …", „Das macht Sie richtig wütend …" (Dem Menschen mit Demenz das Gefühl geben: „Da ist jemand der genau das sagt, was ich fühle.")
- **Die Aspekte allgemein validieren:** Durch z. B. den Einsatz von Sprichwörtern oder Volksweisheiten wird dem Menschen mit Demenz eine Allgemeingültigkeit seiner Antriebe vermittelt. Beispiel: „Vertrauen ist gut, Kontrolle ist besser." (Dem Menschen mit Demenz das Gefühl geben: „Es ist ‚normal', was ich fühle.")

- **Das Lebensthema, berufsbezogene Antriebe und Schlüsselwörter erarbeiten:** Durch den Bezug zum Lebensthema wird der Mensch mit Demenz an seine Biografie erinnert. Beispiel: „Als Lehrerin lieben Sie Kinder …" (Dem Menschen mit Demenz das Gefühl geben: „Da ist jemand, der mich kennt und mir ein Stück meiner Geschichte erzählt.")

TIPP

Bei der Betreuung von Menschen mit Demenz kann auch der Person-zentrierte Ansatz von T. Kitwood angewendet werden. Er stellt die an Demenz erkrankte Person mit ihren Bedürfnissen in den Mittelpunkt und beschreibt positive Interaktionsformen.

13. Geben Sie Frau Hesse Handlungsempfehlungen zum Umgang mit ihrem Ehemann. 8 Punkte

- Versuchen Sie, Ihren Ehemann so anzunehmen, wie er ist.
- Nehmen Sie negatives Verhalten nicht persönlich.
- Vermeiden Sie Diskussionen und Machtkämpfe.
- Konfrontieren Sie Ihren Ehemann nicht mit seinen Defiziten.
- Versuchen Sie, über Körpersprache zu kommunizieren, Worte verfehlen häufig ihre Wirkung.
- Geben Sie Ihrem Ehemann genügend Zeit zu reagieren.
- Akzeptieren Sie die Erlebniswelt Ihres Ehemanns.
- Vermeiden Sie Belehrungen und Zurechtweisungen.
- Versuchen Sie, Ihren Alltag mit Ritualen zu gestalten, diese geben Sicherheit.
- Behalten Sie die vertraute Ordnung in der Wohnung bei.

Kompetenzen und Operatoren

Diese Aufgabe kann dem Kompetenzschwerpunkt I.2 und II.2 (Anlage 2 PflAPrV) zugeordnet werden.
Der Operator „Geben Sie" fordert eine stichpunktartige Auflistung der Handlungsempfehlungen ohne eine genaue Darstellung des Begründungszusammenhangs.

14. Zählen Sie auf, welche Möglichkeiten es zur Aktivierung von Menschen mit Demenz gibt. 4 Punkte

- **Körperliche Aktivierung:** Sitztanz, Yoga, Spaziergang …
- **Kreative Aktivierung:** Singen, Malen, Handarbeiten, Geschichten erzählen, Besuch von Festen, Theaterbesuch …
- **Alltagspraktische Aktivierung:** gemeinsam kochen, Gartenbeete anlegen, Blumen dekorieren …
- **Spirituelle Aktivierung:** Besuch von religiösen Veranstaltungen, Teilnahme an Gottesdiensten …

Kompetenzen und Operatoren

Diese Aufgabe kann dem Kompetenzschwerpunkt II.2 und V.1 (Anlage 2 PflAPrV) zugeordnet werden.
Der Operator „Zählen Sie … auf" fordert das Zusammentragen von Informationen ohne Kommentierung. Stichworte reichen hier aus.

LITERATUR

1. Derrer-Merk E, Kommerell T. Pflege von älteren Menschen. In: Menche N, Keller C, Teigeler B (Hrsg.). PflegeHeute. 8. A. München: Elsevier, 2023. S. 448–473.
2. EinSTEP. Einführung des Strukturmodells in der ambulanten, stationären und teilstationären Langzeitpflege. Berlin: 2019. Aus: www.ein-step.de/fileadmin/content/documents/poolFolienset_EinSTEP_FIN_Version_2.0_17052019_K.pdf (letzter Zugriff 12.7.2023).
3. Faltermaier T. Salutogenese. Bundeszentrale für gesundheitliche Aufklärung. 2020. Aus: www.leitbegriffe.bzga.de/alphabetisches-verzeichnis/salutogenese (letzter Zugriff: 12.7.2023).
4. Kohl R, Menche N. Pflege bei neurologischen und neurochirurgischen Erkrankungen. In: Menche N, Keller C, Teigeler B (Hrsg.). PflegeHeute. 8. A. München: Elsevier, 2023. S. 1088–1147.

5. Kommerell T et al. Gesundheitsförderung und Prävention. In: Menche N, Keller C, Teigeler B (Hrsg.). PflegeHeute. 8. A. München: Elsevier, 2023. S. 368–399.
6. Reuter H. Pflege bei psychischen Erkrankungen. In: Menche N, Keller C, Teigeler B (Hrsg.). PflegeHeute. 8. A. München: Elsevier, 2023. S. 1148–1197.
7. Sulmann D, Väthjunker D. Was ist Gewalt in der Pflege? Zentrum für Qualität in der Pflege (ZQP). 2020. Aus: www.pflege-gewalt.de/wissen/definition (letzter Zugriff: 12.7.2023).
8. Zentrum für Qualität in der Pflege (ZQP). Gewalt Vorbeugen. Praxistipps für den Pflegealltag. 5. A. Berlin: 2022. Aus: www.zqp.de/wp-content/uploads/ZQP-Ratgeber_Gewalt_vorbeugen.pdf (letzter Zugriff: 12.7.2023).
9. Zentrum für Qualität in der Pflege (ZQP). Demenz. Anregungen für Partnerinnen und Partner. 13. A. Berlin: 2023. Aus: www.zqp.de/wp-content/uploads/ZQP-Ratgeber-Demenz.pdf (letzter Zugriff: 12.7.2023).

17.9 Neuntes Prüfungsbeispiel

Agnes Müller

17.9.1 Fallsituation: stationäre Langzeitpflege (➤ Kap. 12.1)

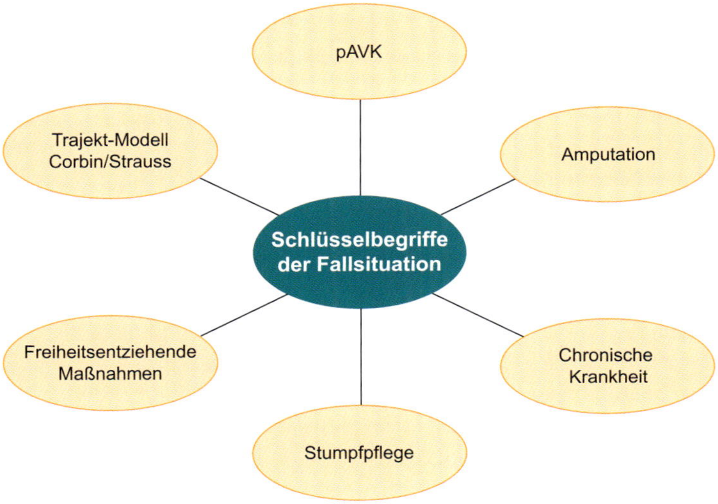

1. Herr Pfeiffer leidet an einer chronischen Erkrankung. Nennen Sie vier Merkmale von chronischen Erkrankungen (4 P.) und belegen Sie diese anhand der Fallsituation (4 P.). 8 Punkte

- Dauerhaftigkeit *(„Jetzt wird er sein Leben lang auf Hilfe angewiesen sein.")*
- Zurückbleibende pathologische Veränderung *(„Und jetzt mussten sie ihm das Bein abnehmen.")*
- Notwendigkeit der Pflege/kontinuierlichen medizinischen Versorgung *(„Aber ich wollte endlich aus dem blöden Rollstuhl raus. Jetzt sitze ich da schon wieder drin und warte darauf, dass die Wunde am Stumpf heilt.")*
- Eigentümliche Verlaufsdynamik *(„Immer wenn ich mal eine gute Zeit nach der OP hatte […], dann ist nach kurzer Zeit wieder etwas anderes dazugekommen.")*
- Dauerhafte Beeinträchtigung der Lebensqualität *(„Ich hätte auch nicht gedacht, dass es mal so mit mir endet […]", „Obwohl er doch so gerne wieder nach Hause möchte. Aber ich wüsste gar nicht, wie das zu Hause funktionieren könnte.")*

IMPULS

Wie definiert sich eine akute Erkrankung? Vergleichen Sie die Definition mit der einer chronischen Erkrankungen.

Kompetenzen und Operatoren

Diese Aufgabe besteht aus zwei Aufgabenteilen, die beide dem Kompetenzschwerpunkt V.1 (Anlage 2 PflAPrV) zugeordnet werden können.
Der Operator „Nennen Sie " erfordert eine Aufzählung ohne weitere Erklärung. Der Zusatz „belegen Sie … anhand …" erfordert die Einbeziehung der in der Fragestellung genannten Aspekte.

Kompetenzen und Operatoren
Diese Aufgabe besteht aus zwei Aufgabenteilen, die beide dem Kompetenzschwerpunkt V.1 (Anlage 2 PflAPrV) zugeordnet werden können.
Der Operator „Nennen Sie" erfordert eine Aufzählung ohne weitere Erklärung. Der Operator „erklären Sie" verlangt das Darstellen eines Sachverhalts auf der Basis von eigenen Kenntnissen. Der Operator „wenden Sie ... an" fordert Sie auf, Sachverhalte des Falls anschaulich mit Beispielen zu erklären.

2. Der Verlauf von chronischen Erkrankungen kann anhand des Trajekt-Modells nach Corbin und Strauss beschrieben werden. Nennen und erklären Sie fünf Phasen des Modells (10 P.) und wenden Sie vier davon auf die Fallsituation in Bezug auf die Amputation an (4 P.). 14 Punkte

- **Vor-Trajekt:** Die „Phase" vor Manifestation und Diagnose. Hier sind meist keine Krankheitsanzeichen sichtbar, es können erstmalig unspezifische, schwer zuordenbare Symptome auftreten. Diese werden meist kognitiv vermieden und zu normalisieren versucht. Wenn sie irgendwann vordergründig sind, erfolgt (in der Regel) eine Kontaktaufnahme mit dem Versorgungssystem.
  Fallsituation: *„[...] anhören müssen, wie schädlich das Rauchen für mich ist. Als ob ich das nicht wüsste."*
- **Trajekt-Beginn:** Mit der Kontaktaufnahme mit dem Versorgungssystem und/oder der Diagnose beginnt die Verlaufskurve.
  Fallsituation: *„[...] als der Arzt mir sagte [...]"*
- **Krise/Akute Phase:** Diese hat oft lebensbedrohlichen Charakter. Sie kann nicht mehr autonom bewältigt werden und bedarf Maßnahmen des Gesundheitssystems. Die Krise betrifft nicht nur die körperlichen Gegebenheiten des Menschen, sondern sein Umfeld genauso wie seine Psyche (Akutphase). Es handelt sich um immer wieder auftretende Phasen, in denen sich die Krankheitssituation zuspitzt und/oder sich neue Symptome/Komplikationen einstellen, sodass eine umgehende Behandlung notwendig wird.
  Fallsituation: *„Das war doch schon ein ganz schöner Schock, als der Arzt mir sagte, dass das Bein abgenommen werden muss. Ich bin zwar selbst schuld gewesen, aber da musste ich doch ziemlich lange mit mir kämpfen, bis ich der Operation zugestimmt habe."*
- **Restabilisierung:** Krankheitssymptome/-komplikationen werden wieder unter Kontrolle gebracht. Die erkrankte Person versucht, ihr gesundheitliches Gleichgewicht wiederzufinden.
  Fallsituation: *„Immer wenn ich mal eine gute Zeit nach der OP hatte [...]"*
- **Stabile Phase:** Das Leben wird mit/trotz chronischer Krankheit wieder „normal". Die Krankheit steht still oder verändert sich so langsam, dass wenige Anhaltspunkte auf ihre Existenz hinweisen.
- **Instabile Phase:** Die Krankheit ist wieder außer Kontrolle, da die Therapie nicht mehr ausreicht, die Krankheit schlimmer geworden ist oder neue Symptome hinzugekommen sind.
  Fallsituation: *„Erst wollte der Stumpf nicht heilen, und dann waren da ständig Wassereinlagerungen im Stumpf. Dann ging es auf der Reha ganz gut, und es konnte sogar eine erste Prothese angepasst werden. Aber dann ist da am Stumpf eine kleine Wunde entstanden."*
- **Abwärtsentwicklung:** Charakteristisch ist hier, dass sich Krankheitssymptome in Qualität und Quantität verändern und eine Restabilisierung nicht mehr oder auf einem schlechteren Niveau als bisher erreicht wird.
- **Sterben:** Wochen und Tage vor dem Tod der erkrankten Person.

3. Herr Pfeiffer leidet an der Erkrankung pAVK. Beschreiben Sie, was darunter verstanden wird. 4 Punkte

- Chronische Verengungen und Verschlüsse der Extremitätenarterien, in den meisten Fällen an einer unteren Extremität
- Meist durch eine Arteriosklerose ausgelöst

LERNTIPP
- Kennen Sie die Symptome einer pAVK?
- In welche Stadien wird die pAVK eingeteilt?

Kompetenzen und Operatoren
Diese Aufgabe kann dem Kompetenzschwerpunkt I.2 (Anlage 2 PflAPrV) zugeordnet werden.
Der Operator „Beschreiben Sie" fordert eine Beantwortung in Sätzen.

4. Die Erkrankung pAVK wird durch verschiedene Risikofaktoren begünstigt. Nennen Sie fünf Risikofaktoren und belegen Sie anhand der Fallsituation, welche davon auf Herrn Pfeiffer zutreffen. 8 Punkte

Bei Herrn Pfeiffer bestehende Risikofaktoren
- Nikotinabusus: Herr Pfeiffer raucht.
- Diabetes mellitus: Herr Pfeiffer leidet an Diabetes mellitus Typ 2.
- Adipositas: Herrn Pfeiffers BMI ist 37.
- Alter über 65 Jahre: Herr Pfeiffer ist 70 Jahre alt.
- Geschlecht: Herr Pfeiffer ist männlich.
- Mobilität: Bei Herrn Pfeiffer bestand und besteht ein Bewegungsmangel.

Weitere Risikofaktoren
- Arterielle Hypertonie
- Hypercholesterinämie
- Hyperlipidämie
- Familiäre Veranlagung

Kompetenzen und Operatoren
Diese Aufgabe kann dem Kompetenzschwerpunkt I.2 (Anlage 2 PflAPrV) zugeordnet werden.
Der Operator „Nennen Sie" erfordert eine Aufzählung ohne weitere Erklärung. Der Zusatz „belegen Sie anhand" erfordert die Einbeziehung der in der Fragestellung genannten Aspekte.

5. Bewerten Sie den Sachverhalt, dass Herr Pfeiffer seinen Stumpf mit einer Handbürste massiert, um die Wundheilung durch eine bessere Durchblutung zu fördern. 5 Punkte

- Herrn Pfeiffers Aussage ist im Prinzip richtig: Gute Durchblutung fördert die Wundheilung, da Nährstoffe zur Wunde transportiert und abgestorbene Zellen abtransportiert werden können. Eine Bürstenmassage wird auch zur Abhärtung der Haut am Stumpf eingesetzt.
- **Aber** bei Herrn Pfeiffer liegt eine pAVK vor, weshalb eine manuelle lokale Massage nur geringfügig die Durchblutung und damit die Wundheilung fördert. Die arteriellen Gefäße stenosieren zunehmend, und dieser Prozess kann nicht durch eine lokale Durchblutungsförderungsmaßnahme aufgehoben werden.

Kompetenzen und Operatoren
Diese Aufgabe kann dem Kompetenzschwerpunkt I.2 (Anlage 2 PflAPrV) zugeordnet werden können.
Der Operator „Bewerten Sie" fordert auf, zur Aussage unter Verwendung von Fachwissen Stellung zu nehmen, um zu einer begründeten Einschätzung zu gelangen.

Kompetenzen und Operatoren
Diese Aufgabe kann dem Kompetenzschwerpunkt I.2 (Anlage 2 PflAPrV) zugeordnet werden.
Der Operator „Erklären Sie" fordert eine umfangreiche Beantwortung in Sätzen unter Zuhilfenahme von Fachkenntnissen.

6. Sie helfen Herrn Pfeiffer bei der morgendlichen Versorgung im Bad. Erklären Sie begründet, auf was Sie bei der Stumpfpflege achten müssen. 8 Punkte

- Positionierung des Stumpfs in Streckung, da die Beugemuskulatur stärker als die Streckmuskulatur ist und die amputierte Extremität zu einer Beugekontraktur neigt.
- Wickeln des Stumpfs mit elastischen Binden zur Ödemverhinderung und Stumpfformung (**Achtung:** Da eine pAVK vorliegt, erfolgt diese Maßnahme nur nach ärztlicher Anordnung!)
- Aktive Bewegungsübungen
- Hautpflege
  - Täglich kurz und gründlich waschen (Aufweichung der Haut vermeiden)
  - Viel Sonne, Licht und weiche Bürstenmassagen zur Abhärtung der Haut
  - Tägliche Inspektion der Haut auf Rötungen, Trockenheit, Verletzungen, um eine Prothesenversorgung zu ermöglichen
  - Hautcremes „so wenig wie möglich" anwenden, um Mazeration zu vermeiden
  - Schweißansammlung in der Prothese nicht zulassen bzw. Stumpf und Prothesenschaft zeitnah abtrocknen, um Mazeration zu verhindern

Kompetenzen und Operatoren
Diese Aufgabe kann dem Kompetenzschwerpunkt II.2 (Anlage 2 PflAPrV) zugeordnet werden.
Der Operator „Bewerten Sie" fordert auf, zur Aussage unter Verwendung von Fachwissen Stellung zu nehmen, um zu einer begründeten Einschätzung zu gelangen.

7. Bewerten Sie die Aussage von Herrn Pfeiffers Sohn „[...] oder den Weg zum Balkon und aus der Eingangstür so gestalten, dass er nicht mehr raus zum Rauchen kommt?" aus rechtlicher (4 P.) und ethischer Perspektive (4 P.). 8 Punkte

Rechtlich
Freiheitsentziehende Maßnahmen stellen grundsätzlich eine strafbare Freiheitsberaubung nach § 239 StGB dar, außer der Patient hat eingewilligt, es liegt eine Selbst-/Fremdgefährdung vor, die freiheitsentziehenden Maßnahmen wurden vom Gericht oder ärztlich für max. 24 Stunden angeordnet.
Ethisch
Da Herr Pfeiffer keiner Betreuung unterliegt und kognitiv nicht eingeschränkt ist, darf er nicht in seiner Selbstbestimmungsfähigkeit eingeschränkt werden. Pflegefachpersonen handeln nach dem Wunsch des zu pflegenden Menschen und werden nicht erzieherisch tätig.

8. Herrn Pfeiffers Sohn würde es seinem Vater gern ermöglichen, wieder nach Hause zu ziehen. Er ist jedoch besorgt, „wie das zu Hause funktionieren könnte". Beraten Sie den Sohn zu den vier Möglichkeiten der ambulanten Versorgung/Unterstützung (8 P.). Gestalten Sie dabei das Beratungsgespräch dem Setting und der Situation entsprechend (8 P.). 16 Punkte

Kompetenzen und Operatoren

Diese Aufgabe kann dem Kompetenzschwerpunkt II.2 (Anlage 2 PflAPrV) zugeordnet werden.
Der Operator „Beraten Sie" erfordert, Fachwissen auf die individuelle Situation anzuwenden. Auch der Operator „Gestalten Sie" verlangt neben der Darlegung möglicher Inhalte den Einbezug der Fallsituation.

Möglichkeiten der ambulanten Versorgung

Art der ambulanten Versorgung/ Unterstützung	Aufgabengebiet
Ambulanter Pflegedienst	• Kommt ins Haus • Übernimmt sowohl Grundpflege als auch Behandlungspflege sowie hauswirtschaftliche Tätigkeiten und Betreuung
Tagespflege	• Tagesbetreuung für Menschen, die nicht mehr in der Lage sind, sich zu Hause selbstständig zu versorgen. • Leistungen sind z. B.: Grundpflege, Behandlungspflege, hauswirtschaftliche Versorgung.
Ambulanter Hausnotruf	Für Menschen, die aufgrund von Krankheit oder hohem Alter sturzgefährdet sind
Essen auf Rädern	Zubereitung und Auslieferung von frischen Mahlzeiten mehrmals täglich
Rollstuhlgerechte Wohnraumanpassung	Beratung zu und finanzielle Unterstützung für räumliche/bauliche Anpassung, z.B.: • Installation von Rampen • Anpassung von Sanitäranlagen (Dusche, WC, Wasserhahn) • Verbreiterung von Türöffnungen
Unterstützung im Haushalt	Z. B. Zubereitung von Mahlzeiten, Einkäufe, Wäschepflege, Reinigung der Wohnung

Gestaltung des Beratungsgesprächs

- Geeigneten Raum für ein ungestörtes Gespräch suchen, Gespräch nicht auf dem Gang führen *(„[...] spricht Sie Herrn Peiffers Sohn auf dem Gang an").*
- Wenn bei Nachfrage keine Zeit für ein Beratungsgespräch ist *(„[...] gegen Ende Ihres Frühdiensts [...]"),* einen festen Termin dafür vereinbaren. Kurzinformation gleich geben und auf geplantes Gespräch verweisen.
- Autonomie des zu pflegenden Menschen wahren: nicht über, sondern mit dem Bewohner die Situation besprechen. Auch Herr Pfeiffer möchte nach Hause zurückkehren *(Eigentlich hatte er gehofft, wieder nach Hause zu können).* Gemeinsames Gespräch mit Herrn Pfeiffer und seinem Sohn anregen und planen.
- Vorteile und Nachteile der ambulanten und stationären Langzeitpflege aufzeigen, um eine informierte Entscheidung von Herrn Pfeiffer und seinem Sohn zu sichern.

Kompetenzen und Operatoren
Diese Aufgabe kann dem Kompetenzschwerpunkt I.2 (Anlage 2 PflAPrV) zugeordnet werden.
Der Operator „Stellen Sie … gegenüber" fordert eine Aufzählung. Der Operator „Geben Sie … eine … Empfehlung" verlangt die Konzeption einer begründeten Ausführung auf der Grundlage der eigenen Expertise.

9. Stellen Sie je zwei Vor- und zwei Nachteile (8 P.) der ambulanten und der stationären Versorgung von Herrn Pfeiffer gegenüber. Geben Sie danach eine begründete Empfehlung für das weitere Versorgungssetting von Herrn Pfeiffer (3 P.). 11 Punkte

Vor- und Nachteile

Setting	Vorteile	Nachteile
Stationäre Pflege	• 24/7-Möglichkeit der Unterstützung/Pflege, z. B. Anleitung/Handling Prothese • Barrierefreier Wohnraum, rollstuhlgerecht	• Lebensrhythmus muss sich bis zu einem gewissen Grad den Prozessen im Seniorenheim anpassen, z. B. Rauchen nur auf dem Balkon/Außengelände möglich • Kosten höher als in der ambulanten Pflege
Ambulante Pflege	• Bleibt in vertrauter Umgebung • Individueller Lebensrhythmus kann beibehalten werden, z. B. in Bezug auf das Rauchen	• Vertraute Umgebung bisher nicht rollstuhlgerecht • Keine 24/7-Möglichkeiten der Unterstützung/Pflege

Empfehlung
Herr Pfeiffer ist erst 70 Jahre alt, kognitiv rüstig und benötigt lediglich bei der Grundpflege, dem Verbandwechsel am Stumpf, beim Blutzuckermessen und der Verabreichung von Insulin Hilfe. Außerdem ist er motiviert, das Laufen mit Prothese zu erlernen. Diese Tätigkeiten können gut vom ambulanten Pflegedienst übernommen werden, sodass Herr Pfeiffer weiterhin in seiner häuslichen Umgebung bleiben kann.

10. Verfassen Sie für Herrn Pfeiffer ein aktuelles Pflegeproblem nach dem PÄS-Format (3 P.). Zeigen Sie zwei Ressourcen von Herrn Pfeiffer auf (4 P.), beschreiben Sie ein angestrebtes Pflegeziel nach den SMART-Kriterien (5 P.) und dazu passend zwei Pflegemaßnahmen (2 P.). 14 Punkte

TIPP

PÄS

P = Probem; **Ä** = Ätiologie (Entstehungsursache); **S** = Symptome

SMART

S = spezifisch; **M** = messbar; **A** = akzeptiert; **R** = realistisch; **T** = terminiert

Aufgabenteil	Lösungsbeispiel
Aktuelles Pflegeproblem	**P:** Herr Pfeiffer hat unzureichendes Wissen über die Hautpflege seines Stumpfs in Bezug auf seine Grunderkrankung pAVK **Ä:** Aufgrund bisher fehlender Edukation **S:** Sichtbar an der Behandlung des Stumpfs mit der Handbürste
Ressourcen	• Herr Pfeiffer ist an seiner Stumpfpflege interessiert • Herr Pfeiffer möchte eine schnelle Wundheilung, um eine Prothesenversorgung zu ermöglichen
Pflegeziel	Herr Pfeiffer weiß **(S)** bis zur nächsten Grundpflege **(T),** wie seine Grunderkrankung pAVK seine Hautdurchblutung beeinflusst **(R)** und welchen Einfluss dies auf die Wundheilung hat **(A),** und kann seine Hauptpflegehandlungen im Gespräch begründen **(M)**
Pflegemaßnahmen	• Mit Herrn Pfeiffer Informationsgespräch über geeignete Hautpflegemaßnahmen bei pAVK führen • Informationsgespräch: Prozess der Wundheilung in Bezug auf seine Grunderkrankung erklären
Passen Problem, Ziel und Maßnahmen sinnvoll zusammen = 1 Punkt	

Kompetenzen und Operatoren

Diese Aufgabe kann dem Kompetenzschwerpunkt I.2 (Anlage 2 PflAPrV) zugeordnet werden.
Der Operator „Verfassen Sie" fordert auf, wesentliche Aspekte eines Sachverhalts adressatenbezogen und zielorientiert darzulegen. Der Operator „Zeigen Sie … auf" verlangt ein zielgerichtetes Zusammentragen von Kenntnissen über einen Sachverhalt. Der Operator „beschreiben Sie" erfordert die Darstellung von Sachverhalten in sachlich und fachsprachlich richtigen eigenen Worten.

11. Sie führen den Verbandwechsel an Herrn Pfeiffers Stumpf durch. Nennen Sie vier allgemeine Kriterien, auf welche Sie bei der Wundversorgung achten müssen. 4 Punkte

- Sterilität des Verbandwechsels gewährleisten (Non-Touch-Technik)
- Für die Wunde passend Desinfektionsmittel wählen
- Wundbeobachtung und -dokumentation
- Angepasste Händehygiene
- Für den Stumpf geeignetes Verbandsmaterial wählen

Kompetenzen und Operatoren

Diese Aufgabe kann dem Kompetenzschwerpunkt I.2 (Anlage 2 PflAPrV) zugeordnet werden.
Der Operator „Nennen Sie" erfordert eine Aufzählung.

LITERATUR

1. Menche N. Pflege bei Kreislauf- und Gefäßerkrankungen. In: Menche N, Keller C., Teigeler B (Hrsg.). PflegeHeute. 8. A. München: Elsevier, 2023. S. 535–567.
2. Herbes T, Strauß A. Pflege von Menschen mit Erkrankungen des Kreislaufs- und Gefäßsystems. In: I care. Pflege. 2. A. Stuttgart: Georg Thieme, 2020. S. 933–935.
3. Lubkin I. Chronisch Kranksein. Implikationen und Interventionen für Pflege und Gesundheitsberufe. Göttingen: Hogrefe, 2002.
4. Ohne Autor. Kreislauf- und Gefäßsystem. In: I care. Krankheitslehre. 2. A. Stuttgart: Georg Thieme, 2020. S. 262–307.

17.10 Zehntes Prüfungsbeispiel

Verena Bikas

17.10.1 Fallsituation: ambulante Langzeitpflege (➢ Kap. 13.1)

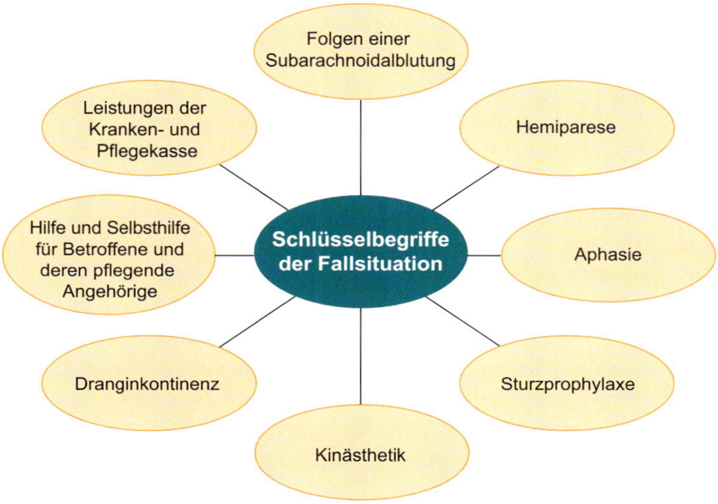

1. Erklären Sie Frau Weiß die Entstehung der subarachnoidalen Blutung ihres Vaters. 5 Punkte

- Herr Wiedemann hatte ein interkranielles Aneurysma.
- Dies ist eine Gefäßaussackung, die hauptsächlich an der Aufzweigung von Blutgefäßen auftritt.
- Ein Aneurysma besteht aus einem Hals und einem Sack. Die Blutung tritt normalerweise an der dünnsten Stelle des Sacks auf.
- Der dauerhafte Hypertonus von Herrn Wiedemann übte Druck auf das Gehirn aus, sodass letztendlich das Aneurysma geplatzt ist.
- Dadurch kam es zu einer Subarachnoidalblutung, welche mit plötzlichen schweren Symptomen wie Kopfschmerzen und Bewusstseinseintrübung einherging.

Kompetenzen und Operatoren

Diese Aufgabe kann dem Kompetenzschwerpunkt II.2 (Anlage 2 PflAPrV) zugeordnet werden.
Der Operator „Erklären Sie" erfordert das Darstellen eines Sachverhalts auf der Basis von eigenen Kenntnissen.

Kompetenzen und Operatoren

Diese Aufgabe besteht aus zwei Aufgabenteilen, die beide dem Kompetenzschwerpunkt I.2 (Anlage 2 PflAPrV) zugeordnet werden können.

Der Operator „Arbeiten Sie … heraus" verlangt eine Gegenüberstellung unter Erklärung der Definition und des Sachverhalts. Der Operator „ordnen Sie … ein" erfordert das In-Beziehung-Setzen zu einer Position anhand der bekannten Informationen.

2. Arbeiten Sie im Rahmen Ihrer Beratung von Frau Weiß die Unterschiede zwischen einer Aphasie und einer Dysarthrie heraus (4 P.) und ordnen Sie ein, um welche Art von Aphasie es sich bei Herrn Wiedemann handelt (4 P.). 8 Punkte

Unterschiede zwischen Aphasie und Dysarthrie

- Aphasie
  - Bei der Aphasie handelt sich es um eine Schädigung der Sprachzentrale, eine sogenannte Sprachstörung.
  - Die Planung der Wörter im Kopf ist beeinträchtigt, d. h., die Fähigkeit, Sprache zu erzeugen und ihren Sinn zu verstehen, ist gestört.
- Dysarthrie
  - Bei der Dysarthrie handelt es sich um eine Sprechstörung.
  - Das Ausführen der Bewegungen der Sprechmuskulatur, um das Geplante zu artikulieren, ist beeinträchtigt, d. h., der Prozess der Wortbildung und Artikulation ist gestört.

Art der Aphasie

- Herr Wiedemann leidet an einer Broca-Aphasie.
- Bei dieser Form der Sprachstörung ist überwiegend das Formulieren gestört.
- Die Betroffenen verstehen ihren Gesprächspartner oftmals recht gut, können selbst jedoch nur sehr mühsam und stockend formulieren.
- Bei Herrn Wiedemann ist es daran zu bemerken, dass er ungeduldig und teilweise aggressiv wird, wenn seine Tochter ihn nicht versteht und nicht schnell genug antwortet.

Kompetenzen und Operatoren

Diese Aufgabe kann dem Kompetenzschwerpunkt II.2 (Anlage 2 PflAPrV) zugeordnet werden.

Der Operator „Erläutern Sie" erfordert das Darstellen eines Sachverhalts auf der Basis von eigenen Kenntnissen und die Veranschaulichung dieser durch zusätzliche Informationen und Beispiele.

3. Erläutern Sie Frau Weiß vier mögliche Verhaltensweisen im Umgang mit ihrem Vater bezüglich der Aphasie. 8 Punkte

- Geduldig bleiben, einfache Sätze benutzen und Gesprächspausen einlegen.
  Herr Wiedemann benötigt Zeit zum Sprechen.
- Nicht das „Wort aus dem Mund nehmen".
  Herr Wiedemann sucht oftmals lange nach Worten. Es ist für ihn ein Erfolgserlebnis, selbst auf die richtigen Worte zu kommen.
- Die Kommunikation erleichtern. Hierbei helfen einfache Fragen, die mit „Ja/Nein" beantwortet werden können. Gesten und entsprechende Mimik können beim Verstehen helfen.
  Herrn Wiedemann wird so die Unterhaltung erleichtert.
- Nicht zu viel korrigieren.
  Herr Wiedemann könnte Angst haben, beim Sprechen Fehler zu machen. Zu häufiges Korrigieren kann dazu führen, dass sich er sich nicht mehr traut zu sprechen.
- Störquellen wie Hintergrundgeräusche von Radio oder TV beseitigen.
  Herrn Wiedemann fällt es sicherlich schwer, sich auf mehrere Dinge gleichzeitig zu konzentrieren. Wenn nur einer spricht bzw. keine anderen Geräusche stören, kann er sich besser konzentrieren.

4. Analysieren Sie Herrn Wiedemanns potenzielles Problem der Sturzgefahr anhand einer Pflegeplanung, indem Sie ein Problem formulieren sowie eine Ressource, ein Ziel und fünf geeignete Maßnahmen erfassen. 8 Punkte

- **Problem:** Herr Wiedemann ist aufgrund seiner Hemiparese, steifen Gelenke und Non-Adhärenz sturzgefährdet.
- **Ressource:** Herr Wiedemann ist orientiert und kann Erklärungen sowie Anweisungen folgen.
- **Ziel:** Herr Wiedemann bleibt sturzfrei.
- **Maßnahmen:**
  - Tägliche Bewegungsübungen durchführen, die gezielt Gleichgewicht, Gang und Muskelkraft trainieren.
  - Tägliches Üben von regelmäßigen Bewegungsabläufen wie aufstehen, nachts den Toilettenstuhl erreichen oder den Rollator lenken.
  - Freihalten von Laufwegen, z. B. von Teppichen, Kabeln.
  - Platz schaffen, z. B. Möbel umstellen oder abbauen, damit sich Herrn Wiedemann mit dem Rollator in der Wohnung frei bewegen kann.
  - Feststellen der Bremsen am Rollator, wenn dieser abgestellt wird.
  - Entsprechende Auswahl der Kleidung, insbesondere der Hose, die wegen der Dranginkontinenz leicht und schnell an- und auszuziehen sein sollte → Reduzierung der Sturzgefahr beim Toilettengang

Kompetenzen und Operatoren

Diese Aufgabe kann dem Kompetenzschwerpunkt I.2 (Anlage 2 PflAPrV) zugeordnet werden.
Der Operator „Analysieren Sie" erfordert das Herausarbeiten von Sachverhalten, Hintergründen und Beziehungen und das Einordnen in systematische Zusammenhänge.

5. Erörtern Sie Frau Weiß, weshalb es sinnvoll wäre, ihren Vater unter kinästhetischen Gesichtspunkten zu bewegen. 10 Punkte

- Unter Kinästhetik versteht man die Lehre von der Bewegungsempfindung. Das Prinzip der Kinästhetik beruht auf der unbewussten Kontrolle und Steuerung der Bewegungen.
- Mithilfe der Kinästhetik können Bewegungen intensiver wahrgenommen werden und so die Bewegungsempfindung verbessert werden. Frau Weiß kann ihren Vater aktiv in die Bewegungsmuster mit einbinden und so dessen Bewegungsfreiheit und Kontrolle über seinen Körper steigern.
- Die Ziele der Kinästhetik liegen in der Verbesserung der Bewegungsfreiheit und Selbstständigkeit. Herr Wiedemann soll seine Bewegungen insbesondere während der Pflege bewusst wahrnehmen und mit unterstützen, um sich so seine Mobilität zu bewahren.
- Außerdem bietet die Kinästhetik bietet eine Grundlage für Kommunikation und Vertrauensaufbau, auch wenn die kognitiven Fähigkeiten langsam abnehmen oder – wie bei Herrn Wiedemann – die Kommunikation erschwert ist.
- Durch Kinästhetik wird die Eigenaktivität von Herrn Wiedemann verbessert und seine Bewegungsmöglichkeiten voll ausgeschöpft. Dadurch werden seine Selbstständigkeit und sein Selbstwertgefühl verbessert. Dies hat wiederum einen positiven Einfluss auf die Motivation und den Gemütszustand von Herrn Wiedemann.
- Zusätzlich hat die Kinästhetik auch eine prophylaktische Wirkung. Durch regelmäßige und selbstständige Mobilisation kann Dekubitus und Thrombosen vorgebeugt werden, und durch die aktive Mitarbeit von Herrn Wiedemann wird Frau Weiß körperlich entlastet.

Kompetenzen und Operatoren

Diese Aufgabe kann dem Kompetenzschwerpunkt V.2 (Anlage 2 PflAPrV) zugeordnet werden.
Der Operator „Erörtern Sie" verlangt eine reflektierte Auseinandersetzung und abschließende Bewertung zu einer vorgegebenen Problemstellung.

Kompetenzen und Operatoren
Diese Aufgabe kann dem Kompetenzschwerpunkt I.2 (Anlage 2 PflAPrV) zugeordnet werden.
Der Operator „Ermitteln Sie" verlangt das Entwickeln von Strategien aus vorhandenen Informationen.

6. Ermitteln Sie mit Frau Weiß Verhaltensweisen im Umgang mit Herrn Wiedemanns derzeitiger Situation in Bezug auf seine Hemiparese, seine Demotivation und seine Non-Adhärenz. 8 Punkte

- Frau Weiß' Unterstützung ist Herrn Wiedemann enorm wichtig und kann großen Einfluss auf den Verlauf der Erkrankung nehmen.
- Es ist wichtig, dass Frau Weiß Herrn Wiedemann dazu motiviert, Übungen und Therapien umzusetzen.
- Frau Weiß sollte Herrn Wiedemann auch für kleine Erfolge loben, um die Motivation hochzuhalten.
- Herrn Wiedemann muss das Gefühl vermittelt werden, dass er nicht allein ist, sondern sich auf Hilfe und liebevolle Pflege verlassen kann.
- Frau Weiß sollte Herrn Wiedemann nicht den Eindruck vermitteln, dass er ihr zur Last fällt.
- Wichtig ist, dass die richtigen und geeigneten Hilfsmittel vorhanden sind, um eine gute Versorgung zu ermöglichen. Frau Weiß sollte sich überlegen, Pflegebett, Toilettenstuhl oder -sitzerhöhung und Rollstuhl zu beantragen.
- Frau Weiß berücksichtigt bei der Versorgung ihres Vaters folgende Prinzipien:
  - Die gelähmte Seite immer zuerst: Alle Aktivitäten passieren von der gelähmten Körperseite aus.
  - Die gelähmte Seite anregen: Menschen mit einer Hemiparese vernachlässigen oftmals ihre gelähmte Seite. Daher sollten Reize (Ansprache, Pflegemaßnahmen, entsprechende Position von Bildern, Pflegebett im Zimmer) immer von der betroffenen Seite ausgehen, damit die Wahrnehmung dieser Körperseite angeregt wird.
- Frau Weiß sollte einen Kurs für pflegende Angehörige machen, um die Verhaltensweisen und pflegerischen Grundlagen zu lernen.

Kompetenzen und Operatoren
Diese Aufgabe besteht aus zwei Aufgabenteilen, die beide den Kompetenzschwerpunkten I.2 und II.2 (Anlage 2 PflAPrV) zugeordnet werden können.
Der Operator „Schildern Sie" erfordert das Darstellen von Sachverhalten in logischen Zusammenhängen unter Verwendung von fachsprachlich richtigen Worten. Der Operator „erklären Sie" verlangt das Darstellen eines Sachverhalts auf der Basis von eigenen Kenntnissen.

7. Schildern Sie Frau Weiß die Art der Inkontinenz ihres Vaters (3 P.) und drei mögliche Maßnahmen (3 P.), dieser entgegenzuwirken, und erklären Sie ihr sechs Auswirkungen dieser Pflegediagnose auf Herrn Wiedemann (6 P.). 12 Punkte

Definition
Dranginkontinenz ist eine Form der Harninkontinenz. Dabei verspüren Betroffene ganz plötzlich, ohne vorherige Anzeichen einen starken Harndrang. Dieser kann auch auftreten, wenn die Harnblase nur wenig gefüllt ist. Die Blase entleert sich dann, ohne dass man es kontrollieren kann.
Maßnahmen im Alltag
- Regulation der Trinkmenge
- Entleerung der Blase nach der Uhr statt nach Harndrang oder nach Aufforderung
- Blasenberuhigende Medikamente, um die Entleerung der Blase zu verzögern, bis die Toilette erreicht ist
- Gezieltes Beckenbodentraining

Auswirkungen
- Hautentzündungen im Intimbereich durch ständige Feuchtigkeit
- Zunahme des Sturzrisikos durch rasches Aufsuchen einer Toilette
- Vollständige Harninkontinenz bei Non-Adhärenz und ausschließlicher Inkontinenzversorgung im Bett
- Beeinträchtigung der Teilhabe am gesellschaftlichen Leben durch Angst vor unkontrollierbarem Einnässen in Anwesenheit von anderen Personen oder bei körperlichen Aktivitäten
- Entstehung von Depressionen
- Herabsetzen der Lebensqualität der Betroffenen und Gefahr der Vereinsamung durch sozialen Rückzug
- Beschleunigung des körperlichen und geistigen Abbaus

8. Begründen Sie Therapieangebote durch drei weitere Berufsgruppen des Gesundheitswesens, die Frau Weiß bei der Versorgung ihres Vaters entlasten können. 12 Punkte

Kompetenzen und Operatoren
Diese Aufgabe kann dem Kompetenzschwerpunkt II.2 (Anlage 2 PflAPrV) zugeordnet werden.
Der Operator „Begründen Sie" verlangt eine argumentativ nachvollziehbare Herleitung von Einschätzungen.

- **Physiotherapeuten/-innen**
  - Sie helfen dabei, dass Herr Wiedemanns Gleichgewicht und Koordination verbessert wird und Bewegungsabläufe wieder erlernt werden, die für das Sitzen, Stehen und Gehen erforderlich sind.
  - Dabei achten sie vor allem darauf, übermäßige Verkrampfungen der gelähmten Muskeln *(Spastiken)* und Fehlbelastungen von Gelenken zu vermeiden sowie die eingeschränkte Körperseite speziell zu fördern.
  - Die betroffene Körperseite wird mit Bewegungsübungen und verschiedenen Maßnahmen der physikalischen Therapie gefördert und aktiviert, die gesunde Seite auf die Übernahme von Funktionen geschult.
  - Physiotherapeuten/-innen haben gelernt, Bewegungsübungen mit Betroffenen durchzuführen, ohne sich selbst einer allzu starken eigenen körperlichen Belastung auszusetzen. Sie würden Frau Weiß auf diese Weise körperlich entlasten.
  - Falls erforderlich, schulen sie Herrn Wiedemann im richtigen Umgang mit dem Rollator unter Einbeziehung von Frau Weiß.
- **Ergotherapeuten/-innen**
  - Sie helfen dabei, dass Herr Wiedemann alltägliche Dinge wie Essen, Anziehen, Waschen wieder so selbstständig wie möglich durchführen kann. So wird Herrn Wiedemanns Unselbstständigkeit verringert und somit seine Frustation, weil er diese nicht mehr so ausführen kann wie gewohnt, und Frau Weiß wird entlastet, weil sie weniger Alltagshandlungen übernehmen muss.
  - Mit den Ergotherapeuten/-innen trainiert Herrn Wiedemann die notwendigen Handlungsschritte, um sich beispielsweise wieder allein an- und auszuziehen oder zu essen.
  - Je nach Einschränkung schulen Ergotherapeuten/-innen auch den Umgang mit diversen Hilfsmitteln wie einer Greifzange oder einem Badewannenlifter, die Herrn Wiedemann helfen, selbstständiger zu werden, und Frau Weiß entlasten.

- Sie geben auch hilfreiche Anregungen in Bezug auf bestimmte Hilfsmittel, die Frau Weiß nicht bekannt sind, wie Griffverdickungen für ein besseres Handling.
- **Logopäden/-innen**
  - Sie helfen Herrn Wiedemann, seine Sprachstörungen durch eine gezielte Sprachtherapie wieder auszugleichen bzw. zu reduzieren.
  - Je nach Ausprägung der Störung leiten sie Übungen im Bereich Sprechen, Verstehen, Schreiben und Lesen an.
  - Sie unterstützen außerdem bei Schluckstörungen und gestörtem Atemrhythmus.
  - Logopädische Therapien sind oft langfristig notwendig, Frau Weiß würde in die Therapie einbezogen werden.
  - Wenn die Sprachstörungen länger andauern, üben Logopäden/-innen mit Herrn Wiedemann auch nonverbale Kommunikationsformen wie Gestik und Körpersprache, damit er sich im Alltag verständlich machen kann.

LERNTIPP

Wie die Punkte für die Bearbeitung einer Aufgabe im Einzelnen verteilen, lässt sich anhand der Angaben in der Fragestellung gut erkennen. Wenn drei Angaben begründet werden müssen und es dafür insgesamt zwölf Punkte gibt, ist es offensichtlich, dass pro Angabe vier inhaltliche Aspekte aufgezählt werden müssen.

Kompetenzen und Operatoren

Diese Aufgabe kann dem Kompetenzschwerpunkt I.2 (Anlage 2 PflAPrV) zugeordnet werden.
Der Operator „Nennen Sie" verlangt das zielgerichtete, stichpunktartige Zusammentragen von Kenntnissen ohne Kommentierung.

9. Nennen Sie Frau Weiß die Abdeckung der Kosten für die Inanspruchnahme von Therapien weiterer Berufsgruppen des Gesundheitswesens. 4 Punkte

- Die gesetzlichen Krankenkassen übernehmen bei Erwachsenen 90 % der Kosten für logopädische Therapien.
- 10 % der Behandlungskosten muss die versicherte Person selbst tragen, es sei denn, sie ist von der Zuzahlung befreit.
- Auch eine Rezeptgebühr von 10 Euro ist von der versicherten Person zu entrichten.
- Spezielle Behandlungseinheiten werden nur auf einem Privatrezept verordnet, hier müssen die Kosten vollständig selbst getragen werden.

Kompetenzen und Operatoren

Diese Aufgabe kann dem Kompetenzschwerpunkt I.2 (Anlage 2 PflAPrV) zugeordnet werden.
Der Operator „Setzen Sie … auseinander" verlangt, dass Argumente und Beispiele zu einer Aussage gegenübergestellt werden und eine begründete Bewertung herbeigeführt wird.

10. Setzen Sie Frau Weiß drei weitere Unterstützungsangebote auseinander, auf welche sie als pflegende Angehörige Anspruch hat. 9 Punkte

- **Hilfe in der Hauswirtschaft**
  - Frau Weiß bekäme Unterstützung bei der Reinigung der Wohnung, der Wäschepflege, beim Einkaufen und Kochen.
  - Frau Weiß könnte gegen Bezahlung eine Person für diese Tätigkeiten einstellen oder z. B. eine Reinigungsfirma beauftragen.
  - Zur Finanzierung kann das Pflegegeld genutzt werden, das Herrn Wiedemann aufgrund von Pflegegrad 4 zusteht.

- **Unterstützung bei Betreuung und Beschäftigung**
  - Frau Weiß kann bei der örtlichen Gemeinde anfragen, ob es Ehrenamtliche, Nachbarschaftshilfe, Angebote der Kirchengemeinde oder einen Besuchsdienst gibt.
  - Diese Dienste könnten mit Herrn Wiedemann z. B. spazieren gehen/fahren, ihm vorlesen, mit ihm spielen oder ihn beaufsichtigen, sodass Frau Weiß wieder Zeit für sich hat.
  - Außerdem besteht die Möglichkeit, dass Herr Wiedemann eine Tagespflegeeinrichtung besucht. Bei Pflegegrad 4 beteiligt sich die Pflegekasse.
- **Übernahme von Fahrten**
  - Für Fahrten zu Arztpraxen oder Krankenhäusern besteht die Möglichkeit, dass die Krankenkasse die Fahrtkosten trägt.
  - Frau Weiß benötigt hierfür eine ärztliche Verordnung. Diese kann allerdings nur ausgestellt werden, wenn die Fahrt medizinisch notwendig ist.
  - Die Fahrt in die Tagespflege würde für Herrn Wiedemann von der Tagespflegeeinrichtung organisiert werden. Die Kosten des Transports von der Wohnung zur Einrichtung und zurück sind in den Pflegekosten für die Tagespflege enthalten. Sie werden von der Pflegekasse getragen.
- **Kurzzeitpflege**
  - Frau Weiß steht aufgrund des Pflegegrads 4 von Herrn Wiedemann die Inanspruchnahme einer Kurzzeitpflege zu.
  - Dabei zieht Herr Wiedemann zeitweise in eine Kurzzeitpflegeeinrichtung und wird dort gepflegt.
  - Die Pflegekasse übernimmt die Kosten für Pflege und Betreuung für maximal 8 Wochen und bis zu 1.774 Euro im Jahr.
- **Verhinderungspflege**
  - Hier kann eine andere Person oder Institution, z. B. der ambulante Pflegedienst, die Pflege und Betreuung übernehmen.
  - Die Pflegekasse übernimmt nachgewiesene Kosten für die Verhinderungspflege (Ersatzpflege) für maximal 6 Wochen pro Jahr. Sie zahlt dafür maximal 1.612 Euro je Kalenderjahr.
  - Voraussetzung für die Leistung ist, dass die verhinderte Pflegeperson vor der erstmaligen Verhinderung die pflegebedürftige Person mindestens 6 Monate gepflegt hat, bevor sie erstmalig ausfällt. Dies trifft bei Frau Weiß zu.

Kompetenzen und Operatoren
Diese Aufgabe kann dem Kompetenzschwerpunkt II.2 (Anlage 2 PflAPrV) zugeordnet werden.
Der Operator „Entwickeln Sie" verlangt die Konzeption einer begründeten Ausführung zu einer Fragestellung, die sich aus einer bestimmten Perspektive ergibt.

11. Entwickeln Sie unter Bezugnahme der Unterstützungs- und Erholungsangebote für pflegende Angehörige mit Frau Weiß eine Strategie für ihre Gesundheitsprävention. 7 Punkte

- Frau Weiß hat die Möglichkeit, von der kurzzeitigen Arbeitsverhinderung Gebrauch zu machen. Dies bedeutet, dass sie sich maximal 10 Arbeitstage von der Arbeit freistellen lassen kann.
- Frau Weiß kann Pflegezeit nehmen. Sie kann sich bis zu 6 Monate von der Arbeit vollständig freistellen lassen.
- Frau Weiß kann ebenso Familienpflegezeit beanspruchen, d. h., sie könnte 2 Jahre teilweise aus dem Job aussteigen. Teilweise bedeutet, dass sie noch mindestens 15 Stunden pro Woche arbeiten muss.
- Frau Weiß sollte einen Pflegekurs für pflegende Angehörige besuchen. Dieser ist kostenlos.
- Frau Weiß kann sich von einem Pflegestützpunkt beraten und unterstützen lassen, z. B. beim Beantragen von Leistungen, Schriftwechsel mit der Pflegekasse oder der Abrechnung von Leistungen. Diese ist kostenlos bei Antrag auf Leistungen der Pflegeversicherung.
- Auch rechtliche Beratung kann Frau Weiß unterstützen. Diese erhält man bei einigen Verbraucherzentralen.
- Frau Weiß könnte sich darüber hinaus informieren, ob die Kranken- oder Pflegekasse spezielle Kuraufenthalte für sie und ihren Vater finanziert. Die Krankenkassen müssen bei der Bewilligung von Kuren und Vorsorgeleistungen die besonderen Belastungen pflegender Angehöriger berücksichtigen.
- Auch über kostengünstige Urlaubsangebote von z. B. Wohlfahrtsverbänden, spezialisierten Reiseanbietern oder Organisationen der Behindertenhilfe sollte Frau Weiß sich informieren.

Kompetenzen und Operatoren
Diese Aufgabe kann dem Kompetenzschwerpunkt I.2 (Anlage 2 PflAPrV) zugeordnet werden.
Der Operator „Beschreiben Sie" erfordert die Darstellung von Sachverhalten in sachlich und fachsprachlich richtigen eigenen Worten.

12. Beschreiben Sie Frau Weiß die Vorteile eines Kurses für pflegende Angehörige. 9 Punkte

- Die Teilnahme kostenlos. Die Kosten trägt die Pflegekasse.
- Frau Weiß lernt aktuelles pflegerisches Wissen direkt von Fachpersonen.
- In einem Pflegekurs werden praktische Übungen gemacht, sodass sie Gelegenheit hat, die gelernten Pflegetechniken auszuprobieren.
- Frau Weiß würde sich zukünftig sicherer fühlen.
- Die Qualität ihrer Pflege verbessert sich, was positive Auswirkungen auf Herrn Wiedemann hat.
- Experten beraten auch zu Hilfsmitteln und Reha-Maßnahmen.
- Frau Weiß würde erfahren, wie sie die körperlichen und seelischen Belastungen durch die Pflege ihres Vaters mildern könnte – sowohl bei sich selbst als auch bei ihrem Vater.
- In einem Pflegekurs wird auch über Grundlagen der Pflegeversicherung aufgeklärt. Beispielsweise mit welchem Pflegegrad man welche Pflegeleistungen aus der Pflegeversicherung erhält.

- Außerdem erfährt Frau Weiß, wie wichtig es ist, ihr eigenes Wohlbefinden nicht zu vernachlässigen.
- Frau Weiß trifft auf Gleichgesinnte und hat Kontakt mit Menschen, die Ähnliches erleben.

LITERATUR

1. Garay S et al. Stürze Vermeiden. Tipps gegen Stürze. Stiftung ZQP. 2021. Aus: www.pflege-praevention.de/tipps/stuerze-pflegebeduerftige (letzter Zugriff: 13.7.2023).
2. Gesundheit.GV.AT. Schlaganfall: Reha-Maßnahmen im Überblick. 2020. Aus: www.gesundheit.gv.at/krankheiten/gehirn-nerven/schlaganfall/rehabilitative-massnahmen.html (letzter Zugriff: 13.7.2023).
3. Liebeskind J. Kinästhetik in der Pflege – Konzepte und Einsatzmöglichkeiten. Pflegebox. 2022. Aus: www.pflegebox.de/ratgeber/pflege/kinaesthetik/?nowprocket=1 (letzter Zugriff: 13.7.2023).
4. Lötzerich U. Pflegegrad 4: Geld, Leistungen und Voraussetzungen. Pflege.de. 2023. Aus: www.pflege.de/pflegekasse-pflegerecht/pflegegrade/pflegegrad-4 (letzter Zugriff: 13.7.2023).
5. Neurochirurgie Uniklinik Tübingen. Intrakranielle Aneurysmen. Aus: www.neurochirurgie-tuebingen.de/de/spezialgebiete/vaskulaere-neurochirurgie/intrakranielle-gefaessmissbildungen/intrakranielle-aneurysmen (letzter Zugriff: 13.7.2023).
6. Özdemir E. Pflegekurse für Angehörige. Pflege.de. 2023. Aus: www.pflege.de/pflegende-angehoerige/pflegewissen/pflegeberatung/pflegekurse (letzter Zugriff: 13.7.2023).
7. Rückert C. Lähmung (Hemiparese). 2022. Aus: www.schlaganfallbegleitung.de/folgen/hemiparese (letzter Zugriff: 13.7.2023).
8. Rückert C. Aphasie nach einem Schlaganfall. 2023. Aus: www.schlaganfallbegleitung.de/folgen/aphasie (letzter Zugriff: 13.7.2023).
9. Stiftung Gesundheitswissen. Dranginkontinenz. 2019. Aus: www.stiftung-gesundheitswissen.de/wissen/dranginkontinenz/hintergrund (letzter Zugriff: 13.7.2023).
10. Verbraucherzentrale. Entlastung und Hilfe für pflegende Angehörige. 2022. Aus: www.verbraucherzentrale.de/wissen/gesundheit-pflege/alles-fuer-pflegende-angehoerige/entlastung-und-hilfe-fuer-pflegende-angehoerige-13922 (letzter Zugriff: 13.7.2023).

17.11 Elftes Prüfungsbeispiel

Nadine Regnet

17.11.1 Fallsituation: stationäre Akutpflege (➤ Kap. 14.1)

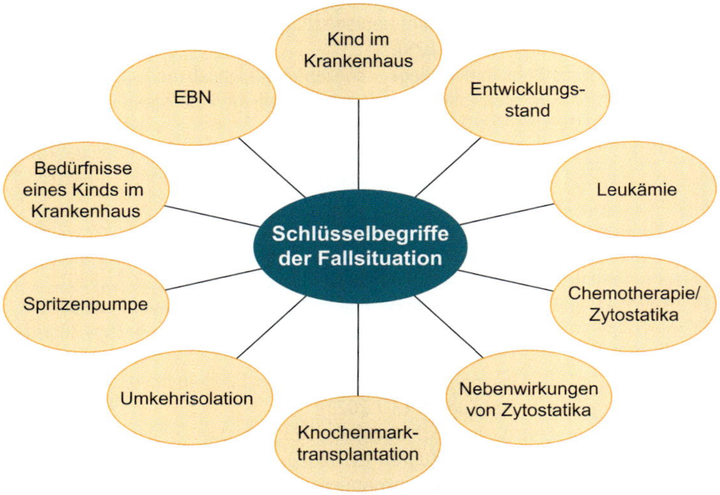

Kompetenzen und Operatoren

Diese Aufgabe besteht aus zwei Aufgabenteilen, die beide dem Kompetenzschwerpunkt II.2 (Anlage 2 PflAPrV) zugeordnet werden können.

Der Operator „Beschreiben Sie" erfordert die Darstellung von Sachverhalten in sachlich und fachsprachlich richtigen eigenen Worten, während der Operator „Stellen Sie … gegenüber" das Herausarbeiten von Unterschieden verschiedener Sachverhalte verlangt.

1. Beschreiben Sie Timmis Krankheitsbild (4 P.). Stellen Sie anschließend die unterschiedlichen Leukämieformen (8 P.) gegenüber. 12 Punkte

Beschreibung

Eine Leukämie ist eine neoplastische (bösartige) Erkrankung der Vorläuferzellen der Leukozyten im Knochenmark. Sie entsteht durch eine unkontrollierte Vermehrung unreifer Stammzellen der Leukopoese. Das heißt, Leukozyten werden ungehemmt produziert, reifen je nach Krankheitsform nicht aus und sind funktionsuntüchtig. Dies führt zu einer Störung aller anderen blutbildenden Zellen.

Leukämieformen

Form	Beschreibung
Lymphatische Leukämie	Entartung der Vorläuferzellen der Lymphozytenreihe
Myeloische Leukämie	Entartung der Vorläuferzellen der Granulozytenreihe
Akute Leukämie	Akute, schnell verlaufende Erkrankung. Rapide Verschlechterung des Gesundheitszustands
Chronische Leukämie	Schleichender, langsamer Krankheitsverlauf

- **ALL** – akute lymphatische Leukämie
- **CLL** – chronische lymphatische Leukämie
- **AML** – akute myeloische Leukämie
- **CML** – chronische myeloische Leukämie

ACHTUNG

Die chronische lymphatische Leukämie (CLL) zählt zu den malignen Lymphomen *(Non-Hodgkin-Lymphomen).*

IMPULS

- Erarbeiten Sie die Symptome der einzelnen Leukämieformen.
- Kennen Sie auch den Unterschied zwischen Leukämien und malignen Lymphomen?

2. Begründen Sie, weshalb Timmi Symptome der Anämie, eine Blutungsneigung sowie eine Infektanfälligkeit zeigt. 6 Punkte

Als Folge der ungehemmten Vermehrung der Blasten im Knochenmark kommt es zur Veränderung aller normalen Zellreifungsreihen.

- **Infektanfälligkeit:** Bei einer Leukämie teilen sich die Leukozyten ungehemmt, jedoch reifen sie nicht aus *(Blasten)* und haben demzufolge nur noch eine geringe bzw. keine Funktion.
- **Symptome der Anämie und Blutungsneigung:** Leukämiezellen verdrängen die Erythrozyten und Thrombozyten im Knochenmark. Aus diesem Grund entsteht schließlich ein Mangel dieser Blutzellen und es kommt zu den genannten Symptomen.

Kompetenzen und Operatoren

Diese Aufgabe kann dem Kompetenzschwerpunkt II.2 (Anlage 2 PflAPrV) zugeordnet werden kann.
Der Operator „Begründen Sie" fordert, Argumente zu einem Sachverhalt schlüssig aufzuführen.

3. Geben Sie an, aus welchem Grund Timmi isoliert werden muss (2 P.), und beschreiben Sie, um welche Isolation es sich handelt (2 P.). Nennen Sie die zu berücksichtigenden Prinzipien dieser Isolation (3 P.) und erschließen Sie je zwei konkrete Pflegemaßnahmen, die Sie bei Timmi durchführen (6 P.). 13 Punkte

Grund und Art der Isolation

Timmi muss aufgrund seiner **Immunabwehrschwäche** durch die Leukämie und der Therapie (Chemo) isoliert werden (Risikogruppe 3 gemäß Schweregradeinteilung des Robert Koch-Instituts). Diese Isolationsmaßnahme wird als **Umkehrisolation** (protektive Isolierung) bezeichnet. Timmi soll durch die Isolation vor Infektionen geschützt werden.

Prinzipien der Isolation und daraus resultierende Pflegemaßnahmen

Bei der Umkehrisolation müssen **drei Prinzipien** beachtet werden:

1. Keimreduktion in der Umgebung des Patienten
2. Reduzierung der körpereigenen Keime
3. Früherkennung und Frühbehandlung von Infektionen

Kompetenzen und Operatoren

Diese Aufgabe besteht aus vier Aufgabenteilen, die alle dem Kompetenzschwerpunkt II.2 (Anlage 2 PflAPrV) zugeordnet werden können.
Der Operator „Geben Sie ... an" erfordert das Zusammentragen von Kenntnissen. Der Operator „beschreiben Sie" verlangt eine umfangreiche Beantwortung in Sätzen, während der Operator „Nennen Sie" das ausschließliche Zusammentragen von Informationen fordert. Der Operator „erschließen Sie" verlangt, dass bestimmte Sachverhalte in die Entscheidung miteinbezogen werden, auch wenn sie nicht explizit genannt werden müssen.

17.11 ELFTES PRÜFUNGSBEISPIEL

Prinzipien	Konkrete Pflegemaßnahmen
1. Keimreduktion in der Umgebung des Patienten	• Timmi wird in einem Einzelzimmer mit Schleuse und Nasszelle untergebracht • Gewährleistung von Luft- und Wasserfilter • Timmi darf das Zimmer nur wenn unbedingt nötig verlassen • Reduktion der Keimeinschleppung durch: – Händedesinfektion vor Kontakt – auch von Besuchern – Alle Kontaktpersonen tragen Schutzkittel und Mundschutz; evtl. kann es abhängig von Timmis Zustand Ausnahmen für Besucher geben (hausinternen Standard beachten) – Alle Kontaktpersonen/Besucher müssen gesund sein – Timmis Brüder und sein bester Freund dürfen nicht zu ihm aufgrund des Risikos für Kinderinfektionskrankheiten – Besucher dürfen keinen Körperkontakt zu Timmi haben (Ausnahme: Eltern-Kind-Kontakt) und sich nicht auf sein Bett setzen – Tägliche Desinfektion des Zimmers und der Gegenstände – Blumen und Pflanzen sind im Zimmer nicht gestattet • Keimarme Nahrung – Z. B. schälbares Obst, pasteurisierte Milchprodukte, Obst-, Gemüse und Salat-konserven – Speziell gefiltertes oder mind. 1 Minute abgekochtes Wasser – Angebrochene Verpackungen werden nach 24 Stunden entsorgt
2. Reduzierung der körpereigenen Keime	• Täglicher Wechsel von Kleidung und Bettwäsche sowie Handtüchern oder Waschlappen • Wäsche muss mind. bei 60 °C gewaschen werden • Timmi muss Gummisandalen oder gut desinfizierbare Hausschuhe tragen • Timmi muss sich täglich mit einem Antiseptikum duschen, um Körper und Haare zu desinfizieren • Sorgfältige Intertrigoprophylaxe • Timmi muss sich nach jedem Toilettengang und vor jeder Mahlzeit die Hände desinfizieren • Timmi muss zur Zahnpflege eine weiche Zahnbürste benutzen, um Verletzungen zu vermeiden, und anschließend und nach jeder Mahlzeit (hausinternen Standard beachten) den Mund mit Schleimhautdesinfektionsmittel ausspülen
3. Früherkennung und Frühbehandlung von Infektionen	• Temperaturkontrolle 2 × täglich (nicht rektal!) • Eintrittsstelle des Portkatheters und der PEJ auf Entzündungszeichen inspizieren • Beobachtung auf Anzeichen einer Infektion: z. B. Fieber, Frösteln, Kopfschmerzen, Husten, Auswurf, Übelkeit, Diarrhö, veränderte Urinausscheidung, Veränderungen an Haut und Schleimhäuten • Subjektives Krankheitsgefühl von Timmi erfragen und ernst nehmen

ACHTUNG

Typische Infektionszeichen können bei immunsupprimierten Patienten wie Timmi sehr abgeschwächt sein oder ganz fehlen! Aus diesem Grund sind Pflegeinterventionen zur Früherkennung von Infektionen nicht zu unterschätzen.

4. Erklären Sie die Wirkung von Zytostatika (2 P.) und geben Sie die Ziele (2 P.) einer Chemotherapie an. 4 Punkte

Wirkung von Zytostatika
Körperzellen (bei Timmi Zellen der Hämatopoese) werden durch die Verringerung der Zellteilung in ihrem Wachstum verlangsamt bzw. gestoppt.
Ziele der Zytostatikatherapie
Remission, d. h., die vollständige und dauerhafte Vernichtung aller bösartigen Zellen.

Kompetenzen und Operatoren
Diese Aufgabe besteht aus zwei Aufgabenteilen, die beide dem Kompetenzschwerpunkt II.2 (Anlage 2 PflAPrV) zugeordnet werden können.
Der Operator „Erklären Sie" fordert das Darstellen eines Sachverhalts auf der Basis von eigenen Kenntnissen. Der Operator „geben Sie … an" verlangt die Wiedergabe von Kenntnissen.

5. Timmi hat durch die Zytostatikatherapie mit einigen Nebenwirkungen zu kämpfen. Geben Sie zwei pflegerelevante Nebenwirkungen von Timmi an (2 P.) und leiten Sie daraus je drei pflegerische Maßnahmen ab (6 P.). 8 Punkte

- **Mukositis/Stomatitis**
  - Tägliche Mundhöhleninspektion
  - Mundspülung mit Lösung nach ärztlicher Anordnung durchführen (lassen)
  - Zahnreinigung mit weicher Zahnbürste
  - Zahnzwischenräume mit Zahnseide oder Interdentalbürsten säubern (lassen)
  - Bei Thrombozytenwerten unter 10.000 µl Zahnreinigung unterlassen!
- **Infektanfälligkeit/Leukopenie**
  - Umkehrisolation
  - Keimarme Kost
  - Einhaltung hygienischer Richtlinien
- **Blutungsneigung/Thrombozytopenie**
  - Keine harte Zahnbürste nutzen
  - Nägel feilen statt schneiden
  - Für weichen Stuhlgang sorgen (um Bauchpresse und dadurch Verletzungen von Gefäßen vermeiden)
  - Keine unnötigen Venenpunktionen (Timmi hat einen Portkatheter)
- **Übelkeit/Erbrechen**
  - Große, schwere Mahlzeiten vermeiden
  - Oft bessere Verträglichkeit kalter Speisen (da geringerer Geruch)
  - Entspannungsmaßnahmen anleiten, z. B. autogenes Training, Musiktherapie
  - Anleitung zur Selbst-Akupressur, z. B. Nei-Kuan-Akupressurpunkt zeigen
  - Ingwertee anbieten

Kompetenzen und Operatoren
Diese Aufgabe besteht aus zwei Aufgabenteilen, die beide den Kompetenzschwerpunkten I.2 und II.2 (Anlage 2 PflAPrV) zugeordnet werden können.
Der Operator „Geben Sie … an" verlangt das Zusammentragen von Kenntnissen, während der Operator „leiten Sie … ab" erfordert, dass bestimmte Sachverhalte in die Entscheidung miteinbezogen werden, auch wenn sie nicht explizit genannt werden müssen.

IMPULS

Welche weiteren Nebenwirkungen können bei einer Chemo- oder einer Strahlentherapie auftreten? Erarbeiten Sie auch hierfür notwendige pflegerische Interventionen.

Kompetenzen und Operatoren

Diese Aufgabe besteht aus zwei Aufgabenteilen, die beide dem Kompetenzschwerpunkt I.2 (Anlage 2 PflAPrV) zugeordnet werden können.
Der Operator „Arbeiten Sie ... heraus" fordert, dass bestimmte Sachverhalte in die Entscheidung miteinbezogen werden, auch wenn sie nicht explizit genannt werden müssen. Der Operator „begründen Sie" verlangt das schlüssige Aufführen von Argumenten zu einem Sachverhalt.

6. Arbeiten Sie drei bei Timmi vorliegende Ressourcen heraus und begründen Sie deren Nutzen für die pflegerische Versorgung. 6 Punkte

- Altersbedingte Krankheitseinsicht (Timmi ist 12 Jahre alt).
  Timmi versteht, dass er krank ist und die Therapie notwendig ist. Daher können Informations- und Beratungsgespräche Timmis Adhärenz stärken.
- Timmi ist grundsätzlich ein lebensfroher und lustiger Mensch.
  - Intrinsische Motivation – fördert die Adhärenz des Therapieplans.
  - Manche Situationen können durch Humor einfacher hingenommen werden.
- Halt durch Familie: *„Aufgeben wäre für mich zwar einfacher, aber für meine Eltern nicht. Deshalb kämpfe ich."*
  Grundsätzlich will Timmi leben. Intrinsische Motivation – fördert die Adhärenz des Therapieplans.
- Tablet für Video-Telefonie
  Timmi kann trotz Umkehrisolation mit Freunden und seinen Geschwistern in Kontakt treten. Durch gemeinsame Online-Spiele wird Langeweile reduziert.
- Mutter ist als Begleitperson bei Timmi *(Rooming-in)*.
  - Timmis Ängste können von der Mutter wahrgenommen werden.
  - Psychische Stütze, wenn es Timmi schlecht geht. Er ist nie allein.
  - Verringerung von Stress und Ängsten. Pflegeinterventionen können daher einfacher durchgeführt werden.
  - Positive Auswirkung auf den Genesungsprozess.

IMPULS

Überlegen Sie sich Maßnahmen, die Timmis Adhärenz in Bezug auf sein Krankheitsbild und die Therapie stärken.

Kompetenzen und Operatoren

Diese Aufgabe besteht aus zwei Aufgabenteilen, die beide dem Kompetenzschwerpunkt II.2 (Anlage 2 PflAPrV) zugeordnet werden können.
Der Operator „Erklären Sie" erfordert das Darstellen eines Sachverhalts auf der Basis von Kenntnissen. Der Operator „begründen Sie" verlangt, Argumente zu einem Sachverhalt schlüssig aufzuführen.

7. Erklären Sie Timmi vier Risiken, die sich durch seine Manipulation an der Spritzenpumpe ergeben können (4 P.), und begründen Sie ihm Ihre Handlungsanweisung auf der Grundlage von zwei rechtlichen Vorschriften des Medizinprodukterecht-Durchführungsgesetzes (MPDG) (2 P.). (6 Punkte)

Manipulationsrisiken

- Gefahr eines Paravasats.
- Abschalten des Alarms → Gefahren können nicht (rechtzeitig) erkannt werden.
- Versehentliches Abschalten → Okkludieren des Portkatheters.
- Verminderung der Laufrate → Abweichung vom Chemoplan.
- Steigerung der Laufrate → Abweichung vom Chemoplan.

Rechtliche Vorschriften

- Die Bedienung medizinischer Geräte ist ausschließlich dem Pflegefach- und dem ärztlichen Personal vorbehalten.
- Pflegefachpersonen und das ärztliche Personal müssen vor der Bedienung in die Betreibung des Geräts eingewiesen werden.

8. Bei der Visite spricht Dr. Brunner über eine präventive Therapie nach Abschluss der Chemotherapie. Bestimmen (1 P.) und begründen (2 P.) Sie die Präventionsform und geben Sie in Bezug auf Timmi das Ziel an (1 P.). 4 Punkte

- Es handelt sich um eine Maßnahme der tertiären Prävention.
- Zielgruppe der tertiären Prävention sind bereits Erkrankte nach der Akutbehandlung.
- Mit dieser Nachsorge sollen Folgeschäden und Rückfälle verhindert werden.
- In Bezug auf Timmi ist Ziel der Prävention, Spätfolgen, z. B. ein Rezidiv, zu erkennen und zu vermeiden.

Kompetenzen und Operatoren

Diese Aufgabe besteht aus drei Aufgabenteilen, die alle den Kompetenzschwerpunkten I.2 und V.1 (Anlage 2 PflAPrV) zugeordnet werden können. Der Operator „Bestimmen Sie" fordert, Aussagen und Sachverhalte aufzuführen, ohne diese zu kommentieren. Der Operator „begründen Sie" verlangt, Argumente zu einem Sachverhalt schlüssig aufzuführen. Der Operator „geben Sie ... an" fordert das Zusammentragen von Kenntnissen.

9. Erläutern Sie Frau Thurnwald den Einfluss von zwei alterstypischen Entwicklungsmerkmalen auf das Verhalten von Timmi. 4 Punkte

Timmi ist dem Entwicklungsabschnitt des Jugendalters/Pubertät zuzuordnen.

Entwicklungsmerkmale

- Loslösung vom Elternhaus: Verdeutlichung über Selbstbestimmung (Anschnauben der Mutter: „*Aufschneiden lasse ich mich sowieso nicht!*").
- Autonomiebestrebung: Timmi möchte selbst über sich und die Behandlung bestimmen. Deshalb manipuliert er eigenmächtig die Infusionspumpe und äußert Abneigung gegenüber der Behandlung.
- Metakognition: Entwicklung eines eigenen Wertesystems, zu dem das kritische Hinterfragen der Vorstellungen der Erwachsenen gehört. Daher stellt Timmi Behandlungsmöglichkeiten wie Chemotherapie und Knochenmarktransplantation infrage bzw. lehnt sie ab.

Kompetenzen und Operatoren

Diese Aufgabe kann dem Kompetenzschwerpunkt II.2 (Anlage 2 PflAPrV) zugeordnet werden.
Der Operator „Erläutern Sie" fordert eine ausführliche Erklärung, die an der Fallsituation orientiert ist.

Kompetenzen und Operatoren
Diese Aufgabe besteht aus zwei Aufgabenteilen, die beide den Kompetenzschwerpunkten I.2 und V.1 (Anlage 2 PflAPrV) zugeordnet werden können. Der Operator „Beurteilen Sie" erfordert, ein eigenständiges Urteil zu einem Sachverhalt auf der Grundlage von Fachwissen zu formulieren und zu begründen. Die Zusatzinformation „Beziehen Sie sich ... auf" verlangt die Bearbeitung der Fragestellung mit einem bestimmten Fokus.

10. Beurteilen Sie die Aussage der Mutter: „Du hast hier gar nichts zu entscheiden! Du bist ein Kind und ein krankes noch dazu!" (4 P.) Beziehen Sie sich dabei auch auf die European Association for Children in Hospital (EACH-Charta) (4 P.). 8 Punkte

Timmis Mitspracherecht

- Timmi gilt als „einsichtsfähig", da er Art und Umfang der Pflegeinterventionen und Therapien grundsätzlich versteht. Ab einem Alter von ca. 12 Jahren ist es sinnvoll, Kinder in Entscheidungen mit einzubeziehen, wenn zuvor eine adäquate Aufklärung stattgefunden hat.
- Timmis Mutter hat demnach Unrecht. Timmi sollte in die Entscheidung miteinbezogen werden, wenn davor ein Informationsgespräch/eine Aufklärung stattgefunden hat.

Bezug auf die EACH-Charta

- Die EACH-Charta beschreibt die Rechte von Kindern im Krankenhaus. Dabei bezieht sie sich in einem der zehn Artikel auch auf das Recht der Mitentscheidung.

TIPP

EACH-Charta, Art. 5

(1) Kinder und Eltern haben das Recht, in alle Entscheidungen, die ihre Gesundheitsfürsorge betreffen, einbezogen zu werden.
2) Jedes Kind soll vor unnötigen medizinischen Behandlungen und Untersuchungen geschützt werden. [1]

- Auf der Grundlage der EACH-Charta hat Timmi das Recht, in alle Entscheidungen, die seine Gesundheit betreffen, einbezogen zu werden. Die Aussage der Mutter ist deshalb nicht richtig.

Kompetenzen und Operatoren
Diese Aufgabe kann dem Kompetenzschwerpunkten I.2 und V.1 (Anlage 2 PflAPrV) zugeordnet werden. Der Operator „Analysieren Sie" erfordert das Herausarbeiten von Sachverhalten, Hintergründen und Beziehungen und das Einordnen in systematische Zusammenhänge.

11. Kranke Kinder wie Timmi haben besondere Bedürfnisse, die im Krankenhausalltag zu berücksichtigen sind. Analysieren Sie vier Bedürfnisse. 4 Punkte

- Kontakt zu anderen (Kindern): Timmi ist in Umkehrisolation und darf deshalb keinen Besuch haben.
- Bestehenbleiben des Familienkontakts: Timmi darf wegen der Umkehrisolation seine Geschwister nicht sehen.
- Kindgemäße pflegerische Betreuung: Timmi hat bereits ein Krankheitsverständnis.
- Pädiatrische Betreuung durch ein Behandlungs- und Pflegeteam.
- Kinderfreundliche Umgebung: Freundliche Gestaltung der Räume. Das Spiel-/Aufenthaltszimmer soll auch mit Rollstuhl erreicht werden können etc.
- Kindgerechte Beschäftigung: Ermöglichung altersentsprechender Angebote. Der schulische Unterricht kann, wenn es der gesundheitliche Zustand zulässt, als E-Learning fortgesetzt werden (bei Timmi eher unwahrscheinlich).
- Kindgerechter Speiseplan: Auch bei keimarmer Kost sollten Timmi Wahlmöglichkeiten zur Verfügung stehen und Vorlieben berücksichtigt werden.

12. Erläutern Sie Ihre Haltung als beratende Person auf der Grundlage des personenzentrierten Beratungsansatzes nach C. Rogers in Bezug auf das Gespräch mit Timmi und seiner Mutter. 9 Punkte

Nach Carl Rogers sind **drei Bedingungen/Haltungen** für das Gelingen eines helfenden Gesprächs Voraussetzung:

- **Empathie:**
  - Einfühlendes, nicht wertendes Verstehen: Hineinversetzen in die Situation des Klienten, also von Timmi und seiner Mutter.
  - Klient fühlt sich verstanden, wenn die beratende Person sensibel ist.
  - Alle Mitteilungen des Klienten durch Sprache, Ausdruck, Körperhaltung und Verhaltensweisen werden von der beratenden Person beobachtet. Das Ergebnis des Gespürten teilt diese dem Klienten mit, damit dieser ein tieferes Verständnis für sich selbst entwickeln kann.

  Fallbezug: Nachvollziehen der Reaktion von Timmis Mutter (sie macht sich Sorgen, will nicht, dass Timmi stirbt). Timmi ist an einem Punkt angelangt, an dem Angst vor Neuem (Knochenmarktransplantation) sowie Leid und Schmerzen eine große Rolle spielen. → Der Mutter und Timmi die Sichtweisen aufzeigen und Verständnis dafür zeigen.
- **Akzeptanz:**
  - Unbedingte Wertschätzung: Gesprächssituationen sind dann angstfrei und vertrauensvoll, wenn der Klient vorbehaltslos wertgeschätzt wird.
  - Das heißt aber nicht, dass jedes Verhalten des Klienten in Ordnung ist.

  Fallbezug: Timmi sagen, dass seine Meinung akzeptiert wird und dass er ein Recht auf Mitbestimmung hat.
- **Kongruenz:**
  - Echtheit, keine Fassade errichten, z. B. kein professionelles Lächeln aufsetzen.
  - Die Haltung der beratenden Person muss echt, kongruent sein. Dies wird erreicht, wenn ihre Äußerungen mit dem, was sie fühlt und denkt, übereinstimmen.
  - Dem Klienten als authentische Person gegenübertreten, nichts vorspielen.

  Fallbezug: Timmi direkt darauf ansprechen, weshalb er heute so wütend ist. Ihm eventuell seinen Leitgedanken in Erinnerung bringen: *„Aufgeben wäre für mich zwar einfacher, aber für meine Eltern nicht. Deshalb kämpfe ich."*

ACHTUNG

Ziel des personenzentrierten Beratungsansatzes ist es, Bedingungen zu schaffen, unter denen sich der Klient wieder entfalten und Blockaden beseitigen kann.

LERNTIPP

Kennen Sie die sieben Leitsätze nach C. Rogers?

1. Ich verhalte mich ehrlich und zeige meine ehrlichen Interessen.
2. Ich akzeptiere den anderen so, wie er ist.
3. Ich versuche, über das Akzeptieren des anderen hinaus ihn auch zu verstehen.
4. Ich fange da an, wo der andere steht.
5. Ich prüfe kritisch die Gefühle, die der andere in mir auslöst.
6. Ich meide rechthaberisches Argumentieren und Diskutieren.
7. Ich beurteile den anderen nicht nach meinem Wertmaßstab.

Kompetenzen und Operatoren

Diese Aufgabe kann dem Kompetenzschwerpunkt II.2 (Anlage 2 PflAPrV) zugeordnet werden.

Der Operator „Erläutern Sie" erfordert die Darstellung eines Sachverhalts auf Basis eigener Kenntnisse, wobei der Sachverhalt mit zusätzlichen Informationen veranschaulicht und der Fallbezug hergestellt wird.

Kompetenzen und Operatoren
Diese Aufgabe kann dem Kompetenzschwerpunkt V.1 (Anlage 2 PflAPrV) zugeordnet werden.
Der Operator „Begründen Sie" fordert, erklärende Argumente und komplexe Grundgedanken zu einem Sachverhalt schlüssig auszuführen.

13. Begründen Sie auf der Basis des Evidence-based Nursing (EBN) Ihr Handeln, Ingwertee zu kochen. 10 Punkte

Evidence-based Nursing (EBN) ist zum einen ein Konzept für die Pflegepraxis (Problemlöseprozess), aber auch eine Methode, mit der Pflegefachpersonen persönliche Erfahrungen und Wissen (interne Evidenz) mit wissenschaftlichen Erkenntnissen aus der Pflegeforschung verknüpfen.
EBN basiert auf **vier Punkten:**

- **Vorstellungen/Bedürfnissen des Patienten:** Johanna kennt Ingwertee und verspürt nach dem Verzehr eine Besserung ihrer Übelkeit.
- **Erfahrungen der Pflegefachperson:** Sie erkennt die Besserung der Übelkeit beim zu pflegenden Menschen.
- **Belegbare wissenschaftliche Begründungen:** Es gibt einige Studien, die belegen, dass der Stoff der Ingwerwurzel das Brechzentrum und damit den Brechreiz blockiert.
- **Ressourcen/Umgebungsbedingungen:** Ingwer kann in der Küche bestellt werden. Tee ist wohltuend und entspannend, Teetrinken möglicherweise ein Ritual.

TIPP
Evidence-based Nursing ist die Integration der derzeit besten wissenschaftlichen Belege in die tägliche Pflegepraxis unter Einbezug **theoretischen Wissens** und der **Erfahrungen der Pflegenden,** der **Vorstellungen des zu pflegenden Menschen** und der **vorhandenen Ressourcen** [8].

Kompetenzen und Operatoren
Diese Aufgabe kann dem Kompetenzschwerpunkt V.1 (Anlage 2 PflAPrV) zugeordnet werden kann.
Der Operator „Nennen Sie" fordert, einen Prozess begrifflich präzise darzustellen.

14. Nennen Sie die sechs Schritte des EBN-Prozesses. 6 Punkte

1. Klärung der Aufgabenstellung
2. Formulierung einer präzisen Frage
3. Literaturrecherche
4. Kritische Beurteilung der Rechercheergebnisse
5. Implementierung/Veränderung der Pflegepraxis
6. Evaluation

LITERATUR

1. Aktionskomitee KIND IM KRANKENHAUS (AKIK) Bundesverband e.V. (Hrsg.). Für die Rechte von Kindern und Jugendlichen im Krankenhaus. Die EACH CHARTA mit Erläuterungen. Frankfurt/Main: 2018. Aus: www.uniklinik-ulm.de/fileadmin/default/02_Kliniken-Zentren/Downloads/EACH-CHARTA.pdf (letzter Zugriff: 11.7.2023).
2. DKMS. Über Blutkrebs. Leukämien. 2021. Aus: www.dkms.de/informieren/ueber-blutkrebs/leukamien (letzter Zugriff: 11.7.2023).
3. Kommission für Krankenhaushygiene und Infektionsprävention (KRINKO) beim Robert Koch-Institut. Anforderungen an die Infektionsprävention bei der medizinischen Versorgung von immunsupprimierten Patienten. Bundesgesundheitsblatt. 2021; 64: 232–264. Aus: www.rki.de/DE/Content/Infekt/Krankenhaushygiene/Kommission/Downloads/Infektionspraevention_immunsupprimierte_Patienten.pdf?__blob=publicationFile (letzter Zugriff: 11.7.2023).
4. Kullik K. Kinder und Familienunterstützung. In: Hoehl M, Kullick K (Hrsg.). Gesundheits- und Kinderkrankenpflege. 5. A. Stuttgart: Thieme, 2019. S. 216–242.

5. Menche N. Pflege bei hämatologischen und onkologischen Erkrankungen. In: Menche N, Keller C, Teigeler B (Hrsg.). PflegeHeute. 8. A. München: Elsevier, 2023. S. 708–739.
6. Quack E. Evidence-based Nursing (EBN). Aus: https://icare.thieme.de/ebooks/cs_11485596#/ebook_cs_11485596_cs2398 (letzter Zugriff: 11.7.2023).
7. Steinberger A. Erleben und Bewältigen von Gesundheitsstörungen im Kindes- und Jugendalter. In: Hoehl M, Kullick K (Hrsg.). Gesundheits- und Kinderkrankenpflege. 5. A. Stuttgart: Thieme, 2019. S. 171–185.
8. Universitätsklinikum Halle. EBN-Zentrum. Aus: www.medizin.uni-halle.de/einrichtungen/institute/gesundheits-und-pflegewissenschaften/leistungsspektrum/wissenswertes/ebn-zentrum (letzter Zugriff: 11.7.2023).

17.12 Zwölftes Prüfungsbeispiel

Agnes Müller

17.12.1 Fallsituation: stationäre Langzeitpflege (➢ Kap. 15.1)

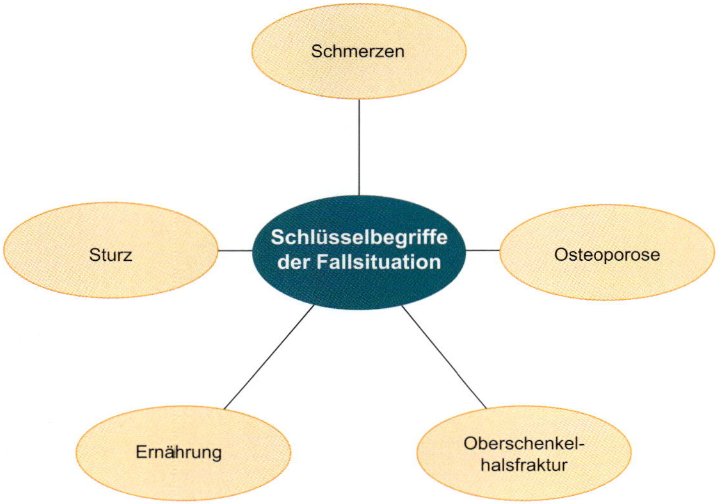

Kompetenzen und Operatoren

Diese Aufgabe besteht aus zwei Aufgabenteilen, die beide dem Kompetenzschwerpunkt I.2 (Anlage 2 PflAPrV) zugeordnet werden können.
Der Operator „Erklären Sie" fordert eine Darstellung des Sachverhalts auf der Basis von eigenen Kenntnissen und mit Fallbezug ein.

1. Frau Ludwig leicet an Osteoporose. Erklären Sie, was darunter verstanden wird (4 P.) und wie „die alten Schmerzen im Rücken" von Frau Ludwig darauf zurückzuführen sind (3 P.). 7 Punkte

- Pathologischer Knochenschwund, bei dem mehr Knochensubstanz abgebaut als neu gebildet wird → Knochendichte sinkt.
- Rückenschmerzen sind ein klassisches Symptom von Osteoporose, da diese durch Wirbelkörperverformungen/-frakturen mit Muskelverspannungen und Fehlhaltungen ausgelöst werden.

Kompetenzen und Operatoren

Diese Aufgabe kann dem Kompetenzschwerpunkt I.2 (Anlage 2 PflAPrV) zugeordnet werden.
Der Operator „Bewerten Sie" fordert Sie auf, zur Aussage unter Verwendung von Fachwissen Stellung zu nehmen, um zu einer begründeten Einschätzung zu gelangen.

2. Bewerten Sie begründet die Aussage Ihrer Kollegin „Ständig sage ich ihr, dass sie sich gerade hinstellen soll" in Bezug auf die Grunderkrankung von Frau Ludwig. 4 Punkte

Der Rundrücken („Witwenbuckel") ist Teil der Erkrankung Osteoporose. Er entsteht durch Einbrüche der Wirbelkörper, deshalb kann sich Frau Ludwig nicht gerade hinstellen.

3. Frau Ludwig spricht von „alten" und „neuen" Schmerzen. Erklären Sie, was damit in Bezug auf die Typisierung von Schmerzen gemeint sein könnte. 6 Punkte

- **Alte Schmerzen:** schon länger andauernd, Vermutung, dass es sich dabei um chronische Schmerzen handelt. Ein chronischer Schmerz kann als anhaltender oder wiederkehrender Schmerz definiert werden, der länger als drei Monate anhält – sozusagen über die normale Heilungszeit hinaus. Die Auswirkungen sind oft nicht ausschließlich physischer, sondern auch psychischer Natur und schränken die Lebensqualität der Betroffenen stark ein.
- **Neue Schmerzen:** seit der OSH-Fraktur dazugekommen, Typ akute Schmerzen. Der akute Schmerz dient als Schutzreaktion auf akute Verletzungen oder Krankheiten und klingt in der Regel mit der zugrunde liegenden Ursache ab.

Kompetenzen und Operatoren

Diese Aufgabe kann dem Kompetenzschwerpunkt I.2 (Anlage 2 PflAPrV) zugeordnet werden.

Der Operator „Erklären Sie" fordert eine umfangreiche Beantwortung in Sätzen unter Zuhilfenahme von Fachkenntnissen.

4. Nennen und belegen Sie anhand der Fallsituation fünf Risikofaktoren für eine Osteoporose-Erkrankung. 10 Punkte

- Geschlecht: weiblich
- Alter: über 70 Jahre
- Hormonelle Beeinflussung: nach den Wechseljahren
- Gewicht: Untergewicht, BMI 17
- Sturzereignis: Stürze in der Vergangenheit
- Immobilität/Mangelnde Mobilität: *„Ich bin eigentlich ganz froh, wenn ich nur in meinem Sessel sitzen kann."*
- Kalzium- und Vitamin-D-Mangel aufgrund der unausgewogenen Ernährung: nur helles Brötchen bzw. Hörnchen, Kaffee

Kompetenzen und Operatoren

Diese Aufgabe kann dem Kompetenzschwerpunkt I.2 (Anlage 2 PflAPrV) zugeordnet werden.

Der Operator „Nennen Sie" erfordert eine Aufzählung ohne weitere Erklärung. Mit dem Operator „belegen Sie" werden Sie aufgefordert, aus der Fallsituation bestimmte Sachverhalte zu erschließen.

5. Neben dem physiologischen Prozess der Schmerzwahrnehmung durch das Nervensystem spielen auch andere Faktoren eine Rolle bei der Schmerzempfindung. Nennen Sie vier beeinflussende Faktoren (4 P.) und belegen Sie diese am Beispiel von Frau Ludwig (4 P.). 8 Punkte

- Physische Faktoren: Kraftlosigkeit (*„Mir fehlt einfach die Kraft […]"*)
- Soziale Faktoren: Vereinsamung (*„Ich treff' doch eh' schon so wenig Menschen."*)
- Geistige Faktoren: z. B. Motivationsverlust (*„Ich bin eigentlich ganz froh, wenn ich nur in meinem Sessel sitzen kann."*)
- Psychische Faktoren: Angst (*„Manchmal wird mir aber schon bang, wenn ich daran denke, dass ich immer mit den Schmerzen leben muss."*)
- Kulturelle Faktoren: Schmerz oder Angst wird wenig gezeigt (*„Ich will ja nicht immer klagen. Jeder hat so sein Päckchen zu tragen."*)

Kompetenzen und Operatoren

Diese Aufgabe besteht aus zwei Aufgabenteilen, die beide dem Kompetenzschwerpunkt V.1 (Anlage 2 PflAPrV) zugeordnet werden können.

Der Operator „Nennen Sie" erfordert eine Aufzählung ohne weitere Erklärung. Mit dem Operator „belegen Sie" werden Sie aufgefordert, aus der Fallsituation bestimmte Sachverhalte zu erschließen.

Kompetenzen und Operatoren
Diese Aufgabe besteht aus zwei Aufgabenteilen, die beide dem Kompetenzschwerpunkt I.2 (Anlage 2 PflAPrV) zugeordnet werden können.
Der Operator „Bewerten Sie" fordert Sie auf, zu einem Sachverhalt unter Verwendung von Fachwissen Stellung zu nehmen. Der Operator „stellen Sie … vor" verlangt die Darstellung von Sachverhalten in sachlich und fachsprachlich richtigen eigenen Worten.

6. Im Gespräch fragen Sie Frau Ludwig nach ihren Schmerzen. Sie antwortet: „Eigentlich ist es wie immer. Mir tut was weh." Bewerten Sie begründet diese Form der Schmerzerfassung (4 P.) und stellen Sie eine andere, für Frau Ludwig passende Form der Schmerzerfassung vor (4 P.). 8 Punkte

Bewertung
Wenig aussagekräftig; es kann kein Verlauf aufgezeigt werden; kein Vergleich mit der vorherigen Schmerzsituation möglich.

Passende Form der Schmerzerfassung
Besser wäre eine systematische Schmerzerhebung anhand eines Assessmentinstruments, z. B. numerische Ratingskala (NRS). Hier werden die Schmerzen anhand einer Skalierung von 0 bis 10 eingeschätzt. Somit kann eine Intensität dargestellt werden und bei mehreren Erhebungen in Folge ein Verlauf. Die NRS ist entweder visuell auf einem Papier oder nur verbal abfragbar, leicht zu verstehen und immer anwendbar. Frau Ludwig hat keine kognitiven Einschränkungen und nach einer erklärenden Einführung wird sie dieses Assessmentinstrument verstehen und gemeinsam mit den Pflegefachpersonen anwenden können.

IMPULS
Überlegen Sie, welche **Schmerzerfassungsinstrumente** bei Kindern oder zu pflegenden Menschen angewandt werden können, die sich nicht oder noch nicht adäquat äußern können.

Kompetenzen und Operatoren
Diese Aufgabe besteht aus drei Aufgabenteilen, die alle dem Kompetenzschwerpunkt I.2 (Anlage 2 PflAPrV) zugeordnet werden können.
Der Operator „Verfassen Sie" fordert Sie auf, wesentliche Aspekte eines Sachverhalts adressatenbezogen und zielorientiert darzulegen. Der Operator „zeigen Sie … auf" verlangt die Darstellung von Sachverhalten in sachlich und fachsprachlich richtigen eigenen Worten, und der Operator „formulieren Sie" fordert eine klare und präzise Darstellung der Thematik.

7. Verfassen Sie für Frau Ludwig ein aktuelles Pflegeproblem nach dem PÄS-Format (Problem, Ätiologie, Symptome) (3 P.), zeigen Sie zwei Ressourcen von Frau Ludwig auf (2 P.), formulieren Sie ein angestrebtes Pflegeziel nach den SMART-Kriterien (5 P.) und dazu zwei passende Pflegemaßnahmen (4 P.). 14 Punkte

Aufgabenteil	Lösungsbeispiel
Aktuelles Pflegeproblem	**P:** Frau Ludwig ist untergewichtig **Ä:** Aufgrund einer einseitigen Ernährung (Kaffee, Hörnchen, Brötchen mit Marmelade) **S:** Angezeigt durch einen BMI von 17
Ressourcen	Frau Ludwig versteht, dass sie untergewichtig ist Frau Ludwig kann benennen, was ihr schmeckt
Pflegeziel	Frau Ludwig **(S)** nimmt nach Absprache **(R)** mindestens 3 kg **(M)** an Körpergewicht **(A)** innerhalb der nächsten 3 Monate **(T)** zu

Aufgabenteil	Lösungsbeispiel
Pflegemaßnahmen	Gestaltung der Nahrungsaufnahmesituation gemeinsam festlegen, z. B. in Gemeinschaft, an schön gedecktem Tisch, mit eingeschaltetem Radio Gemeinsam individuellen Favoriten-Speiseplan aufstellen, der mit kurzfristigen Einkäufen (z. B. durch die Betreuungsassistenz) ergänzt wird Kalorienziel pro Tag aufstellen und anhand eines Essensplans dokumentieren
Problem, Ziel und Maßnahmen passen sinnvoll zusammen → 1 Punkt	

8. Im Expertenstandard „Schmerzmanagement in der Pflege" werden die Struktur, der Prozess und das Ergebnis des Schmerzmanagements beschrieben. Nennen Sie je zwei Punkte der Struktur- (2 P.), der Prozess- (2 P.) und der Ergebniskriterien (2 P.) und verdeutlichen Sie diese am Beispiel von Frau Ludwig (6 P.). 12 Punkte

Punkt 1

- **Strukturkriterium:** Die Pflegefachperson besitzt die Fähigkeit zur geordneten Einschätzung von Schmerzen einschließlich der Unterscheidung zwischen akutem und chronischem Schmerz.
  Fallbezug: *Sie fragen Frau Ludwig als Erstes nach ihren Schmerzen […]*, da Ihnen die Bewohnerin bereits bekannt ist und sie unter chronischen Schmerzen durch die Osteoporose leidet.
- **Prozesskriterium:** Wenn Schmerzen erkannt werden oder zu erwarten sind, führt die Pflegefachperson eine Bewertung mit geeigneten Instrumenten durch, um schmerzbedingte Probleme zu erfassen.
  Fallbezug: *Bei der nächsten Runde nehmen Sie eine* **Schmerzskala** *zur Verlaufskontrolle mit zu Frau Ludwig […]*
- **Ergebniskriterium:** Für Patienten mit erwarteten oder bestehenden akuten und/oder chronischen Schmerzen sowie schmerzbedingten Problemen liegt eine aktuelle Einschätzung der Schmerzsituation und Verlaufskontrolle vor.
  Fallbezug: *Bei der nächsten Runde nehmen Sie eine Schmerzskala zur* **Verlaufskontrolle** *mit zu Frau Ludwig […]*

Punkt 2

- **Strukturkriterium:** Die Pflegefachperson plant und koordiniert das Schmerzmanagement bei akuten/chronischen Schmerzen.
  Fallbezug: Sie besprechen mit der Hausärztin die weitere Schmerzmittelversorgung für Frau Ludwig.
- **Prozesskriterium:** Die Pflegefachperson beteiligt sich mit anderen Fachleuten und der betroffenen Person an einem individuellen Behandlungsplan inklusive medikamentöser und nicht medikamentöser Maßnahmen.

Kompetenzen und Operatoren

Diese Aufgabe besteht aus zwei Aufgabenteilen, die beide dem Kompetenzschwerpunkt V.1 (Anlage 2 PflAPrV) zugeordnet werden können.
Der Operator „Nennen Sie" erfordert eine Aufzählung ohne weitere Erklärung. Der Operator „verdeutlichen Sie" bezieht sich auf den Einbezug der Fallsituation.

Fallbezug: Sie besprechen mit der Hausärztin die weitere Schmerzmittelversorgung für Frau Ludwig und beziehen die Physiotherapeutin in den Behandlungsplan mit ein.

- **Ergebniskriterium:** Ein personalisierter Plan berücksichtigt Schmerzstatus, Ziele und Selbstmanagement der Person inklusive medikamentöser und nicht medikamentöser Ansätze.
  Fallbezug: Sie planen mit Frau Ludwig die Ziele des Schmerzmanagements und wenden nicht medikamentöse Maßnahmen, wie z. B. Positionierung des betroffenen Beines, an.

TIPP

Die Struktur-, Prozess- und Ergebniskriterien des Schmerzmanagements sind im Expertenstandard „Schmerzmanagement in der Pflege" [1] definiert.

Kompetenzen und Operatoren

Diese Aufgabe besteht aus zwei Aufgabenteilen, die beide dem Kompetenzschwerpunkt I.2 (Anlage 2 PflAPrV) zugeordnet werden können. Der Operator „Erklären Sie" fordert eine Darstellung des Sachverhalts auf der Basis von eigenen Kenntnissen ein. Der Operator „nennen Sie" verlangt eine Aufzählung ohne weitere Erklärung.

9. Frau Ludwig bekam im Krankenhaus Betäubungsmittel (BtM) verschrieben. Erklären Sie, was darunter verstanden wird (3 P.) und welche gesetzlichen Grundlagen den Umgang mit BtM regeln (2 P.), und nennen Sie vier Besonderheiten im Umgang mit BtM (4 P.). 9 Punkte

Definition

BtM sind besonders stark wirksame Arzneimittel, die wegen ihres hohen Suchtpotenzials und starker Nebenwirkungen unter besondere Reglementierungen durch die Bundesregierung gestellt werden.

Gesetzliche Grundlagen

Verschreibung und Umgang mit BtM werden durch die Betäubungsmittel-Verschreibungsverordnung (BtMVV) und das Betäubungsmittelgesetz (BtMG) geregelt.

Besonderheiten im Umgang

- Sollte bei der Entnahme oder Herausgabe ein Präparat unbrauchbar werden, z. B. weil eine Morphinampulle zerbricht, muss diese in Gegenwart von zwei Zeugen entsorgt und dies mit Unterschrift bestätigt werden.
- BtM müssen in einer Art und Weise entsorgt werden, dass niemand Missbrauch mit den Medikamenten durchführen kann.
- BtM müssen in einem abschließbaren und gegen Einbruch gesicherten Schrank aufbewahrt werden.
- BtM müssen getrennt von anderen Medikamenten aufbewahrt werden.
- Der BtM-Bestand muss gesondert im Betäubungsmittelbuch dokumentiert werden.
- Bestand und Buch müssen regelmäßig vom Arzt gegen Unterschrift überprüft werden.
- BtM dürfen nur mit speziellem Anforderungsschein vom Arzt bestellt werden.

10. Erklären Sie Frau Ludwig begründet, auf welche Besonderheiten in der Ernährung sie in Bezug auf ihre Grunderkrankung Osteoporose achten sollte. 6 Punkte

- Kalziumreich, um den Knochenabbau zu hemmen und den -aufbau zu fördern.
- Reich an Vitamin D: Um Kalzium aus dem Darm aufnehmen und in die Knochen einbauen zu können, benötigt der Körper Vitamin D.
- Verzicht auf Kaffee, Fleisch, Wurst, Cola, da der hohe Phosphatgehalt ungünstig für den Kalziumhaushalt ist.

Kompetenzen und Operatoren

Diese Aufgabe kann dem Kompetenzschwerpunkt V.1 (Anlage 2 PflAPrV) zugeordnet werden.
Der Operator „Erklären Sie" fordert eine Darstellung des Sachverhalts auf der Basis von eigenen Kenntnissen ein.

11. Frau Ludwig ist bereits gestürzt. Beschreiben Sie, was unter dem Post-Fall-Syndrom verstanden wird und welche Auswirkungen dies auf Frau Ludwig haben kann. 6 Punkte

- Große Angst vor einem erneuten Sturz → enger Bewegungsradius → Teufelskreis (Bewegungseinschränkung + Trainingsmangel = erhöhtes Sturzrisiko) weniger Bewegung → Bewegungen werden vorsichtiger ausgeführt, plötzliche Bewegungsabbrüche oder z. B. Stolpern können weniger flexibel ausgeglichen werden.
- Indem Frau Ludwig sich weniger bewegt *(„[…] aber mühsam ist es trotzdem noch. Ich bin eigentlich ganz froh, wenn ich nur in meinem Sessel sitzen kann")* und damit ihre Bewegungsfähigkeit weniger trainiert, steigt ihr Risiko für einen erneuten Sturz.

Kompetenzen und Operatoren

Diese Aufgabe kann den Kompetenzschwerpunkt I.2 (Anlage 2 PflAPrV) zugeordnet werden.
Der Operator „Beschreiben Sie" fordert eine begründete Darstellung in ganzen Sätzen.

IMPULS

Überlegen Sie sich Maßnahmen, um Frau Ludwig die Angst vor einem erneuten Sturz zu nehmen.

12. Frau Ludwig ist bereits gestürzt. Nennen Sie fünf Maßnahmen der Sturzprophylaxe (5 P.) und begründen Sie, warum Sie diese bei Frau Ludwig anwenden (5 P.). 10 Punkte

- Anleitung zum Umgang mit Hilfsmitteln: Umgang mit dem Rollator schulen *(„Und dann hat sie an diesem Tag auch mal wieder vergessen, die Bremsen am Rollator festzustellen")*.
- Beobachtung Arzneimittelgabe und deren Nebenwirkungen: BtM-Einnahme und Nebenwirkungen beobachten, da Erstgabe von BtM.
- Seh- und Hörhilfen tragen: Bereitstellung der Sehhilfe, Erinnerung an Sehhilfe *(„Geben Sie mir mal meine Brille! Die verlege ich ständig […]")*.
- Protektorenhose anbieten: bereits erfolgte Fraktur des Oberschenkelhalses; benötigt aufgrund der Sturzgefahr, des Post-Fall-Syndroms und der Osteoporose mehr Schutz.
- Regelmäßige Bewegungsübungen: Sicherheit bei der Mobilisation und positive Auswirkungen auf das Krankheitsbild.
- Rufanlage/Lichtschalter in der Nähe von Frau Ludwigs Sessel: Da Frau Ludwig im Sessel viel Zeit verbringt, muss dort jederzeit gewährleistet

Kompetenzen und Operatoren

Diese Aufgabe besteht aus zwei Aufgabenteilen, die beide dem Kompetenzschwerpunkt I.2 (Anlage 2 PflAPrV) zugeordnet werden können.
Der Operator „Nennen Sie" erfordert eine Aufzählung ohne weitere Erklärung. Diese wird dann fallbezogen durch den Operator „begründen Sie, warum" eingefordert.

sein, dass sie Hilfe zur Mobilisation rufen kann bzw. selbst die passenden Lichtverhältnisse zur alleinigen Mobilisation schaffen kann.

LITERATUR

1. Deutsches Netzwerk für Qualitätsentwicklung in der Pflege (DNQP). Expertenstandard Schmerzmanagement in der Pflege. Aktualisierung 2020. Osnabrück: 2020.
2. Keller C et al. Bewegung. In: Menche N, Keller C, Teigeler B (Hrsg). PflegeHeute. 8. A. München: Elsevier, 2023. S. 212–245.

17.13 Trainingsfinale Powerpack Tag 1 (➤ Kap. 16.1)

Anke Knebel

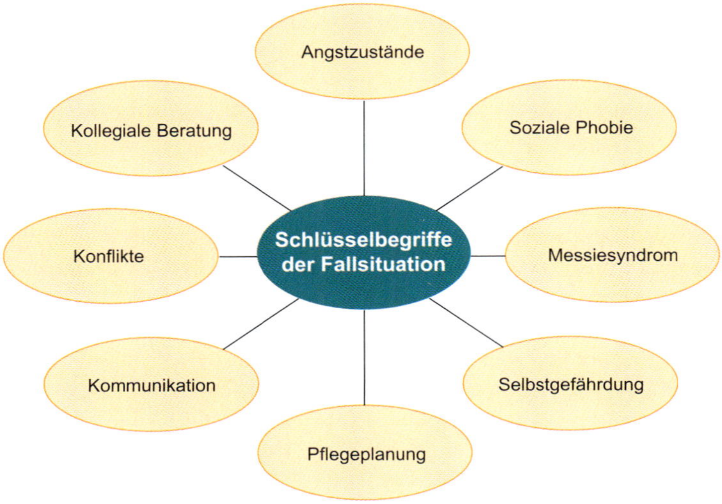

1. Frau Peters befindet sich in einer besonderen Lebenssituation. Analysieren Sie ihre Lage hinsichtlich ihrer Ressourcen (5 P.) und Probleme (5 P.). 10 Punkte

- Frau Peters verfügt über die folgenden Ressourcen. Sie ist 50 Jahre alt und wohnt in einer Dreiraumwohnung. Frau Peters kann sich kommunikativ mitteilen und selbstständig bewegen. Sie versorgt sich selbstständig mit Nahrung und hat Wünsche, wie z. B. sich eine Katze zu halten. Frau Peters wird durch einen ambulanten Pflegedienst versorgt.
- Folgende Probleme werden für Frau Peters analysiert: Sie redet wenig und wirkt verschlossen. Ihre Wohnung liegt im vierten Obergeschoss ohne Aufzug. Gegenüber neuem Pflegepersonal ist sie ängstlich. Männliche Pfleger lehnt sie ab. Aufgrund ihrer sozialen Phobie geht sie nicht mehr aus dem Haus. Sie bestellt alle Waren online, bringt aber den Müll bzw. die Verpackungen nicht aus der Wohnung. Frau Peters sammelt viele Dinge, weil sie der Meinung ist, diese noch zu brauchen. Sie hat keine Einsicht, dass aufgeräumt werden muss. Auch der unangenehme Geruch des Katzenfutters bringt sie nicht zur Einsicht.

Kompetenzen und Operatoren

Diese Aufgabe kann dem Kompetenzschwerpunkt I.1 (Anlage 2 PflAPrV) zugeordnet werden.
Der Operator „Analysieren Sie" erfordert die systematische Untersuchung des Textes, wobei die Sachverhalte mit eigenen Worten in Sätzen strukturiert dargestellt werden.

LERNTIPP

Informationen in der Anamnese sollten gut strukturiert und möglichst ganzheitlich sein. Hierbei bietet sich z. B. das Modell der Aktivitäten, Beziehungen und existenziellen Erfahrungen des Lebens (ABEDL) nach Monika Krohwinkel an.

Kompetenzen und Operatoren
Diese Aufgabe besteht aus zwei Aufgabenteilen, die beide dem Kompetenzschwerpunkt I.1 (Anlage 2 PflAPrV) zugeordnet werden können.
Der Operator „Erklären Sie" erfordert, die Informationen durch eigenes Wissen und eigene Einsichten in einen begründeten Zusammenhang zu stellen.

2. Erklären Sie das Krankheitsbild soziale Phobie (5 P.) und dessen Zusammenhang mit dem Messiesyndrom (5 P.). 10 Punkte

- Die soziale Phobie ist eine spezifische Phobie, die sich auf bestimmte Situationen eingrenzen lässt. Menschen mit einer sozialen Phobie fühlen sich der Bewertung und Betrachtung von anderen Menschen ausgesetzt und entwickeln eine Angst davor. Unter Menschen bekommt Frau Peters regelmäßig Panikattacken. Daraufhin vermeidet sie Situationen mit Menschen. So geht sie seit Jahren nicht mehr einkaufen. Auch mit dem Pflegepersonal redet sie wenig und wirkt verschlossen. Sie reagiert ängstlich auf neue Mitarbeiter des Pflegedienstes.
- Als Messiesyndrom wird bezeichnet, wenn die betreffende Person einen starken Drang besitzt, Gegenstände anzuhäufen und aufzubewahren. Sie kann sich nicht von diesen Dingen trennen. Mit der Zeit hat sie immer weniger Platz, die gesammelten Dinge unterzubringen.
- Frau Peters geht aus Angst nicht mehr unter Menschen. Sie verlässt ihre Wohnung nur im äußersten Notfall. Da sie aber z. B. Nahrungsmittel benötigt, bestellt sie diese online. Sie schafft es allerdings nicht, die Verpackungen aus der Wohnung zu bringen, schließlich könnte sie Menschen begegnen. Davor hat sie Angst. Also sammelt sie alles, was sie bestellt. Da diese Strategie Wirkung zeigt, sie niemandem begegnet, hat sie ein Messiesyndrom entwickelt. Sie ist zu der Überzeugung gelangt, all die angesammelten Dinge noch zu benötigen.

Kompetenzen und Operatoren
Diese Aufgabe kann dem Kompetenzschwerpunkt I.1 (Anlage 2 PflAPrV) zugeordnet werden.
Der Operator „Entwickeln Sie" fordert die schrittweise und weiterführende Formulierung von Aussagen auf der Grundlage fachspezifischen Wissens.

3. Entwickeln Sie Ziele für die Versorgung von Frau Peters, diese sollen aber für alle Beteiligten passen. Beachten Sie dabei die SMART-Regel. 10 Punkte

- Mit der SMART-Regel werden die Ziele so formuliert, dass sie spezifisch, messbar, attraktiv, realistisch und auf eine bestimmte Zeit bezogen werden.
- Frau Peters ist kommunikativ. Sie bewegt sich täglich 2 Stunden lang. Die Klientin hält die vitalen Funktionen des Lebens aufrecht. Sie fühlt sich jeden Tag, ihren Wünschen und Bedürfnissen entsprechend, sauber und gepflegt. Frau Peters isst täglich ausgewogene und abwechslungsreiche Kost und trinkt 1,5 l Flüssigkeit am Tag. Die Klientin kann selbstständig ausscheiden. Sie ist jeden Tag witterungsgerecht und nach ihren Wünschen bekleidet. Frau Peters hat einen regelmäßigen Schlaf-wach-Rhythmus. Täglich beschäftigt sich die Klientin mit ihren Hobbys. Sie fühlt sich als Frau. Die Klientin fühlt sich in ihrer Umgebung sicher und erkennt Gefahren. Frau Peters pflegt soziale Kontakte. Sie sieht ihrer Zukunft positiv entgegen.

4. Für Frau Peters sollten Interventionen geplant werden, die sie in ihrem Alltag unterstützen. Beschreiben Sie mögliche und akzeptable Maßnahmen, die Sie als Pflegefachperson ergreifen können. 10 Punkte

- Frau Peters werden Gespräche angeboten. So können Beratungs- bzw. Informationsgespräche für Aufklärung sorgen. Themen wie z. B. ihre Ernährung, auch in Hinsicht auf den bestehenden Diabetes und Ernährungsgewohnheiten, können angesprochen werden.
- Frau Peters wird 2 × täglich zu Bewegungsübungen angeleitet. Darüber hinaus wird die Möglichkeit zu gemeinsamen Spaziergängen angeboten.
- Nach ärztlicher Anordnung kann das Messen der Vitalwerte während der Durchführung der behandlungspflegerischen Aufgaben mit eingebunden werden.
- Nach den Wünschen und Bedürfnissen von Frau Peters kann diese in der Grundpflege angeleitet werden.
- Frau Peters kann eine gemeinsame Auswahl bzw. Unterstützung beim Kauf von Nahrungsmitteln angeboten werden. Dabei sollte auf ihre Vorlieben eingegangen werden. Zur Unterstützung bei den gemeinsamen Einkäufen kann die soziale Betreuung hinzugezogen werden.
- Hobbys und Vorlieben können durch Biografiearbeit ermittelt werden; optimalerweise können neue gefunden werden, damit sich Frau Peters selbst beschäftigen kann.
- Männliche Pflegepersonen werden vorerst nicht zu Frau Peters geschickt.
- Frau Peters soll in einem Gespräch auf die Möglichkeit eines Betreuers bzw. auf soziale Leistungen durch den Pflegedienst hingewiesen werden.
- In der Tourenplanung wird auf eine stetige Bezugspflege geachtet, um ihre Angst vor neuen Mitarbeitern nicht weiter zu fördern.

Kompetenzen und Operatoren

Diese Aufgabe kann den Kompetenzschwerpunkten I.1 und I.5 (Anlage 2 PflAPrV) zugeordnet werden.
Der Operator „Beschreiben Sie" erfordert, dass wesentliche Informationen aus dem Text bzw. Ihrem Wissen zusammenhängend und schlüssig mit eigenen Worten wiedergegeben werden.

LERNTIPP

Beziehen Sie die Maßnahmen auf die formulierten Ziele aus Aufgabe 3. Dann haben Sie nicht nur eine gute Struktur, sondern die Beschreibung der Maßnahmen fällt Ihnen auch leichter.

5. Nennen Sie die vier kommunikativen Grundhaltungen, die Sie anwenden, um die Autonomie der Klientin zu wahren (4 P.). Beschreiben Sie davon eine ausführlich vor dem Hintergrund der Fallsituation (6 P.). 10 Punkte

- **Kommunikative Grundhaltungen** sind Empathie, Wertschätzung, Achtsamkeit und Kongruenz.
- Unter **Autonomie** wird verstanden, dass der Mensch die Fähigkeit besitzt, seine Ziele frei zu bestimmen und dementsprechend zu handeln. Die persönliche Freiheit und Selbstbestimmung sowie das Recht, eine eigene Meinung zu haben, diese frei einzubringen und dabei als Individuum respektiert zu werden, ist darin eingeschlossen.
- Mit **Kongruenz** ist gemeint, dass der Mensch echt, unverfälscht und/oder mit Transparenz agiert. Frau Peters kann nur wachsen, wenn ihr die

Kompetenzen und Operatoren

Diese Aufgabe besteht aus zwei Aufgabenteilen. Der erste Teil kann dem Kompetenzschwerpunkt II.1 und der zweite Teil dem Kompetenzschwerpunkt I.6 (Anlage 2 PflAPrV) zugeordnet werden.
Der Operator „Nennen Sie" erfordert, dass Informationen stichpunktartig aufgelistet werden.
Der Operator „Beschreiben Sie" fordert, dass wesentliche Informationen aus dem Text bzw. Ihrem Wissen zusammenhängend und schlüssig mit eigenen Worten wiedergegeben werden.

Pflegekräfte so entgegentreten, wie sie sind. Das schließt allerdings eine wertschätzende, empathische und achtsame Grundeinstellung gegenüber allen Menschen, auch Frau Peters, unabdingbar mit ein. Ihr Lebensstil darf nicht abschätzig betrachtet werden. Sie sollte einfach als Mensch angesehen werden. Man kann über seine Gefühle offen reden, immer unter Beachtung der Ich-Botschaften, d. h. ohne Vorwürfe und Anklagen. Um Vertrauen aufzubauen, ist es wichtig, weder von „oben herab" zu reden noch sich hinter Floskeln und Fassaden zu verstecken. Mit nonverbaler Kommunikation wird Inkongruenz sofort entlarvt.

IMPULS

Carl Rogers stellte in einem humanistischen Ansatz die personenzentrierte Psychotherapie auf. In dieser finden sich die kommunikativen Grundhaltungen beschrieben. Er geht grundsätzlich davon aus, dass nur durch eine aufrichtige Beziehung von Mensch zu Mensch Hilfe (zur Selbsthilfe) möglich sei.

Kompetenzen und Operatoren

Diese Aufgabe kann dem Kompetenzschwerpunkt I.6 (Anlage 2 PflAPrV) zugeordnet werden.
Der Operator „Erläutern Sie" erfordert die zusammenhängende Beschreibung von Sachverhalten, die mit Beispielen anschaulich mit eigenen Worten erklärt werden.

6. Frau Peters wohnt zurzeit in nicht unbedingt gesundheitsförderlichen Verhältnissen. Erläutern Sie fünf drohende Gefahren, wenn sich an ihrer momentanen Situation nichts ändert (je 2 P.). 10 Punkte

- Durch diese Vermeidung von sozialen Kontakten verliert sie ihre sozialen Kompetenzen immer weiter. Sie ist in einem Teufelskreis gefangen. Es besteht die Gefahr des Hospitalismus aufgrund ihrer sozialen Isolation.
- Im schlimmsten Fall droht ihr eine Depression, da sie völlig allein lebt und keinerlei soziale Kontakte hat.
- Frau Peters bestellt sich ihre Nahrungsmittel online. Damit besteht die Gefahr einer Fehl- bzw. Mangelernährung. Auch hinsichtlich ihres bestehenden Diabetes mellitus ist auf eine abwechslungsreiche und ausgewogene Ernährung zu achten.
- Durch die angesammelten Dinge können Infektionskrankheiten entstehen. Das Katzenfutter riecht bereits sehr übel. Parasiten können ebenfalls zum Problem für Frau Peters werden, da der Müll nicht beseitigt wird.
- Durch ständige Online-Einkäufe besteht die Gefahr des übermäßigen Konsums, der in einer Überschuldung der Klientin münden kann.
- Sollte durch den Unrat Ungeziefer angelockt werden und sich ausbreiten, droht Frau Peters unter Umständen die Kündigung der Wohnung.

IMPULS

In der Pflege gibt es häufig Situationen, in denen verschiedene Vorstellungen und Rechtsgüter miteinander konkurrieren. Häufig stehen sich das Selbstbestimmungsrecht des zu pflegenden Menschen und die Fürsorge der Pflegepersonen gegenüber. Dies führt zu rechtlichen Konflikten, aber auch zu ethischen Fragen, was die beste Lösung für eine bestimmte Situation ist.

7. Um den Konflikt im Team zu lösen, wenden Sie die kollegiale Beratung an. Beschreiben Sie den Ansatz (2 P.) und erstellen Sie dazu ein entsprechendes Konzept im Überblick (8 P.). 10 Punkte

- **Kollegiale Beratung** stellt ein strukturiertes Beratungsgespräch in einer Gruppe dar, in dem ein Teilnehmer von den übrigen Teilnehmern nach einem feststehenden Ablauf mit verteilten Rollen beraten wird.
- Voraussetzungen für eine kollegiale Beratung sind zum einen ein regelmäßiger, feststehender Termin, eine ungestörte, angenehme Atmosphäre, maximal zehn Teilnehmer. Zudem sollte die Teilnahme freiwillig und aktiv sein, damit ein Vertrauensverhältnis, Offenheit, gegenseitiger Respekt und Wertschätzung möglich sind.
- Dargestellt wird symbolisch eine kollegiale Beratung nach dem Modell von Tietze. In der Startphase werden die Rollen Fallerzähler, Moderator, Schreiber und Berater untereinander verteilt. Der Fallerzähler stellt den Fall der Klientin Frau Peters vor. Durch erkundende Frage unterstützt der Moderator. Um das Verständnis zu unterstützen, stellen die Berater dazu Fragen. Der Fallerzähler formuliert eine Schlüsselfrage, wobei ihn dabei der Moderator unterstützt. In der nächsten Phase wird eine geeignete Methode ausgewählt, damit eine Lösung gefunden werden kann. Lösungen und Alternativen werden gesammelt, indem die Berater verschiedene Ansätze formulieren. Der Fallerzähler wählt aus, welche Ansätze ihm wertvoll und umsetzbar erscheinen. Daraus werden entsprechende Maßnahmen entwickelt und Zuständigkeiten, Zeitpläne sowie Evaluationsmöglichkeiten festgelegt.
- Die Rolle des Fallerzählers übernimmt eine Pflegekraft, die die Biografie von Frau Peters gut kennt und bereits eine gute Bindung zu ihr hat. Der Fall der Klientin wird allen Teilnehmenden vorgestellt. Gegebenenfalls werden Fragen gestellt. Eine Schlüsselfrage kann sein: *„Wie kann Frau Peters dabei unterstützt werden, ihre Wohnung aufzuräumen?"* Anschließend werden im Brainstorming Möglichkeiten zusammengetragen. Der Fallerzähler wählt davon einige Maßnahmen aus. Gemeinsam werden Zuständigkeiten und Zeitpläne entwickelt. Abschließend werden Evaluationsmöglichkeiten besprochen und festgelegt.

LERNTIPP

- Ein **Konflikt** ist eine mindestens von einer Seite als emotional belastend und/oder sachlich inakzeptabel empfundene Interaktion, die durch eine Unvereinbarkeit der Verhaltensweisen, der Interessen und Ziele sowie der Annahmen und Haltungen der Beteiligten gekennzeichnet ist.
- Unter einem **Team** versteht man eine Gruppe von Personen, die gemeinsam an einer wichtigen Aufgabe ihrer Organisation arbeiten.
- **Beratung** ist eine kommunikative Unterstützung, die das Ziel verfolgt, Strategien zur Problemlösung zu entwickeln, die auf den eigenen Erfahrungswerten des Ratsuchenden basieren.
- **Evaluation** bedeutet eine sach- und fachgerechte Untersuchung und Bewertung eines Sachverhaltes.

Kompetenzen und Operatoren

Diese Aufgabe besteht aus zwei Aufgabenteilen, die beide dem Kompetenzschwerpunkt II.1 (Anlage 2 PflAPrV) zugeordnet werden können. Der Operator „Beschreiben Sie" fordert, dass wesentliche Informationen aus dem Text bzw. Ihrem Wissen zusammenhängend und schlüssig mit eigenen Worten wiedergegeben werden. Der Operator „erstellen Sie" verlangt, einen Entstehungsprozess zu visualisieren und das Ergebnis abzubilden.

Kompetenzen und Operatoren

Diese Aufgabe besteht aus zwei Aufgabenteilen, die beide dem Kompetenzschwerpunkt II.1 (Anlage 2 PflAPrV) zugeordnet werden können.
Der Operator „Entwickeln Sie" fordert die schrittweise und weiterführende Formulierung von Aussagen auf der Grundlage fachspezifischen Wissens.

8. Entscheiden Sie sich für eine fachliche kommunikative Möglichkeit, um Frau Peters zu helfen (5 P.). Entwickeln Sie dazu ein entsprechendes adressatengerechtes Angebot (15 P.). 20 Punkte

- Mithilfe eines **Informations- oder Beratungsgesprächs** kann Frau Peters Hilfe zur Selbsthilfe angeboten werden. Da hierbei die kommunikativen Grundhaltungen Beachtung finden, kann Vertrauen aufgebaut werden. Die Sorgen und Ängste von Frau Peters werden ernst genommen und sachlich betrachtet, sodass Frau Peters im besten Fall selbst zu Einsicht gelangt und ihr Verhalten aus eigenem Antrieb ändert.
- Im Folgenden wird ein **Beratungsgespräch** exemplarisch dargestellt. Durch die bisherige regelmäßige Betreuung besteht ein guter und freundlicher Kontakt zur Klientin.
- Begrüßung/Smalltalk, sich auf den Menschen einstellen, Beziehung herstellen: *„Guten Tag Frau Peters, wir kennen uns ja bereits. Ich bin Frau A. und betreue Sie regelmäßig. Was haben Sie denn heute schon so gemacht? …"*
- Beratungsbedarf/-bedürfnis feststellen, Daten und Informationen sammeln, wahrnehmen, beobachten, Fragen stellen und erzählen lassen, Problem benennen und besprechen: *„Bei unserem letzten Treffen haben Sie mir erzählt, dass Sie sich oft so allein fühlen. Da ich mir Sorgen um Sie mache, möchte ich Sie heute gern zu diesem Thema beraten. Sind Sie damit einverstanden? Erzählen Sie mal, was liegt Ihnen auf dem Herzen?"*
- Ziele festlegen, was soll erreicht werden? Erwartungen ausbalancieren und realistische Vorstellungen aushandeln: *„Was denken Sie, welches Thema ist für Sie heute am wichtigsten? Wollen wir das gemeinsam angehen?"*
- Lösungsstrategien gemeinsam anhand der Biografie der Klientin erarbeiten, aktiv zuhören, fragen, verbalisieren, paraphrasieren, keine Ratschläge geben, Ressourcen aufzeigen: *„Haben Sie irgendwelche Vorlieben, Interessen oder Hobbys, die Sie schon einmal gern gemacht haben? …"* (ggf. Aufzählung aus bisherigen biografischen Daten) *„Was davon möchten Sie gern wieder einmal tun? … Worauf haben Sie besonders große Lust? … Worin kann ich Sie unterstützen? …"*
- Beratungsprozess evaluieren, Begleitung der Veränderungsprozesse anbieten, Nachfragen zulassen, Vereinbarungen zeitlich terminieren und dokumentieren, ggf. weitere Angebote machen: *„Frau Peters, habe ich richtig verstanden, dass Sie sich ein Haustier wünschen, um das Sie sich kümmern wollen? Damit wären Sie nicht so allein. Wollen Sie sich bis nächste Woche mal Gedanken machen, um was Sie sich da alles kümmern müssen? Was muss bedacht und was besorgt werden? Schreiben Sie dies am besten auf, und wir besprechen es dann gemeinsam."*
- Verabschiedung, evtl. Kontaktdaten hinterlassen, wertschätzende Zusammenfassung des Gesprächs: *„Frau Peters, hier sind noch meine Daten, wenn Sie weitere Fragen haben. Ansonsten sehen wir uns ja, wenn ich zu Ihnen Insulin spritzen komme. Ich fand das Gespräch sehr angenehm und wünsche Ihnen einen schönen Tag. Auf Wiedersehen."*

9. Frau Peters kann ihre Angelegenheiten teilweise nicht selbst besorgen. Beschreiben Sie, welche rechtliche Lösung (mit Rechtsquelle) hier greift (2 P.). Stellen Sie die wichtigsten Regelungen im Überblick dar (8 P.). 10 Punkte

- Es greift die Betreuung nach §§ 1896 BGB.
- Eine Betreuung wird eingerichtet, wenn ein Mensch seine Angelegenheiten ganz oder teilweise nicht selbst besorgen kann. Er muss volljährig sein.
- Zuständig ist das jeweilige Betreuungsgericht.
- Dieses legt für die Betreuung sogenannte Aufgabenkreise fest, z. B. Aufenthaltsbestimmung, Vermögensverwaltung, Post- und Fernmeldewesen.
- Der Betreuer muss geeignet sein, z. B. ein Angehöriger, Bekannter, ein Betreuungsverein oder ein Berufsbetreuer.
- Die Betreuung geschieht im Interesse des Betreuten und wird vom Betreuungsgericht überprüft.

ACHTUNG

Die Betreuung muss immer das Wohl des Betreuten zum Ziel haben.

Kompetenzen und Operatoren

Diese Aufgabe besteht aus zwei Aufgabenteilen, die beide dem Kompetenzbereich IV (Anlage 2 PflAPrV) zugeordnet werden können.
Die Operatoren „Beschreiben Sie" und „Stellen Sie … dar" fordern die strukturierte Formulierung von Aussagen, die auf der Grundlage fachspezifischen Wissens erfolgen.

LITERATUR

1. BGB. Bürgerliches Gesetzbuch in der Fassung der Bekanntmachung vom 2. Januar 2002 (BGBl. I S. 42, 2909; 2003 I S. 738), das zuletzt durch Artikel 1 des Gesetzes vom 14. März 2023 (BGBl. 2023 I Nr. 72) geändert worden ist. Aus: www.gesetze-im-internet.de/bgb/BGB.pdf (letzter Zugriff: 8.4.2023).
2. Gold K, Geiermann S. Pflege konkret: Neurologie, Psychiatrie. 7. A. München: Elsevier, 2022.
3. Zentrum für Qualität in der Pflege (Hrsg.). Qualitätsrahmen für Beratung in der Pflege. 2016. Aus: www.zqp.de/wp-content/uploads/Qualitaetsrahmen_Beratung_Pflege.pdf (letzter Zugriff: 8.4.2023).
4. Rosenberg MB. Gewaltfreie Kommunikation: Eine Sprache des Lebens. 12. A. Paderborn: Junfermann, 2016.
5. Watzlawick P. Die Lösung ist immer der beste Fehler: Typische Probleme der Kommunikation im Alltag. 11. A. Augsburg: Carl Auer, 2021.

17.14 Trainingsfinale Powerpack Tag 2 (➢ Kap. 16.3)

Nadine Regnet

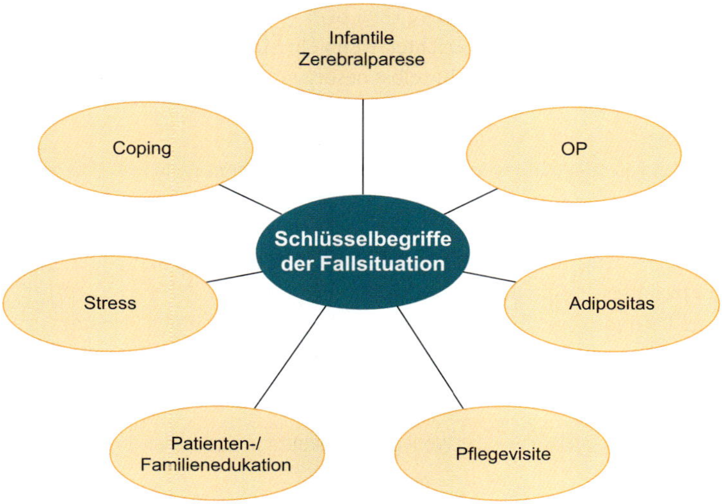

Kompetenzen und Operatoren
Diese Aufgabe besteht aus drei Aufgabenteilen, die den Kompetenzschwerpunkten I.2 und II.2 (Anlage 2 PflAPrV) zugeordnet werden können. Der Operator „Definieren Sie" fordert das Erklären eines Sachverhalts unter Verwendung von Fachbegriffen. Der Operator „beschreiben Sie" erfordert ebenfalls die Darstellung von Sachverhalten in sachlich und fachsprachlich richtigen Worten. Der Operator „Geben Sie ... an" erfordert das Zusammentragen von Kenntnissen.

1. Konstantin ist an einer infantilen Zerebralparese erkrankt. Definieren Sie das Krankheitsbild (1 P.) und beschreiben Sie die Pathogenese (2 P.). Geben Sie anschließend die Entstehungsursache (1 P.) bei Konstantin an. 4 Punkte

Definition
Die infantile Zerebralparese ist eine frühkindliche Hirnschädigung, die zu einer nicht fortschreitenden Störung der Haltung und Bewegung, z. B. Paresen, führt. Oft wird sie von weiteren Störungen wie der Sensorik, der Auffassung und der Kommunikation begleitet.

Pathogenese
Durch einen Sauerstoffmangel *(Hypoxie)*, der verschiedene Ursachen haben kann, werden Gehirnareale unterversorgt, was zur Krankheitsentstehung führt.

Entstehungsursache bei Konstantin
Perinatal: Hypoxie durch Nabelschnurverlegung während der Geburt.

IMPULS
Betroffene mit dem Krankheitsbild Apoplex haben ähnliche Symptome wie Menschen mit einer infantilen Zerebralparese. Wo bestehen Gemeinsamkeiten, wo Unterschiede?

2. Nennen Sie neben dem perinatalen Faktor zwei weitere Faktoren, die zu einer infantilen Zerebralparese führen können (2 P.), und verdeutlichen Sie diese jeweils mit einer Ursache (2 P.). 4 Punkte

Faktoren

- **Pränatal:**
  - Nabelschnurkomplikationen
  - Plazentainsuffizienz
  - Hirnblutungen
  - Hypoxie
  - Intoxikation
  - Strahlenbelastung
  - Infektion der Mutter
  - Thrombose/Embolie
- **Postnatal:**
  - Vorübergehender Sauerstoffmangel, z. B. bei Unfall
  - Hirngefäßverschluss als Folge von Infektion
  - Blutgruppenunverträglichkeit
  - Infektionskrankheit, z. B. Meningitis
  - Schädel-Hirn-Trauma, z. B. nach Unfall/Kindesmisshandlung (Schütteltrauma)

Kompetenzen und Operatoren

Diese Aufgabe besteht aus zwei Aufgabenteilen, die beide dem Kompetenzschwerpunkt II.2 (Anlage 2 PflAPrV) zugeordnet werden können.
Der Operator „Nennen Sie" fordert das Zusammentragen von Kenntnissen. Der Operator „verdeutlichen Sie" verlangt das Herunterbrechen und Belegen mit einem konkreten Beispiel.

IMPULS

Auch nach einer Kindesmisshandlung kann eine infantile Zerebralparese entstehen.
- Erarbeiten Sie hierfür die Kennzeichen.
- Worauf achten Sie bei der Anamnese?
- Wie gehen Sie bei einem Verdachtsfall vor?

3. Begründen Sie Frau Brandt, aus welchem Grund bei Konstantin die Diagnose erst nach seinem ersten Geburtstag diagnostiziert wurde. 4 Punkte

- Die Diagnostik erfolgt erst bei Auffälligkeiten.
- Dabei werden die individuellen Fähigkeiten mit denen der jeweiligen Entwicklungsstufe verglichen.

Fallbezug

- Bei Konstantin konnten Verzögerungen der Motorik beobachtet werden, weshalb die Mutter den Kinderarzt aufsuchte.
- Dann erst wurde die weitere Diagnostik durchgeführt.

Kompetenzen und Operatoren

Diese Aufgabe kann den Kompetenzschwerpunkten II.2 und V.1 (Anlage 2 PflAPrV) zugeordnet werden.
Der Operator „Begründen Sie" verlangt, Argumente zu einem Sachverhalt schlüssig aufzuführen.

Kompetenzen und Operatoren
Diese Aufgabe kann dem Kompetenzschwerpunkt I.2 (Anlage 2 PflAPrV) zugeordnet werden.
Der Operator „Beschreiben Sie" erfordert die Darstellung von Sachverhalten in sachlich und fachsprachlich richtigen eigenen Worten.

4. Beschreiben Sie drei pflegerische Kontrollen, die Sie bei Konstantin postoperativ an der betroffenen Extremität durchführen. 6 Punkte

- Durchblutung
  - Fingerdrucktest an den Zehenendgliedern
  - Auf zyanotische Färbung der Zehen achten
- Motorik
  - Konstantin anhalten, die Zehen zu bewegen
- Sensorik
  - Konstantin fragen, ob er die Berührung an den Zehen spürt oder ob er dort ein Kribbeln wahrnimmt
  - Konstantin nach Schmerzen, vor allem in der betroffenen Extremität, fragen

Kompetenzen und Operatoren
Diese Aufgabe kann dem Kompetenzschwerpunkt V.1 (Anlage 2 PflAPrV) zugeordnet werden.
Der Operator „Erläutern Sie" fordert eine ausführliche Erklärung, die an der Fallsituation orientiert sein soll.

5. Erläutern Sie den Sinn eines Pflegestandards für die alltägliche Arbeit in der Pflegepraxis (zwei Argumente). 4 Punkte

- **Steigerung der Pflegequalität:** Durch die Vereinheitlichung von Arbeitsweisen/Handlungen, die Beschreibung von Arbeitsabläufen sowie die Orientierung an Expertenstandards wird die Qualität gesteigert.
- **Vereinheitlichung von Arbeitsweisen:** Pflegefachpersonen wissen dank Pflegestandards, wie eine bestimmte Pflegetechnik ausgeführt werden soll. Dies gibt Sicherheit.
- **Erhöhung der Transparenz:** Dank einheitlicher Vorgehensweisen entsteht mehr Transparenz für Pflegefachpersonen.
- **Dokumentationshilfe:** Anhaltspunkt, wie Pflegetechnik/Ablauf korrekt und vollständig dokumentiert wird.
- **Vermeidung von Fehlern:** Pflegestandards sind auch als Nachschlagewerk zu verstehen und helfen, Fehler zu vermeiden.

Kompetenzen und Operatoren
Diese Aufgabe kann den Kompetenzschwerpunkten I.2 und V.1 (Anlage 2, PflAPrV) zugeordnet werden.
Der Operator „Erläutern Sie" fordert eine ausführliche Erklärung, die an der Fallsituation orientiert sein soll.

6. Erläutern Sie die Parameter Body-Mass-Index (BMI) und Perzentile und beziehen Sie sich dabei auf Konstantin. 4 Punkte

Werte
- 12 Jahre
- Männlich
- Körpergewicht: 73 kg
- Körpergröße: 153 cm
- BMI = 31,18 kg/m^2

Body-Mass-Index
- Der BMI ist eine Maßzahl für die Bewertung des Gewichts in Relation zur Größe.
- Bei Kindern und Jugendlichen ist die Errechnung des BMI **nicht** ausreichend, da dieser nur Größe und Gewicht berücksichtigt.
- Bei Kindern und Jugendlichen muss der BMI immer im Kontext des Geschlechts und des Alters betrachtet werden.

TIPP

Berechnung des Body-Mass-Index:

$$BMI = \frac{\text{Körpergewicht (kg)}}{(\text{Körperlänge (m)})^2}$$

Perzentilen

- Geschlechtsspezifische Altersperzentilen sind Referenzkurven (statistische Maße), die das Wachstum und die Entwicklung von Kindern und Jugendlichen in Bezug auf ihr Geschlecht und Alter abbilden.
- Sie werden verwendet, um z. B. das Wachstum eines Kindes oder Jugendlichen mit dem anderer Kinder oder Jugendlicher desselben Geschlechts und desselben Alters zu vergleichen.

Die Bewertung von Konstantins Gewicht muss deshalb anhand geschlechtsspezifischer Altersperzentilen für den BMI (BMI-Perzentilen) erfolgen.

TIPP

Definition von Übergewicht und Adipositas im Kindes- und Jugendalter [1]:
Übergewicht: BMI-Perzentile > 90–97
Adipositas: BMI-Perzentile > 97–99,5
Extreme Adipositas: BMI-Perzentile > 99,5

7. Informieren Sie Konstantins Mutter über mögliche Spätfolgen, die durch Adipositas entstehen können. 4 Punkte

- Herz-Kreislauf-Erkrankungen, z. B. Herzinfarkt
- Hypertonie
- Diabetes mellitus Typ 2
- Arthrose
- Onkologische Erkrankungen
- Schlafapnoesyndrom
- Gallensteine
- Sarkopenie

Kompetenzen und Operatoren

Diese Aufgabe kann dem Kompetenzschwerpunkt II.2 (Anlage 2 PflAPrV) zugeordnet werden.
Der Operator „Informieren Sie" ist hier gleichzusetzen mit dem Operator „zählen Sie … auf" und erfordert ausschließlich ein Zusammentragen von Kenntnissen.

TIPP

Mehr über Adipositas bei Kindern erfahren Sie in der S3-Leitline „Therapie und Prävention der Adipositas im Kindes- und Jugendalter" [1].

Kompetenzen und Operatoren

Diese Aufgabe besteht aus zwei Aufgabenteilen, die beide den Kompetenzschwerpunkten II.2 und V.1 (Anlage 2 PflAPrV) zugeordnet werden können. Der Operator „Ermitteln Sie" fordert, dass bestimmte Sachverhalte herausgefunden werden, auch wenn sie nicht explizit genannt werden. Dieser Aufgabenteil erfordert zudem durch den zweiten Operator „belegen Sie" den Fallbezug. Der Operator „Skizzieren Sie" beinhaltet, Sachverhalte auf das Wesentliche reduziert und akzentuiert darzustellen, ohne diese im Detail zu erläutern.

8. Ermitteln Sie zwei Gesichtspunkte von Konstantins Beratungsbedarf bezüglich der Adipositas und belegen Sie diese anhand der Fallsituation (4 P.). Skizzieren Sie auch die Inhalte der jeweiligen Informationen (4 P.). 8 Punkte

Bedarf	Inhalte
• **Ernährung** *Isst unregelmäßig große Portionen und meist Fertigprodukte*	• Feste Tageszeiten für Mahlzeiten einplanen • Frisch gekochte Mahlzeiten → gesunde, ausgewogene Ernährung, d. h. Gemüse, Obst, Vollkornprodukte, magere Eiweiße (z. B. Geflügel, Fisch) • Konstantin muss lernen, sein Sättigungsgefühl wahrzunehmen
• **Ernährung** *Trinkt ausschließlich zuckerhaltige Getränke, z. B. Limo* • **Steigerung der körperlichen Aktivität** • **Bewegung** *Vermeidet körperliche Aktivitäten aufgrund seiner Einschränkung durch die Spastik* *Spielt am liebsten online Schach* *Homeschooling fand er super*	• Vermeidung von zuckerhaltigen Getränken • Alternatives Lieblingsgetränk finden • Tipps zur Auswahl geeigneter Bewegungsformen, die trotz der Einschränkung am Bein für ihn machbar sind und Spaß machen → motivationsfördernd • Empfehlungen für einen angemessenen Bewegungsumfang pro Tag oder Woche, um den Energieverbrauch zu erhöhen und den Gewichtsverlust zu unterstützen → Tagesplan/Wochenplan • Integration von Bewegung in den Alltag, z. B. aktive Freizeitgestaltung, Familienaktivitäten, Weg zur Schule zu Fuß oder mit dem Fahrrad zurücklegen • Hinweise auf spezielle Programme und Unterstützungsangebote, die gezielte Bewegungsförderung und Ernährungsberatung kombinieren
• **Gewichtsreduktion** • **Abnehmen** *Körpergewicht/Körpergröße/ BMI*	• Ernährungsumstellung gemäß den DGE-Ernährungsempfehlungen sowie Steigerung der körperlichen Aktivität • Ziele setzen
• **Verhaltensänderung** *Spielt am liebsten online Schach* *Wird zur Schule gefahren*	Umsetzen von positiven Verhaltensänderungen, z. B.: • Digitale Aktivitäten minimieren und dafür mehr Zeit im Freien verbringen • Reduktion von emotionalem Essen (Cola/ Versorgung mit Süßigkeiten als Ausdruck von Zuwendung)

Kompetenzen und Operatoren

Diese Aufgabe kann dem Kompetenzschwerpunkt II.2 (Anlage 2 PflAPrV) zugeordnet werden. Der Operator „Informieren Sie" entspricht dem Operator „nennen Sie" und erfordert das Aufzählen von Kenntnissen.

9. Informieren Sie Frau Brandt über sechs Maßnahmen zur Adipositasprävention bei Konstantins kleiner Schwester Clara. 6 Punkte

- Vorbildfunktion von Eltern und Geschwistern
- Wasser und Tee anstelle süßer Getränke
- Ans Alter angepasste Trinkmenge
- Ausgewogene Ernährung (nach DGE-Empfehlung [2])
- Regelmäßige Einnahme der Mahlzeiten, z. B. Frühstück, Mittag- und Abendessen

- Frisch gekochte Mahlzeiten anstelle von Fertiggerichten
- Obst und Rohkost als Zwischenmahlzeit
- Geregelter Konsum von Süßigkeiten
- Täglich für ausreichend Bewegung sorgen, z. B. mittels Spielplatzbesuchen

ACHTUNG

Vorbildfunktion

Vorbilder sind für Kleinkinder besonders wichtig, denn sie lernen am Modell (soziales Lernen). Dabei handelt es sich um einen Prozess, bei dem Verhaltensweisen, Fähigkeiten und Gewohnheiten durch Beobachtung und Nachahmen erlernt werden.

10. Erläutern Sie die Bedeutung der Pflegequalität in der Beratung. 6 Punkte

- Pflegequalität meint in diesem Zusammenhang grundsätzlich die Qualität einer Beratung, die von Pflegefachpersonen durchgeführt wird.
- Pflegequalität in der Beratung, d. h., eine umfassende, auf die jeweilige Person zugeschnittene Beratung, trägt dazu bei, dass zu pflegende Menschen durch erhaltene Informationen adäquate Entscheidungen treffen, um die eigene Gesundheit und Lebensqualität zu verbessern.
- Die Pflegequalität einer Beratung umfasst verschiedene Aspekte, z. B.:
  - Bedürfnisorientierung: Berücksichtigung individueller Bedürfnisse und Anliegen
  - Fachkompetenz: Die beratende Pflegefachperson muss über erforderliches Fachwissen verfügen, z. B. Evidence-based Nursing (EBN)
  - Kommunikation und Empathie
    - Kommunikationskompetenz als Grundvoraussetzung für die Beratung
    - Klare Vermittlung von Informationen
    - Aktiv zuhören, spiegeln, ggf. Rückfragen stellen
    - Empathie und Wertschätzung gegenüber dem zu pflegenden Menschen
  - Integrität und Ethik
    - Vertraulichkeit von Infos
    - Respekt vor der Entscheidung des zu pflegenden Menschen
  - Empowerment
    - Zu pflegendem Menschen ermöglichen, seine gesunde Lebensführung aktiv mitgestalten
    - Förderung von Selbstmanagementfähigkeiten

Kompetenzen und Operatoren

Diese Aufgabe kann den Kompetenzschwerpunkten II.2 und V.1 (Anlage 2 PflAPrV) zugeordnet werden.
Der Operator „Erläutern Sie" fordert die Darstellung eines Sachverhalts auf Basis eigener Kenntnisse, bei welcher der Sachverhalt mit zusätzlichen Informationen veranschaulicht wird.

IMPULS

- Was bedeutet Pflegequalität für Sie als Pflegefachperson im pflegerischen Alltag?
- Was tun Sie, um Pflegequalität zu erreichen?
- Was hilft Ihnen dabei?
- Wie überprüfen Sie die Pflegequalität?

TIPP

Personenzentrierter Ansatz

Grundhaltung des Beratenden nach Carl Rogers [7]:
- Empathie
- Kongruenz (Echtheit)
- Bedingungslose Wertschätzung

Die Grundhaltung ist für den Erfolg der Beratung entscheidend:
- Sie fördert eine vertrauensvolle Beziehung zwischen Pflegefachperson und zu pflegendem Menschen.
- Sie ermöglicht dem zu pflegenden Menschen, Ressourcen zu entdecken und persönlich zu wachsen.

Kompetenzen und Operatoren

Diese Aufgabe besteht aus zwei Aufgabenteilen, die beide dem Kompetenzschwerpunkt V.1 (Anlage 2 PflAPrV) zugeordnet werden können. Der Operator „Nennen Sie" fordert das Zusammentragen von Kenntnissen. Der Operator „erläutern Sie" fordert eine ausführliche Erklärung, die an der Fallsituation orientiert sein soll.

11. Nennen (4 P.) und erläutern Sie (8 P.) die vier Handlungsphasen der Motivation (nach Gollwitzer und Heckhausen), die Konstantin das Erreichen eines Ziels ermöglichen. Beziehen Sie sich dabei auf Konstantins Situation. 12 Punkte

Ziel: Körpergewicht um 10 kg in 6 Monaten reduzieren.

Vier Phasen der Motivation:

1. Abwägephase
   - Motivation: fokussiertes Suchen nach Informationen in Bezug auf die Erwartung und den Wert des Ziels. *Was hat Konstantin davon, wenn er abnimmt? → Erleichterung der Aktivität – Laufen, erhöhte Selbstständigkeit, Integration von Gleichaltrigen, Risikominimierung von Folgeerkrankungen.*
   - Einbringen von neuen/unbekannten Möglichkeiten.
   - Weitere mentale Prozesse werden wirksam, wenn sich Konstantin tatsächlich entschieden hat, „über den Rubikon zu gehen" – d. h., das Ziel tatsächlich erreichen zu wollen.
2. **Planungsphase**
   - Planung der Zielerreichung.
   - Die Aufmerksamkeit liegt hier auf den Informationen, die für die Umsetzung benötigt werden.
   - Volition: *Wie erreicht Konstantin sein Ziel? → Festhalten von konkreten Maßnahmen im Handlungsplan, Tagesplan o. a., z. B. jeden Morgen 30 Minuten spazieren gehen; Obst, Rohkost als Zwischenmahlzeiten; regelmäßige Mahlzeiten um …, … und … Uhr.*
   - Alles, was ein Hindernis in Bezug auf die Zielerreichung darstellt, wird ausgeblendet.
3. **Handlungsphase**
   - Umsetzung des Ziels.
   - Eigentliches Handeln immer unter Berücksichtigung des Ziels.
   - Auf Misserfolge oder Unvorhersehbares muss reagiert werden.
4. **Bewertungsphase**
   - Bewertung der Zielerreichung.
   - Reflexion von erfolgreichen Maßnahmen: *Was hat Konstantin geholfen, sein Ziel zu erreichen?*
   - Das Ergebnis der Bewertung hat Einfluss darauf, wie zukünftig Ziele geplant/erreicht werden können.

12. Definieren Sie das Stressmodell nach Lazarus (2 P.). Analysieren Sie anschließend mithilfe dieses Modells Ihr Stressempfinden als Pflegefachperson in dieser Fallsituation (6 P.). 8 Punkte

Definition

Das Stressmodell nach Lazarus ist ein Modell zur Erklärung von Stressentstehung und -bewältigung. Nach diesem Modell hängt das Stressempfinden nicht nur von externen Ereignissen ab, sondern auch von deren subjektiver Bewertung und Wahrnehmung.

Stressbewertung: Die Bewertung von Stress erfolgt mittels zweier Komponenten, der primären und der sekundären Bewertung:

- **Primäre Bewertung:** Bewertung der Bedeutung und Relevanz der Situation für das persönliche Wohlbefinden
- **Sekundäre Bewertung:** Bewertung der persönlichen Ressourcen und Fertigkeiten, um mit der Situation umzugehen

Stressbewältigung:

- Stressbewältigung erfolgt oft durch die Anpassung der Wahrnehmung oder durch den Einsatz von Bewältigungsstrategien.
- Die **Wahrnehmung** einer Situation als bedrohlich, überwältigend oder unkontrollierbar führt wahrscheinlich zu Stress und negativen Emotionen. Eine Sichtweise, die als Herausforderung oder kontrollierbar gesehen wird, mindert die Stressreaktion.
- Die **Bewältigung** von Stress erfolgt oft durch Anpassung der Wahrnehmung oder durch den Einsatz von Bewältigungsstrategien.

Analyse des Stressempfindens

- **Primäre Bewertung:** Sie überlegen, ob Sie die erforderlichen Ressourcen und Bewältigungsstrategien besitzen, um das vermehrte Arbeitsaufkommen aufgrund von Personalmangel zu bewältigen. Mangelnde persönliche Ressourcen und das Gefühl, der Arbeitsbelastung nicht gewachsen zu sein, steigern Ihr Stressniveau.
- **Sekundäre Bewertung:** Die Erkenntnis, dem hohem Arbeitsaufkommen nicht gewachsen zu sein, führt Sie zu dem Ergebnis, dass diese Situation negative Auswirkungen auf Ihr emotionales Wohlbefinden, Ihren Körper und ihre Arbeit hat.
- **Stressbewältigung:** Sie suchen nach Maßnahmen, die die Situation für Sie erträglicher machen, und setzen diese um. Solche Maßnahmen können z. B. sein: anregen, die Arbeit auf mehrere Pflegefachpersonen zu verteilen, bei Vorgesetzten um zusätzliche Unterstützung bitten, Copingstrategien, um die persönliche Resilienz zu stärken.

Kompetenzen und Operatoren

Diese Aufgabe besteht aus zwei Aufgabenteilen, die beide dem Kompetenzschwerpunkt V. 1 (Anlage 2 PflAPrV) zugeordnet werden können.
Der Operator „Definieren Sie" fordert eine Erklärung eines Sachverhalts unter Verwendung von Fachbegriffen. Der Operator „Analysieren Sie" verlangt das Herausarbeiten von Sachverhalten, Hintergründen und Beziehungen und deren Einordnung in systematische Zusammenhänge.

13. Führen Sie für sich als Pflegefachperson in dieser Fallsituation drei konkrete Copingansätze auf, um Ihren Stress zu bewältigen. 6 Punkte

- Selbstfürsorge: Entspannungstechniken erlernen/anwenden (Yoga, Meditation), gesunde Ernährung, körperliche Aktivität
- Zeitmanagement: Prioritäten setzen
- Delegieren: Aufgaben verteilen, ggf. abgeben
- Grenzen setzen: keine weiteren Aufgaben annehmen

Kompetenzen und Operatoren

Diese Aufgabe kann dem Kompetenzschwerpunkt V. 1 (Anlage 2 PflAPrV) zugeordnet werden.
Der Operator „Führen Sie … auf" fordert die Nennung des gefragten Sachverhalts.

- Pausen zur Entspannung und zum Stressabbau einlegen: z. B. Station verlassen und an die frische Luft gehen
- Kommunikation: Belastung offen ansprechen, um Lösung zu finden
- Entspannungstechniken: Achtsamkeitsübungen, Atemübungen
- Tägliche Reflexion und Stärkung der Resilienz: Fokussieren der positiven Aspekte

Kompetenzen und Operatoren

Diese Aufgabe kann dem Kompetenzschwerpunkt II.2 (Anlage 2 PflAPrV) zugeordnet werden.
Der Operator „Arbeiten Sie … aus" verlangt, dass bestimmte Sachverhalte herausgefunden werden, auch wenn sie im Fallbeispiel nicht explizit genannt werden.

14. Arbeiten Sie drei Punkte aus, die Sie bei der Erstellung eines Schulungskonzepts für Konstantin berücksichtigen, damit dieses zielführend ist. 6 Punkte

- Zielgruppenspezifische Inhalte (adressatengerecht)
  - Berücksichtigung des Alters/Entwicklungsstands
  - Einbezug der Mutter/Eltern
  - Bildungsstand von Konstantin: trotz infantiler Zerebralparese normal
- Praxisnahe Vermittlung
  - Alltagsnahe Handlungsempfehlungen
  - Konstantins Vorlieben und Verhaltensmuster erfassen, z. B. zuckerhaltige Getränke, Bewegungsmangel
- Methodenwahl – verschiedene Lernmethoden anbieten
  - Fallbeispiele
  - E-Learning auf Tablet zum Thema gesunde Ernährung
  - Praktische Übungen bezüglich Bewegung und Sport

Kompetenzen und Operatoren

Diese Aufgabe besteht aus drei Aufgabenteilen, die alle den Kompetenzschwerpunkten I.2 und II.2 (Anlage 2 PflAPrV) zugeordnet werden können.
Der Operator „Nennen Sie" erfordert das Zusammentragen von Kenntnissen. Der Operator „erklären Sie" verlangt das Darstellen eines Sachverhalts auf der Basis von eigenen Kenntnissen. Der Operator „führen Sie … aus" meint die Nennung eines dazugehörigen Beispiels aus der Fallsituation.

15. Nennen (4 P.) und erklären Sie (4 P.) die Elemente der Patienten- und Familienedukation und führen Sie diese jeweils mittels eines Beispiels in Bezug auf Konstantin aus (4 P.). 12 Punkte

Element (Handlungsstrategie)	Erklärung	Beispiel
Informieren	Gezielte Weitergabe von Fakten über einen bestimmten Sachverhalt	• Aufzeigen von Folgeerkrankungen, die durch Adipositas verursacht werden • Verhalten nach OP
Beraten	Individuelle und gemeinsame Problemlösung des (potenziellen) Gesundheitsproblems. Interaktive Zusammenarbeit mit dem Ratsuchenden	• Gewichtsreduktion • Gesunde Ernährung • Aktivitätssteigerung
Schulen	Zielgerichtete, geplante und strukturierte Vermittlung von Wissen, Fähigkeiten und Fertigkeiten	Adipositasschulung
Anleiten	Vermittlung von praktischen Fertigkeiten und Handlungsabläufen	Bewegungsübungen, die trotz der operierten Extremität durchgeführt werden können

16. Definieren Sie den Begriff Pflegevisite (2 P.) und ermitteln Sie zwei Vorteile einer Pflegevisite für Konstantin (4 P.). 6 Punkte

Definition

Die Pflegevisite dient als Instrument zur Kontrolle der Pflegeprozessumsetzung sowie zur Gewährleistung und Verbesserung der Pflegequalität. Sie wird in regelmäßigen Abständen durchgeführt und basiert auf strukturierten Gesprächen und Beobachtungen im pflegerischen Umfeld durch geschulte Pflegefachpersonen. Gegebenenfalls nehmen dabei auch Angehörige oder Bezugspersonen des Pflegebedürftigen teil.

Vorteile für Konstantin

- Konstantin und seine Mutter werden gezielt in die Pflege mit einbezogen und über Sinn und Zweck pflegerischer Maßnahmen aufgeklärt.
- Pflegeprobleme werden zusammen mit Konstantin und seiner Mutter erarbeitet bzw. bestehende Pflegeprobleme aktualisiert.
- Pflegeergebnisse *(Outcome)* werden gemeinsam mit Konstantin bewertet, und es werden ggf. neue Teilziele gesetzt. Dabei handelt es sich um eine Evaluierung des Pflegezustands, wobei geprüft wird, ob Pflegeziele und Pflegemaßnahmen an die aktuelle Situation angepasst sind, aktuelle Probleme aufgetreten sind und Wünsche und Bedürfnisse berücksichtigt werden.

Kompetenzen und Operatoren

Diese Aufgabe besteht aus zwei Aufgabenteilen, die beide den Kompetenzschwerpunkten I.2 und V.1 (Anlage 2 PflAPrV) zugeordnet werden können. Der Operator „Definieren Sie" fordert eine Erklärung eines Sachverhalts unter Verwendung von Fachbegriffen. Der Operator „ermitteln Sie" verlangt, dass bestimmte Sachverhalte herausgefunden werden, auch wenn sie nicht explizit genannt werden.

TIPP

Bei der Pflegevisite werden verschiedene Schritte des Pflegeprozesses überprüft:

- Anamneseerhebung
- Pflegediagnosen
- Pflegeplanung
- Durchführung der Pflegemaßnahmen
- Pflegedokumentation

LITERATUR

1. Arbeitsgemeinschaft Adipositas im Kindes- und Jugendalter (AGA). Therapie und Prävention der Adipositas im Kindes- und Jugendalter. S3-Leitlinie. AWMF-Registernummer: 050-002. 2019. Aus: https://register.awmf.org/assets/guidelines/050-002l_S3_Therapie-Praevention-Adipositas-Kinder-Jugendliche_2019-11.pdf (letzter Zugriff: 30.8.2023).
2. Deutsche Gesellschaft für Ernährung e.V. DGE-Ernährungsempfehlungen. Aus: www.dge.de/gesunde-ernaehrung/dge-ernaehrungsempfehlungen (letzter Zugriff: 30.8.2023).
3. Ernst G, Franke A, Franzkowiak P. Stress und Stressbewältigung (2022). In: Bundeszentrale für gesundheitliche Aufklärung (BZgA) (Hrsg.). Leitbegriffe der Gesundheitsförderung und Prävention. Glossar zu Konzepten, Strategien und Methoden. 2022. Aus: https://leitbegriffe.bzga.de/alphabetisches-verzeichnis/stress-und-stressbewaeltigung/ (letzter Zugriff: 30.8.2023).
4. Hoehl M. Essen und Trinken. In: Hoehl M, Kullick K (Hrsg.). Gesundheits- und Kinderkrankenpflege. 5. A. Stuttgart: Thieme, 2019. S. 323–361.
5. Moskaliuk J. Vier Phasen der Motivation: Rubikon-Modell. 2017. Aus: https://ichraum.de/vier-phasen-der-motivation-rubikon-modell/ (letzter Zugriff: 30.8.2023).
6. PRO PflegeManagement (PPM). Pflegestandards erklärt – Ein Überblick. Aus: www.ppm-online.org/pflegestandards (letzter Zugriff: 30.8.2023).
7. Schambortski H. Kommunikation und Konfliktmanagement. In: Menche N, Keller C, Teigeler B. (Hrsg.). PflegeHeute. 8. A. München: Elsevier, 2023. S. 1200–1218.

8. Schatull H. Pflege von Kindern mit Schwerstmehrfachbehinderung. In: Hoehl M, Kullick K (Hrsg.). Gesundheits- und Kinderkrankenpflege. 5. A. Stuttgart: Thieme, 2019. S. 703–716.
9. Schütz D. Familienorientierte Pflege und Betreuung. In: Hoehl M, Kullick K (Hrsg.). Gesundheits- und Kinderkrankenpflege. 5. A. Stuttgart: Thieme, 2019. S. 188–202.
10. Weidenbach C. Adipositas Folgen – Gesundheitliche Folgen von Übergewicht. 2022. Aus: https://pflegebox.de/ratgeber/krankheiten/adipositas/adipositas-folgen/#:~:text=Was sind die typischen Folgeerkrankungen,%2C Gallensteine%2C Krebserkrankungen oder Sarkopenie (letzter Zugriff: 30.8.2023).

17.15 Trainingsfinale Powerpack Tag 3 (➤ Kap. 16.5)

Erik Herrmann

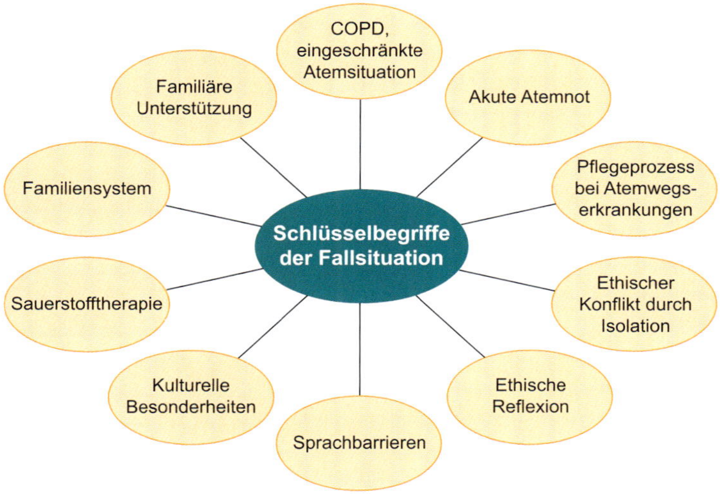

1. Analysieren Sie fünf Pflegeprobleme bei Frau Özdemir aufgrund ihres Krankheitsbilds (5 P.) und ordnen Sie jedem Problem jeweils ein Pflegeziel (5 P.) und zwei Pflegemaßnahmen zu (10 P.). 20 Punkte

Pflegeproblem	Pflegeziel	Pflegemaßnahmen
Frau Özdemir benötigt nahezu durchgängig Sauerstoff, um atmen zu können	Frau Özdemir kann frei atmen und erstickt nicht	• Sauerstoffgabe laut ärztlicher Anordnung • Regelmäßige Wartung des Sauerstoffgeräts • Überprüfen der Atemsituation von Frau Özdemir • Verbesserung der Atemsituation durch Atemtrainer und spezielle Atemübungen
Frau Özdemirs Beweglichkeit ist durch die Schläuche der Sauerstoffversorgung stark eingeschränkt	Frau Özdemir kann sich in ihrem Zimmer möglichst frei bewegen	• Nutzung besonders langer Schläuche für die Sauerstoffversorgung • Begleitung ins Bad • Besorgen eines mobilen Sauerstoffgeräts, mit dem sie das Zimmer verlassen kann
Frau Özdemir ist traurig, weil sie ihr Zimmer nicht verlassen kann	Frau Özdemir fühlt sich wohl und spricht über ihre Wünsche und Gefühle	• Beschäftigungsmöglichkeiten im Zimmer als Ablenkung anbieten • Mobile Sauerstoffversorgung organisieren, damit sie ihr Zimmer verlassen kann • Begleitung organisieren, damit sie mit ihrem Sauerstoffgerät den Gemeinschaftsraum aufsuchen kann • Gespräche anbieten

Kompetenzen und Operatoren

Diese Aufgabe besteht aus zwei Aufgabenteilen, die beide dem Kompetenzschwerpunkt I.3 (Anlage 2 PflAPrV) zugeordnet werden können.
Der Operator „Analysieren Sie" verlangt die systematische Untersuchung des Textes, wobei die Sachverhalte mit eigenen Worten in Sätzen strukturiert dargestellt werden. Der Operator „ordnen Sie … zu" erfordert, Dinge in einen Zusammenhang zu setzen.

17.15 TRAININGSFINALE POWERPACK TAG 3 (KAP. 16.5)

Pflegeproblem	Pflegeziel	Pflegemaßnahmen
Frau Özdemir ist in ihrem Zimmer isoliert	Frau Özdemir kann ihr Pflegezimmer verlassen	• Mobile Sauerstoffversorgung organisieren, damit sie ihr Zimmer verlassen kann • Begleitung organisieren, damit sie mit ihrem Sauerstoffgerät den Gemeinschaftsraum aufsuchen kann • Frau Özdemir mit Rollstuhl außerhalb des Zimmers mobilisieren
Frau Özdemir nimmt immer mehr ab	Frau Özdemir hat einen normalen BMI (> 19)	• Gewichtskontrolle mindestens 1 × pro Woche • Lebensmitteleinfuhrprotokoll • Lieblingsspeisen anbieten • Hochkalorische Trinknahrung anbieten • Psychosoziale Unterstützung • Assessment: MNA
Frau Özdemir ist sturzgefährdet	Frau Özdemir stürzt nicht	• Sturzrisiko minimieren: festes Schuhwerk, Stolperfallen wegräumen, trockene Böden … • Begleitung anbieten • Hilfsmittel nutzen

Kompetenzen und Operatoren

Diese Aufgabe besteht aus zwei Aufgabenteilen, die beide dem Kompetenzschwerpunkt I.3 (Anlage 2 PflAPrV) zugeordnet werden können. Der Operator „Arbeiten Sie … heraus" erfordert, die Informationen und Sachverhalte unter bestimmten Gesichtspunkten aus dem vorgegebenen Text zu entnehmen und wiederzugeben. Der Operator „ordnen Sie … zu" erfordert, Sachverhalte in einen Zusammenhang zu setzen.

2. Arbeiten Sie fünf typische Symptome der COPD heraus (5 P.) und ordnen Sie diesen therapeutische Maßnahmen zu (5 P.). 10 Punkte

Typische Symptome	Therapeutische Maßnahmen
Dyspnoe mit zunehmendem Atemwiderstand	• Spezielle Atemtherapie • Nutzung von Atemtrainern • Körperliches Training
Obstruktive Atmung mit Überblähung	• Reduzierung von Noxen (z. B. Rauchen) als Prävention • Prophylaktische Impfungen gegen Pneumokokken und Influenza
Chronischer produktiver Husten	• Hustentraining – richtiges Abhusten • Inhalation • Sekretfördernde Medikation
Störung der Sekretbeförderung	• Förderung der Sekretbildung durch erhöhte Flüssigkeitsaufnahme • Inhalation • Sekretmanagement
Gestörter Gasaustausch mit arteriellem Sauerstoffmangel *(Hypoxie)*	Sauerstofftherapie
Mangelernährung, Muskelabbau und Gebrechlichkeit bei älteren COPD-Patienten	• Ernährungsberatung • Bewegungsförderung

3. Beschreiben Sie Ihr Handeln in der Notfallsituation von Frau Özdemir von Ihrem Eintreffen im Bad bis zum Eintreffen des Rettungsdienstes. 10 Punkte

- **Erfassen der Situation:** Frau Özdemir liegt mit akuter Atemnot auf dem Badezimmerfußboden. Die Pflegehelferin Magda scheint mit ihr ohne Sauerstoffversorgung ins Bad gegangen zu sein. Durch einen erhöhten Sauerstoffbedarf kam es zur akuten Atemnot.
- **Einschätzen der Notfallsituation,** z. B. mittels xABCDE-Schema.
  - Kontrolle, ob Blutungen vorhanden sind *(Exsanguination)*
  - Kontrolle, ob die Atemwege frei sind *(Airway)*
  - Einschätzung der Atemqualität *(Breathing)*
  - Einschätzung der Kreislaufsituation durch Messen von Puls und Blutdruck *(Circulation)*
  - Einschätzung von Bewusstsein und Orientierung *(Disability)*
  - Einschätzung des Hautzustands und der Temperatur *(Environment)*
- Nach der Einschätzung der Notfallsituation erfolgen passende **Erste-Hilfe-Maßnahmen:**
  - Bei vorhandenen Blutungen werden die Wunden steril abgedeckt und später dokumentiert und dem Hausarzt mitgeteilt.
  - Verlegte Atemwege sind im Fall von Frau Özdemir eher unwahrscheinlich, sollte sich jedoch ein Fremdkörper im Mundraum befinden, wird versucht, diesen zu entfernen.
  - Magda Koslowski anweisen, Sauerstoffgerät und Sauerstoffsonde zu bringen, und unverzüglich Frau Özdemir Sauerstoff verabreichen.
  - Auf Frau Özdemir beruhigend einwirken und sie zu langsamem und tiefem Ein- und Ausatmen anleiten.
  - Frau Özdemir in eine sitzende Position bringen.
  - Magda Koslowski das Blutdruckmessgerät holen lassen; Blutdruck und Puls kontrollieren. Bei Schocksymptomatik (niedriger Blutdruck, schneller Puls) Beine erhöht positionieren, falls es die Atemnot zulässt.
- Falls sich Frau Özdemirs Zustand nicht bessert, **Rettungsdienst alarmieren** (lassen).
- Bis zum Eintreffen des Rettungsdienstes weiterhin beruhigend auf Frau Özdemir einwirken, Blutdruck, Puls, Atmung und Bewusstseinslage kontrollieren.
- Bewusstsein und Orientierung könnten in der Notfallsituation eingeschränkt sein; das Führen eines Gesprächs mit Orientierungshilfen (Was passiert gerade? Wo befindet sie sich? Wie spät ist es? Was war geplant?) kann helfen.
  - Sollte Frau Özdemir das **Bewusstsein verlieren,** ist eine stabile Seitenlage durchzuführen, wenn die Atmung weiterhin vorhanden ist. Sollten **Bewusstsein und Atmung versagen,** ist eine Herz-Lungen-Wiederbelebung angezeigt.

Kompetenzen und Operatoren

Diese Aufgabe kann dem Kompetenzschwerpunkt I.4 (Anlage 2 PflAPrV) zugeordnet werden.
Der Operator „Beschreiben Sie" fordert, dass wesentliche Informationen aus dem Text bzw. Ihrem Wissen zusammenhängend und schlüssig mit eigenen Worten wiedergegeben werden.

  - Bei der Beobachtung weiterer Faktoren wie dem Hautzustand wird vermutlich eine Blässe oder Zyanose auffallen. Durch die Umsetzung der benannten Maßnahmen bei Atmung und Kreislauf wird sich dieser Zustand bessern.
- Beim Eintreffen des Rettungsdienstes erhält dieser eine kurze Übergabe, u. a. eine Beschreibung, wie Frau Özdemir vorgefunden wurde, die ermittelten Vitalzeichen, ihre bekannten Diagnosen, eine Einschätzung der derzeitigen Situation.
- Im Anschluss Vorfall dokumentieren, bei Verlegung ins Krankenhaus Angehörige und nachfolgende Dienste informieren.

ACHTUNG

Die Alarmierung des Rettungsdienstes erfolgt nach den **5 W:**
- Wo ist der Notfall? – Im Pflegeheim XY im Bad einer Bewohnerin.
- Was ist passiert? – Bewohnerin am Boden liegend aufgefunden.
- Wie viele Betroffene? – Eine ältere Dame.
- Welche Veränderungen/Symptome? – Akute Atemnot.
- Warten auf Rückfragen – Gewünschte Informationen (Namen, Krankenkarte, Grunderkrankungen) nennen.

TIPP

In Notfallsituationen ist man oft aufgeregt, und es kann schwerfallen, dem Rettungsdienst die Notfallsituation strukturiert zu schildern. Das Personal des Rettungsdienstes ist in der Kommunikation in solchen Situationen geschult und wird versuchen, die passenden Fragen zu stellen. Für eine strukturierte Kommunikation mit dem Rettungsdienst vor Ort kann das **SBAR-Schema** (siehe Tabelle) eine gute Orientierung sein.
Wichtig: Für die Beantwortung von Prüfungsfragen im Zusammenhang mit Notfallsituationen kann dieses Schema ebenfalls genutzt werden.

SBAR-Schema	
S = Situation (Situation)	• Kurze Vorstellung zur eigenen Person und Position • Beschreibung der vorgefundenen Situation • Schilderung wichtiger Parameter wie Bewusstsein und Atmung oder entsprechend xABCDE-Schema
B = Background (Hintergrund)	• Medizinisch-pflegerische Hintergründe zur verunfallten Person bzw. zur Situation, z. B. Diagnosen • Ggf. Hinweis zur Patientenverfügung
A = Assessment (Einschätzung)	• Einschätzung der aktuellen Situation • Einschätzung des Verlaufs vom Auffinden bis jetzt
R = Recommendation (Empfehlung)	• Empfehlungen zur weiteren Versorgung • Evtl. Absprache mit verunfallter Person oder Angehörigen, was im weiteren Verlauf gewünscht wird

4. Erklären Sie den ethischen Konflikt, der aufgrund von Frau Özdemirs Wunsch, das Pflegeheim zu verlassen, um mehr von der Außenwelt zu sehen, für die beteiligten Personen besteht (2 P.). Arbeiten Sie im Rahmen einer ethischen Reflexion Lösungsideen aus verschiedenen Perspektiven heraus und bewerten Sie diese (10 P.). 12 Punkte

Ethischer Konflikt

Frau Özdemirs Wunsch, das Pflegeheim zu verlassen, um sich Sehenswürdigkeiten in Berlin anzusehen, ist absolut nachvollziehbar. Dass ihre Kinder dieses Vorhaben ebenfalls befürworten, ist verständlich. Dem gegenüber steht die fachliche Einschätzung des Pflegepersonals, dass ein Verlassen des Pflegeheims ohne Sauerstoffversorgung nicht möglich ist. Damit besteht der Konflikt in dem Widerspruch zwischen Wunsch des zu pflegenden Menschen und dessen Angehörigen und der pflegefachlichen Einschätzung, also zwischen dem Autonomie- und dem Fürsorgeprinzip.

Ethische Reflexion

- **Benennung des ethischen Problems:** Das ethische Problem besteht in dem nicht so einfach erfüllbaren Wunsch von Frau Özdemir und ihren Kindern, Ausflüge mit Frau Özdemir innerhalb Berlins zu machen. Doch ohne technische Geräte zur Sauerstoffversorgung ist Frau Özdemir nicht in der Lage, das Heim zu verlassen. Der Vorfall im Bad verdeutlicht, wie sehr sie auf den Sauerstoff angewiesen ist und dass ein Sauerstoffmangel bei ihr schnell zu einer lebensbedrohlichen Situation führen kann.
- **Beschreibung aus verschiedenen Perspektiven:**
  - **Frau Özdemir:** Sie möchte das Pflegeheim verlassen, um die Welt außerhalb des Hauses zu sehen und sich schöne Momente zu schaffen. Sie ist krankheitsbedingt zunehmend isoliert und würde gern raus aus dieser Situation und der immer gleichen Umgebung. Die Situation macht sie bereits traurig.
  - **Frau Özdemirs Kinder:** Sie unterstützen den Wunsch ihrer Mutter und würden ihr gern helfen. Sie machen sich Sorgen um ihre Mutter und bemerken, dass es ihr nicht gut geht und sie immer dünner wird.
  - **Pflegepersonal:** Eine zunehmende räumliche Isolation von Frau Özdemir fällt auf, und zugleich sind die Erhöhung des Sauerstoffbedarfs durch die COPD und die schnell auftretende Atemnot besorgniserregend. Pflegefachlich kann aktuell eingeschätzt werden, dass nur kurze Strecken ohne Sauerstoffgerät möglich sind. Die Notfallsituation im Bad zeigt, was passieren kann, wenn auf das Sauerstoffgerät verzichtet wird. Ein Verlassen des Pflegeheims scheint aktuell nur sehr schwer möglich.
- **Formulierung übergeordneter Prinzipien:**
  - **Autonomieprinzip:** Frau Özdemirs Wunsch ist selbstbestimmt und im Sinne ethischer Handlung in der Pflege zu prüfen oder gar zu unterstützen.
  - **Nichtschadensprinzip:** Ein Schaden im Sinne einer Gefahr für Leib und Leben kann beim Verlassen des Pflegeheims nicht ausgeschlossen werden. Es ist mit einem hohen Risiko verbunden.
  - **Fürsorgeprinzip:** Durch das hohe Risiko, das beim Verlassen des Heims für Frau Özdemir besteht, ist die Empfehlung, das Heim nicht zu verlassen, aktuell angezeigt, um sie hier weiterhin bestmöglich unterstützen zu können.

Kompetenzen und Operatoren

Diese Aufgabe besteht aus drei Aufgabenteilen, die alle dem Kompetenzschwerpunkt II.3 zugeordnet werden können. Der Operator „Erklären Sie" erfordert, die Informationen durch eigenes Wissen und eigene Einsichten in einen begründeten Zusammenhang zu stellen. Der Operator „Arbeiten Sie … heraus" erfordert, die Informationen und Sachverhalte unter bestimmten Gesichtspunkten aus dem vorgegebenen Text entnommen und wiedergegeben werden. Der Operator „bewerten Sie" erfordert ein selbstständiges Urteil aufgrund von Fachwissen verbunden mit der Offenlegung begründeter eigener Wertmaßstäbe.

- **Gerechtigkeitsprinzip:** Andere Bewohner können das Pflegeheim verlassen, während dies für Frau Özdemir aktuell nahezu unmöglich erscheint. Bei anderen zu pflegenden Menschen werden bei Problemen Lösungen gesucht, z. B. Nutzung eines Rollstuhls. Dies steht Frau Özdemir gleichermaßen zu.

- **Handlungsmöglichkeiten als Alternativen:**
  - Beratung von Frau Özdemir und ihren Kindern zu den Risiken beim Verlassen des Heims und Empfehlung, dies nicht zu tun.
  - Zeigen einer Dokumentation über Berlins schönste Orte im Zimmer.
  - Besorgen eines mobilen Sauerstoffgeräts und Begleitung von Frau Özdemir im Rollstuhl oder alternativ Einweisung der Kinder als Begleiter.
  - Einbeziehen alternativer Helfer (z. B. Wünschewagen), die Frau Özdemir unter Beachtung nötiger Sicherheitsbestimmungen nach draußen begleiten.
- **Bewertung der Handlungsmöglichkeiten und Auswahl einer möglichen Lösung:** Die Beantragung eines mobilen Sauerstoffgeräts ist eine sinnvolle Maßnahme. Das Vorhandensein eines solchen Geräts gibt Frau Özdemir die Möglichkeit, sich zukünftig wieder mehr mobilisieren zu können und ihre Wünsche mit Unterstützung Dritter erfüllen zu können. Dies dürfte Frau Özdemir motivieren und ihr neue Lebensenergie spenden. Es wäre eine passende Maßnahme, um Frau Özdemirs aktuell negative Stimmungslage zu verbessern.

Kompetenzen und Operatoren

Diese Aufgabe besteht aus zwei Aufgabenteilen, die beide dem Kompetenzschwerpunkt I.3 und II.3 (Anlage 2 PflAPrV) zugeordnet werden können. Der Operator „Geben Sie ... an" erfordert, über Sachverhalte klar, kurz und sachlich zu informieren. Der Operator „ordnen Sie ... zu" verlangt, Sachverhalte in einen Zusammenhang zu setzen.

5. Geben Sie mögliche Schwierigkeiten an, die aufgrund der Sprachbarriere bei Frau Özdemir auftreten können (4 P.), und ordnen Sie jeweils Lösungsideen zu (8 P.). 12 Punkte

Schwierigkeiten	Lösungsideen
Aussage von Pflegepersonal wird nicht verstanden	• Laut, deutlich und in kurzen, einfachen Sätzen sprechen • Auf Gegenstände zeigen, die gemeint sind • Mimik und Gestik unterstützend einsetzen
Frau Özdemir kann ihren Wunsch nicht gut verständlich ausdrücken	• Gezieltes Nachfragen bei Missverständnissen • Dolmetscher einbeziehen (z. B. eine andere türkische Bewohnerin, die besser deutsch spricht)
Sprichwörter werden nicht verstanden	• Keine Sprichwörter nutzen • Sprichwörter erklären • Türkische Sprichwörter erklären lassen und in die Kommunikation einfließen lassen
Kulturbezogene Besonderheiten werden nicht verstanden	• Nach Wünschen fragen • Besonderheiten erklären lassen
Isolation aufgrund der Sprachbarriere	• Integration von Frau Özdemir • Gespräche anbieten • Gespräche mit anderen türkischsprachigen Bewohnern vermitteln

6. Erläutern Sie, warum das Einbeziehen von kulturellen Besonderheiten in die Pflege aus ethischer Sicht wichtig ist. 8 Punkte

- Pflege sollte individuell erfolgen, was jegliche Besonderheiten und spezielle Wünsche von allen zu pflegenden Menschen mit einbezieht, damit auch kulturelle Besonderheiten.
- Ein Grundsatz, der u. a. die Beachtung kultureller Besonderheiten fordert, sind die Menschenrechte. Das Recht auf Freiheit und Gleichheit macht deutlich, dass alle Menschen unabhängig von Religion, Sprache, Kultur und Geschlecht gleich zu behandeln sind. Gedanken und Meinungen dürfen entsprechend den Menschenrechten ebenfalls frei ausgesprochen und gelebt werden, wenn dabei niemand anderem geschadet wird. Das Recht auf Freiheit des Kulturlebens unterstreicht zusätzlich die kulturelle Bedeutung im Rahmen der Menschenrechte.
- Im ICN-Ethikkodex wird ebenfalls auf die Einhaltung der Menschenrechte verwiesen. Neben der Achtung dieser Rechte sollen Wertevorstellungen, Sitten, Gewohnheiten und der Glaube des Einzelnen, von Familien und Gemeinschaften geachtet werden. Das persönliche Verhalten der Pflegefachpersonen soll (auch in Bezug auf die kulturellen Besonderheiten) reflektiert werden, und pflegewissenschaftliche Erkenntnisse und Theorien (wie z. B. „transkulturelle Pflege“) sollen in die praktische Pflege mit einfließen.
- Die Rahmen-Berufsordnung für professionell Pflegende des Deutschen Pflegerats beinhaltet unter den Aufgabenbereichen (§ 2) die Formulierung „Pflege ohne Wertung von Alter, Behinderung, Geschlecht, Kultur, Nationalität, sexueller Orientierung etc.“ Damit wird die Achtung der Kultur ebenfalls gewürdigt.
- Des Weiteren verweist Artikel 7 der Pflege-Charta auf die Beachtung von Religion, Kultur und Weltanschauung als wichtige Güter.
- Damit wird deutlich, dass kulturbezogenes Verhalten einen wichtigen Punkt in der professionellen Pflege darstellt. Nimmt man das Verständnis der individuellen Pflege ernst, schließt dies bereits sämtliche kulturelle Besonderheiten mit ein, da diese Teil der Persönlichkeit sind.
- Insbesondere religionsspezifische Besonderheiten sind u. a. in folgenden Punkten zu erwarten:
  - Familienzusammenhalt und Ausleben von Traditionen
  - Krankheits- und Gesundheitsverständnis
  - Umgang mit erkrankten Menschen
  - Ernährung
  - Ausscheidung, Intimpflege und Hygiene
  - Sterben und Tod inklusive der Vorstellung von dem, was nach dem Tod kommt

Kompetenzen und Operatoren

Diese Aufgabe kann dem Kompetenzschwerpunkt I.3 (Anlage 2 PflAPrV) zugeordnet werden.
Der Operator „Erläutern Sie“ erfordert ein differenziertes Darstellen auf Basis von Textaussagen und eigenen Kenntnissen.

TIPP

Im pflegerischen Alltag gibt es bei der Versorgung von Menschen aus anderen Kulturen viele kulturspezifische Besonderheiten zu beachten. Mit dem Grundsatz einer individuellen Gestaltung der Pflege werden kulturelle Besonderheiten mit einbezogen. Die Theorie der kulturspezifischen Fürsorge von *Madeleine Leininger* stellt den kulturellen, religiösen und sozialen Hintergrund des Pflegebedürftigen in den Mittelpunkt. Während die Pflege grundlegend universell abläuft, gibt es kulturspezifische Unterschiede bei Begrifflichkeiten, Abläufen und bestimmten Pflegeverständnissen. Die pflegerische Fürsorge ist aber grundsätzlich in allen Kulturen verankert.
Pflegefachpersonen verbinden das Wissen der kulturellen/traditionellen Pflege mit ihrem in der Ausbildung und Weiterbildung erlernten Wissen. Wichtig für diese Verankerung ist eine wertschätzende und weltoffene Kommunikation mit den Pflegebedürftigen und das gezielte Erfragen von Wünschen.
Neben der Theorie der transkulturellen Pflege von Leininger gibt es auch das transkulturelle Kompetenzprofil nach *Ewald Kiel.* Entsprechend seinem Konzept setzen sich Pflegefachpersonen mit transkultureller Kompetenz für folgende Dinge ein:
- Eine respektierende und die Menschenwürde achtende Grundhaltung
- Chancengleichheit
- Nichtdiskriminierung
- Dialog und Verständigung

Kompetenzen und Operatoren
Diese Aufgabe kann dem Kompetenzschwerpunkt III.2 (Anlage 2 PflAPrV) zugeordnet werden.
Der Operator „Entwerfen Sie" erfordert, einen Entstehungsprozess zu visualisieren und das Ergebnis abzubilden. Bei Listen ist eine stichpunktartige Übersicht zielführend.

7. Entwerfen Sie eine Liste mit zehn wichtigen Hinweisen zur Sauerstofftherapie und deren Umsetzung. 10 Punkte

- Ziel der Sauerstofftherapie ist es, die Sauerstoffkonzentration im Blut zu erhöhen.
- Eine ärztliche Anordnung zur Sauerstofftherapie muss vorliegen, nur im Notfall ist alternativ eine Sauerstoffgabe bis zum Eintreffen eines Arztes möglich.
- Die ärztliche Anordnung sollte den Patientennamen, die Sauerstoffquelle, Art der Verabreichung, Dosierung und die Dauer der Verabreichung beinhalten.
- Im Notfall darf bis zum Eintreffen des Arztes maximal 2–3 l/Min. Sauerstoff verabreicht werden.
- Sauerstoff wird aus Sauerstoffgeräten, im Krankenhaus teilweise auch aus Wandarmaturen entnommen.
- Die Dosierung erfolgt über ein Flowmeter. Die Einhaltung der verordneten Menge/Dosis ist zu beachten.
- Ab einer Sauerstoffdosis von 6 l/Min. muss der Sauerstoff angewärmt werden, dies erfolgt über spezielle Sauerstoffsysteme.
- Sauerstoff ist ein trockenes Gas, welches in hoher Konzentration die Schleimhäute der Atemwege angreifen und austrocknen kann. Deshalb ist ein Anfeuchten der Luft sinnvoll.
- Auf eine hygienische Arbeitsweise ist im Umgang mit der Sauerstofftherapie zu achten, dazu gehört auch der Austausch der zuführenden Systeme und Masken.
- Die Sauerstoffgabe erfolgt über Maske, Nasensonde, Tubus oder Trachealkanüle.

- Bei der Verwendung von Masken oder Nasensonden kann es im Gesichtsbereich zu Dekubitus kommen, deshalb ist eine Dekubitusprophylaxe wichtig.
- Sauerstoffflaschen müssen je nach System in bestimmten Abständen ausgetauscht werden. Wann dies erforderlich ist, wird vom Gerät mittels einer Anzeige oder eines hohen Tons signalisiert. Eine neue Flasche sollte zu diesem Zeitpunkt schon bereitstehen.
- Ein sorgfältiger Umgang mit Sauerstoffflaschen und -systemen ist wichtig: Sie dürfen nicht umfallen, es darf in ihrer Nähe nicht geraucht werden, sie dürfen weder Hitze noch direkter Sonneneinstrahlung ausgesetzt sein.
- Die Sauerstoffflaschen dürfen nicht gewaltsam oder mit fettigen Fingern aufgedreht werden.

8. Beschreiben Sie die Umsetzung der Mucosolvan-Inhalation mit einem elektrischen Inhalationsgerät als behandlungspflegerische Maßnahme bei Frau Özdemir. 8 Punkte

- **Vorbereitung:**
  - Anordnung prüfen.
  - Materialien vorbereiten. Benötigt werden Inhalationsgerät, Mucosolvan als Inhalationslösung, Zuleitungsschlauch, Mund-Nasen-Maske, Papiertaschentücher oder Zellstoff.
  - Frau Özdemir bitten, sich in eine bequeme sitzende Position zu begeben. Bei Bedarf dabei unterstützen.
  - Das Inhalat (Mucosolvan) in der verordneten Dosis in den Zerstäuber des Inhalationsgeräts geben, Zuleitung und Maske anschließen.
- **Durchführung:**
  - Frau Özdemir informieren und bitten, die Maske aufzusetzen. Bei Bedarf dabei unterstützen.
  - Frau Özdemir bitten, durch den Mund tief ein- und auszuatmen, damit das Inhalat tief in die Bronchien gelangen kann.
  - Die Inhalation ist abgeschlossen, wenn die angeordnete Zeit abgelaufen oder das Inhalat komplett aufgebraucht ist.
- **Nachbereitung:**
  - Frau Özdemir bitten, die Maske abzusetzen und kräftig abzuhusten. Taschentücher oder Zellstoff zur Aufnahme des Sputums und ggf. Abtrocknen des Gesichts reichen.
  - Maske und Zerstäuber mit Wasser abspülen, Materialien aufräumen.
  - Durchführung dokumentieren.

Kompetenzen und Operatoren

Die Aufgabe kann dem Kompetenzschwerpunkt III.2 (Anlage 2 PflAPrV) zugeordnet werden.
Der Operator „Beschreiben Sie" fordert, dass wesentliche Informationen aus dem Text bzw. Ihrem Wissen zusammenhängend und schlüssig mit eigenen Worten wiedergegeben werden.

Kompetenzen und Operatoren

Die Aufgabe besteht aus zwei Aufgabenteilen, die beide dem Kompetenzschwerpunkt I.3 (Anlage 2 PflAPrV) zugeordnet werden können.

Der Operator „Schätzen Sie ... ein" fordert ein persönliches Ermessen mit fachlichem Bezug.

Der Operator „erstellen Sie" verlangt, einen Entstehungsprozess zu visualisieren und das Ergebnis abzubilden.

9. Schätzen Sie die Bedeutung von Familiensystemen im Fall der Familie Özdemir ein (4 P.) und erstellen Sie konkrete Unterstützungsmöglichkeiten für Frau Özdemir in der aktuellen Situation (6 P.). 10 Punkte

Bedeutung von Familiensystemen für Familie Özdemir

- Familiensysteme sind Personengruppen, deren Mitglieder durch Geburt oder Heirat miteinander verbunden sind. Die Familienbeziehungen werden durch die Mitglieder etabliert, aufrechterhalten und erkennbar gemacht, indem sie miteinander kommunizieren.
- Die Familie wird als festes Gefüge von mehreren Personen betrachtet, die sich gegenseitig beistehen. Insbesondere bei türkischen Familien ist dieses Gefüge besonders stark ausgeprägt, und die Familienehre stellt einen wichtigen Baustein ihres Persönlichkeitsverständnisses dar.
- Innerhalb der Familie herrschen gewisse Regeln und Hierarchien. Der Respekt vor dem Alter spielt bei türkischstämmigen Familien eine größere Rolle als in den meisten deutschstämmigen Familien. Zwischen den Familienmitgliedern bestehen wechselseitige Interaktionen und Abhängigkeiten: Während Frau Özdemir ihre Kinder, als sie noch klein waren, versorgt und gepflegt hat, sehen diese es nun als Selbstverständlichkeit, ihre Mutter bestmöglich zu unterstützen.

Insbesondere südländische Familien versuchen, sich familienintern zu organisieren (im Sinne der Familienehre) und grenzen sich ggf. eher gegenüber anderen Familien und Systemen ab. Im Lauf der Zeit können sich familienspezifische interne Erfahrungsmodelle entwickeln: Im Fall von Familie Özdemir haben die Mitglieder bereits die Erfahrung machen müssen, Frau Özdemirs Ehemann und damit zugleich den Familienvater durch eine schwere Krankheit verloren zu haben. Diese Erfahrung ist negativ geprägt, und daher werden Vermeidungstaktiken bevorzugt. Das bedeutet, dass die Familienangehörigen motiviert sind, Frau Özdemir so zu versorgen, dass sie wieder fitter wird und länger lebt.

Unterstützungsmöglichkeiten der Kinder

- Telefonate, um für Abwechslung im Tagesablauf zu sorgen
- Besuche, um längere Gespräche zu führen
- Gezielte Beschäftigungsangebote (ggf. traditionell geprägte)
- Mit Frau Özdemir für gemeinsame Unternehmungen das Pflegeheim verlassen, sobald ein mobiles Sauerstoffgerät zur Verfügung steht
- Ggf. auch für einen längeren Ausflug oder einen Kurzurlaub
- Gemeinsame Familienfeiern

LITERATUR

1. Böhmer-Breuer R. Familie. In: Böhmer-Breuer R. Aufbauwissen Pflege. Lebensweltorientierung. München: Elsevier, 2022. S. 119–144.
2. Bundesministerium für Familie, Senioren, Frauen und Jugend, Bundesgesundheitsministerium (Hrsg.). Charta der Rechte hilfe- und pflegebedürftiger Menschen. Aus: www.bmfsfj.de/resource/blob/93450/be474bfdb4016bbbca9bf87b4cb9264b/charta-der-rechte-hilfe-und-pflegebeduerftiger-menschen-data.pdf (letzter Zugriff: 9.8.2023).
3. Deutscher Pflegerat. Rahmen-Berufsordnung für professionell Pflegende. 2004. Aus: https://deutscher-pflegerat.de/wp-content/uploads/2020/04/Rahmenberufsordnung.pdf (letzter Zugriff: 18.9.2023).
4. International Council of Nurses. Der ICN-Ethikkodex für Pflegefachpersonen. Überarbeitet 2021. Aus: www.wege-zur-pflege.de/fileadmin/daten/Pflege_Charta/Schulungsmaterial/Modul_5/Weiterführende_Materialien/M5-ICN-Ethikkodex-DBfK.pdf (letzter Zugriff: 9.8.2023).
5. Keller C. Atmung. In: Keller C (Hrsg.). PFLEGEN. Grundlagen und Interventionen. 3. A. München: Elsevier, 2021. S. 235–280.
6. Pilz S et al. SBAR als Tool zur fokussierten Kommunikation. Arbeitshilfe Bessere Kommunikation. Gesellschaft für Qualitätsmanagement in der Gesundheitsversorgung e.V. 2020. Aus: www.gqmg.de/media/redaktion/Publikationen/Arbeitshilfen/GQMG_ABK_02.2a._SBAR_16.08.20.pdf (letzter Zugriff: 9.8.2023).
7. Röhm-Kleine S, Altmann K. Inhalationen. In: Regnet N (Hrsg.). Pflegetechniken. Von Absaugen bis ZVK. 4. A. München: Elsevier, 2022. S. 284–289.
8. Werner J. Kultursensible Pflege. In: Böhmer-Breuer R, Herrmann E. PFLEGEN. Fokus alter Mensch. München: Elsevier, 2021. S. 121–126.

Register

A

Adipositas 73, 97
Aggressivität 77
Aktivierung, bei Demenz 183
Akute lmphatische Leukämie 81
ALL 81
Allergieprävention 132
Allgemeinzustand, Verschlechterung 65
Alzheimer-Krankheit 70
Amputation 73
Anämie 81
Anamnesegespräch (SIS) 121
Aneurysma 77
Angst 56
Apgar-Score 123
Aphasie 77
Apoplex *siehe* Schlaganfall
Appendizitis 59
Arteriosklerose 151
Aspiration
– Sofortmaßnahmen 114
Aspirationspneumonie 33
Assistierter Suizid 115
Asthma bronchiale 42
– Notfallplanung 129
Asthmaanfall 41
Atembeobachtung 118
Atemtraining 119
Atemunterstützende Maßnahmen 129

B

Bauchschmerz 59
Belastung
– im Pflegeberuf 59
– pflegende Angehörige 70
Beratung 170
– Asthma bronchiale 132
– kollegiale 162
– Sudden Infant Death Syndrome 126
Betreutes Wohnen 114
Betriebliche Gesundheitsförderung 162
Biopsychosoziales Modell, Engel 167
Bluthochdruck 29, 54
– Schwangerschaft 38
Bobath-Konzept 111
Bonding 124
Bronchialinfekt 57
Burn-out 61

C

Chemotherapie 81
Cholesterinwerte, erhöhte 29
Chronische Erkrankung 185
Chronisch-obstruktive Lungenerkrankung 44, 101
COPD 44, 101
Coping 233

D

Demenz 45, 70
– Aktivierung 183
Diabetes mellitus Typ 1 29, 66, 93
Diabetes mellitus Typ 2 73
Diabetische Nephropathie 66
Dranginkontinenz 78
Dyspnoe 36, 42, 45, 53, 56

E

EBN 210
EBN-Prozess 163
Entbindung 38
Erkrankung, chronische 185
Ernährung bei Osteoporose 217
Ernährungssituation 143
Erschöpfung 61
Erwartungshorizont 14
Ethische Reflexion 241
Ethischer Konflikt 241
European Accessibility Act 116
Evidence-based Nursing (EBN) 210
– Prozess 163

F

Fallsituationen 5
– Aufgaben 10
– Bearbeitung 12
– Charakteristik 9
– Situationsbeschreibung 10
Familiäre Unterstützung 246
Familien- und umweltbezogene Pflege 115
Familiensystem 246
FAST-Test 109
Fatigue 50
Fazialisparese 77
Freiheitsentziehende Maßnahmen 70, 188

G

Gesundheitsförderung, betriebliche 162
Gewalt in der Pflege 179

H

Heimmonitoring 56
Hemiparese 77
Herzinfarkt 53
Herzinsuffizienz 44
Herzkatheteruntersuchung 150
Husten 56

I

Immobilität 78
Infantile Zerebralparese 97
Informationssammlung, Pflegeanamnese 154
Inhalation 131, 158
Integrative Validation (IVA) 182

J

Juckreiz 65

K

KHK 151
Kinästhetik 195
Kind im Krankenhaus, Bedürfnisse 208
Knochenmarktransplantation 82
Kollegiale Beratung 162
Kolonkarzinom 50
Kolostoma 50
Kommunikation, Sprachbarrieren 242
Kommunikationsmodell, Watzlawick 164
Kompetenzorientierte schriftliche Abschlussprüfung 3
– bundeslandspezifische Besonderheiten 7
– Tag 2 5, 23
– Vorgehen 22
Kompetenzorientiertes Lernen 17
– Methoden 19, 20
– Tipps 20
Kompetenzorientierung 3
Kompetenzschwerpunkte 4
– Tag 2 6, 23, 24
Kompetenzzentriertes Prüfungslernen, Modell 19
Koronare Herzkrankheit 151
Körperbildstörung (Pflegediagnose) 147

Kulturelle Besonderheiten 243

L
Lähmung, spastische 33
Leistungen der Kranken- und Pflegekasse 198
Lernen
- kompetenzorientiertes 17
- kompetenzzentriertes (Modell) 19
- Methoden 19, 20
- Tipps 20
Leukämie 81
Leukopenie 81
Loci-Technik 19
Lysetherapie 110

M
Mobilität, beeinträchtigte 45
Morbus Parkinson 47
Mukositis 81
Mukoviszidose 56
Multimorbidität 44

N
Nebenwirkungen, Chemotherapie 81
Neugeborenes 38
Niereninsuffizienz 66
Notfall, akute Atemnot 102
Notfallmaßnahmen, Asthma bronchiale 129
Notsektio 38

O
Ödem 44, 65
Operatoren 10
Orientierungsstörung 44, 69
Osteoporose 85

P
Patientenedukation *siehe* Patientenschulung
Patienteninformation, Asthma bronchiale 128
Patientenschulung
- Asthma bronchiale 131
- Ernährung 144
- Medikamentenmanagement 144
- Stomaversorgung 149
pAVK 73
Peak-Flow-Messung 130
PEG 33
PEJ 81
periphere arterielle Verschlusskrankheit (pAVK) 73
Perkutane endoskopische Gastrostomie (PEG) 33
Persönlichkeitsveränderung 69
Pflege, postoperative 161, 228
Pflegeanamnese 154
Pflegeberuf, Belastung 59
Pflegediagnose 174
- Körperbildstörung 147
Pflegefehler, Medikamentenmanagement 143
Pflegeplanung 113
Pflegeprozess 113
Pflegevisite 235
Portkatheter 81
Postoperative Pflege 161, 228
Prävention
- Atemwegsinfektion bei Mukoviszidose 158
- Herzinfarkt 153
- Stufen 153
Prophylaxen 113
Prüfungssimulation 20
- schriftliche Prüfung 15
Prüfungsvorbereitung
- Lernumfeld 17
- Planung 18
Pruritus 65
Psychobiografisches Pflegemodell 182

R
Reflexion, ethische 241
Rehamaßnahmen, Schlaganfall 29
Relokationssyndrom 48
Rippenfraktur 35

S
Salutogenese 178
Sauerstoffgabe 56, 122
Sauerstofftherapie 244
Schädel-Hirn-Trauma 33
Schenkelhalsfraktur 44, 85
Schlafstörung 45
Schlaganfall 29
Schluckstörung 33
Schmerz
- atemabhängiger 36
- beim Gehen 74
- Beine 44
- Brustbereich 53
- frakturbedingter 85
- Osteoporose 86
- Rücken 44
- Schwangerschaft 38
Schriftliche Abschlussprüfung 3
- bundeslandspezifische Besonderheiten 7
- Vorgehen 22
- zu prüfende Kompetenzen 4
- zu prüfende Kompetenzen, Tag 2 5, 23
Schwangerschaftskomplikationen 38
Schwerbehinderung 33
SIDS 126
Soziale Phobie 93
Spastik 97
Spritzenpumpe 206
Stillen 125
Stoma 50
Stomatitis 81
Stress 53, 56, 233
- Entstehung 151
- Reduktion 152
Stroke-Unit 108
Stumpfpflege 188
Sturz 45, 48, 85
Sturzprophylaxe 138, 195
Sturzrisiko 137
Subarachnoidalblutung 77
Sudden Infant Death Syndrome 126
Suizid, assistierter 115

T
Thrombozytopenie 81
Tinnitus 61
Trajekt-Modell 142, 186

U
Übelkeit 59
Überforderung 66, 70, 78
Umkehrisolation 203
UN-Behindertenrechtskonvention 116
Unterstützung
- familiäre 246
- pflegender Angehöriger 198

V
Validation, Integrative 182

W
Wohnen, betreutes 114

Z
Zystische Fibrose 56